肿瘤中成药临床应用手册

主　编　林洪生
副主编　侯　炜　张培彤　刘　杰
编　委　贺用和　张培宇　董海涛
杨宗艳　李　杰　卢雯平
熊　露　石闻光　闫洪飞
吴　皓　张　英　刘　浩
赵　炜　周雍明　林　飞
刘　硕　关念波　李道睿
郑红刚　张　葛

声明：本书中部分肿瘤中成药临床应用研究的文献报道少，或循证医学证据水平偏低，参考时请注意。

人民卫生出版社

图书在版编目（CIP）数据

肿瘤中成药临床应用手册/林洪生主编. —北京：人民卫生出版社，2011.1

ISBN 978-7-117-13438-5

Ⅰ.①肿…　Ⅱ.①林…　Ⅲ.①抗癌药（中药）-临床应用-手册　Ⅳ.①R286.91-62

中国版本图书馆 CIP 数据核字（2010）第 197048 号

门户网：www.pmph.com	出版物查询、网上书店
卫人网：www.ipmph.com	护士、医师、药师、中医师、卫生资格考试培训

肿瘤中成药临床应用手册

主　　编：林洪生
出版发行：人民卫生出版社（中继线 010-59780011）
地　　址：北京市朝阳区潘家园南里 19 号
邮　　编：100021
E - mail：pmph @ pmph.com
购书热线：010-67605754　010-65264830
010-59787586　010-59787592
印　　刷：尚艺印装有限公司
经　　销：新华书店
开　　本：787×1092　1/32　　**印张：**19
字　　数：344 千字
版　　次：2011 年 1 月第 1 版　　2013 年 7 月第 1 版第 2 次印刷
标准书号：ISBN 978-7-117-13438-5/R・13439
定　　价：39.00 元

序

中西医是两种卫生保健体系，在历史上各自作出了卓越贡献。中医中药是一伟大宝藏，经受过历史的洗礼。和西医相比，中医更重视从整体去认识疾病发生的条件，强调防病、"治未病"，其阴阳、正邪论是唯物辩证的；中医认识到正虚是疾病的重要内因，"邪之所凑，其气必虚"，这一认识业经现代医学认识和承认。对机体的调控是21世纪医学的重要组成部分。中医在相当年代也是十分开放的，能够吸收其他民族的成就，不断丰富完善自己。中医治病入手比较广泛，重视对病理生理的调整。西医本不是哪一个民族的医学，而是全球医生临床实践的结晶，比较能融合现代科学成就，认识疾病具体、深入，但与中医相比较为机械，虽然强调"个别对待"，但对如何个别对待，尚缺少深入探讨。越来越多的意向是认为中西医应当互相补充，从认识上和具体治疗原则上提高，从而给病人带来裨益。

新中国成立以来的实践已经在医学界达到共识：通过中医药调理机体，扶正祛邪，平衡阴阳，与西医学治疗手段有机结合，成为肿瘤治疗的中国模式。而“同病异治”等个体化诊疗思想又进一步推动了中西医的融合。已有大量临床研究和实验研究数据表明，科学合理地应用中草药和中成药，可明显减轻肿瘤的放化疗反应，促进术后恢复，减少肿瘤的复发转移，延长肿瘤患者的生存期。

目前我国肿瘤中成药生产企业在中药基础研究和中药现代化发展上对吸收利用率、给药途径、剂型、生产工艺等方面做了很大的改进，肿瘤中成药由于使用方便、疗效稳定、机理明确等特点，已为广大肿瘤患者和医生专家所接受。合理应用肿瘤中成药，需要熟悉药品的组成、功效、作用机制等信息，并在兼具肿瘤中西医专业知识医生的指导下，才能更好地发挥疗效。然而，目前临床上仍存在不科学、不规范使用肿瘤中成药的现象。

改革开放30年来，党中央提出中西医并举，中西医结合的空间扩大了，学术环境更自由了，思路也更具体了。目前是开展争鸣、论证的好机会。循证医学要求用事实说明我们对事物的认识。世界医学重新重视自然和传统医学。我们应当抓住机遇，最大限度地应用现代科学方法继续阐明中医中药的作用，从而对世界医学作出我们民族的新贡献。

值此之际，由林洪生教授主编，人民卫生出版社出版的《肿瘤中成药临床应用手册》翔实客观地介绍了肿瘤中成药的信息，并总结了临床实际应用过程中的体会，具有十分重要的指导意义，故欣然为序。

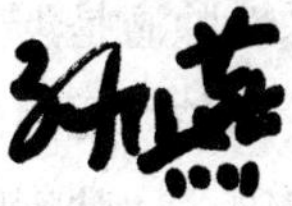

中国工程院院士

20010 年 10 月

前言

恶性肿瘤是严重威胁人民健康的常见病，已位居我国各类死因的第一位。中西医结合治疗已成为我国恶性肿瘤防治的特点和优势。从传统经典名方的开发利用，到现代中药制剂的研发，新工艺新技术不断涌现，推动着肿瘤中成药的迅猛发展。

由于肿瘤中成药品种繁多、配方各异、疗效不同，若使用得当，可奏效；反之，浪费药品，贻误病情。本书旨在指导肿瘤中成药的合理应用，突出科学性与实用性。择优遴选疗效确切的中成药，均是符合国家药品标准，由药厂正式生产的。针对肿瘤临床常见病，结合中医临床实践经验和科研成果数据，提出治疗方案与中成药选择指导。希望能全面客观地反映临床实际，便于对肿瘤中成药应用不太熟悉的医生参考，以助于肿瘤中成药的合理应用。

本书共分三个部分，第一部分总论主要介绍与肿瘤中成药相关的基本知识；第二部分主要介绍常用肿瘤中成药；第三部分主要介绍常见肿瘤的中医诊治原则及中成药治疗方案。

本书承蒙中国工程院院士、国家新药(抗肿瘤药)临床研究中心孙燕主任亲自作序，谨此致谢！本书编写出版过程中，得到人民卫生出版社、中国中医科学院广安门医院各级领导及专家的关心与支持，在此一并表示衷心的感谢！

全国中医肿瘤医疗中心

2010年10月

目录

第一章 总论

一、中医对肿瘤的认识

中医学对肿瘤的认识经历了一个漫长的发展过程。我国古代医家对“癌病”已有相当的认识，对肉眼可见体表的病症，有乳岩、肾岩、茧唇、舌菌、失荣、瘿瘤等的区分；对内脏所患的疾病，则散见于癥瘕、积聚、噎膈、反胃、崩漏、带下等病症中。殷墟甲骨文上即有“瘤”的记载，瘤者留而不去也。《灵枢·刺节真邪》提出了“筋瘤”、“肠瘤”、“昔瘤”，《灵枢·水胀》论及“肠覃”，《难经·五十六难》记载了五脏之积，晋代葛洪《肘后备急方·治卒心腹癥坚方第二十六》中则论述了癥病的症状与特点。而杨世瀛的《仁斋直指附遗方论·发癌方论》的描述则与癌最为接近，“癌者上高下深，岩穴之状，颗颗累垂……毒根深藏，穿孔透里，男则多发于腹，女则多发于乳，或项或肩或臂，外症令人昏迷”。对病因病机的认识，隋代巢元方《诸病源候论》认为：“癥者，由寒湿失节，致脏腑之气虚弱，而食饮不消，聚结于内……若积引岁月，人皆柴瘦，腹转大，遂致死”。宋代《圣济总录·瘿瘤门》论述："瘤之为义，留滞而不去也……郁结壅塞，则乘虚投隙，瘤所以生"。后世高秉钧《疡科心得集》则将病因病机总结为："癌瘤者，非阴阳正气所结肿，乃五脏瘀血，浊气痰滞而成"。

（一）肿瘤病因

1. 正气内虚　机体正气在包括肿瘤在内的一切疾病的发生发展过程中起着主导作用，从肿瘤的发病来看，其与人体正气盛衰有着密切关系。人体精气旺盛、阴阳平衡、脏腑协调时，很少发生癌瘤；正气内虚、阴阳失衡、脏腑失调，则是诱发肿瘤的重要条件，古人言："壮人无积，虚人则有之"。《外证医案汇编》亦说："正虚则为岩"，指出了肿瘤的发生与体质虚弱有关。《灵枢·五变》曰："皮肤薄而不泽，肉不坚而淖泽，如此，则肠胃恶，恶则邪气留止积聚"。陈藏器亦曰："夫众病积聚，皆起于虚"。《景岳全书》明确指出："脾胃不足及虚弱失调之人，多有积聚之病"。说明了肿瘤的发生与体质相关，肠胃恶、脾胃不足及虚弱失调是积聚发生的原因。正气不足的原因有先天不足或后天失调两种，无论什么原因引起人体的正气不足，都不可能离开五脏，其中又与肾、脾、肺等脏的关系最为密切。肾为先天之本，肾藏精，内寓真阴真阳，主生长发育。肾阳为全身阳气之根，肾阴为全身阴液之本，肾阴阳亏损，则生长衰退或中止，在成人则早衰体弱，以致机体神经、内分泌失调，免疫功能紊乱（或原有先天缺陷），易发肿瘤。脾为后天之本，主宰全身运化。脾虚则运化转输功能减退，水谷精微不能正常化生气血，全身气血虚弱，容易感受毒邪而激发肿瘤。劳伤过度，消耗肺气，或久喘伤肺，或病后元气未复而致肺气虚弱，肺气不足，卫阳虚弱，可致腠理不固，卫外功能减退，元气大伤，免疫功能低下，也容易遭受外邪侵袭，易感各种致癌因素而发生肿瘤。过劳造成正气虚弱，脏腑经络气血功能障碍，亦是肿瘤形成的一个因素。

2. 内伤七情　七情内伤在肿瘤的发生发展中有着重要的作用，历代医家在分析肿瘤病因病机时，都很重视情志因素。《素问·通评虚实论》中说："隔塞闭绝，上下不通，则暴忧之病也"；《金匮要略·呕吐哕下利病》篇说："阳微，膈气虚，脉乃数，数为客热，不能消谷，胃中虚冷也，脉弦者虚也。胃气无余，朝食暮吐，变为胃反"；《医宗金鉴·反胃噎膈》说："反胃噎膈总是血液衰耗，胃脘干槁……大抵气血亏损，复因悲思忧恚，则脾胃受伤，血液渐耗，郁气生痰，痰生则塞而不通，气郁则上而不下，妨碍道路，饮食难进噎塞所由成也"；《医学津梁》指出："噎膈多起于忧郁，忧郁而气结，气结于胸，臆而生痰，久者痰结块胶于上焦，通络窄狭，不能宽畅，饮或可下，食则难入而病成矣"。对乳岩的论述，《丹溪心法》指出其病因为"忧恚郁闷，朝夕积累，脾气消阻，肝气横逆"所致。《医学正传》认为："此症多生于忧郁积忿之中年妇女"。《外科正宗》亦曰："忧郁伤肝，思虑伤脾，积想在心，所愿不得志者，致经络疲惫，聚结成核……其时五脏俱衰，四大不救”。七情内伤不仅可以直接影响肿瘤的发生发展，也可因“内伤”而致外邪入侵，加重脏腑气血功能紊乱，加速癌瘤的形成。如《外科枢要》指出：“郁结伤脾，肌肉消薄与外邪相搏，而成肉瘤”。现代研究亦证明情绪刺激会导致免疫功能紊乱，诱发内分泌的失调，诱发或促进肿瘤的发生发展。《素问·生气通天论》说：“大怒则形气绝，而血菀于上，使人薄厥”。肝胆相连，肝胆之气上亢，影响气血循行，导致气血瘀滞不行可形成肿块；肺主一身之气，怒亦可使肺气上逆，所以，怒气伤肝，累及肺气，气机郁结，产生胸胁胀痛，脘闷窒塞，甚则暴厥，气血功能紊乱，若遇毒邪，可能刺激肿瘤发生。

3. 饮食不调　饮食不调包括饮食失节（饥饱无度、偏食、暴饮暴食）、饮食不洁等，也可引起脏腑功能失调及气血津液的紊乱，使邪自内生，导致津伤气结痰凝而变生肿块。如《医学统旨》在论述噎膈病因时指出：“酒面炙煿，黏滑难化之物，滞于中宫，损伤肠胃，渐成痞满吞酸，甚则噎膈反胃”。《外科正宗·茧唇》认为茧唇的成因：“因食煎炒，过餐炙煿，又兼思虑暴急，痰随火行，留注于唇”。《济生续方》在论述积聚病因时曾言：“凡人脾胃虚弱，或饮食过度，或生冷过度，不能克化，致成积聚结块”。《济生方》指出：“过餐五味，鱼腥乳酪，强食生冷果菜，停蓄胃脘……久则积结为瘕”。现代流行病学调查亦发现，西方人乳腺癌、前列腺癌和结肠癌的发病率明显高于东方人与其长期食用高脂肪膳食有关,食管癌的发生发展与喜好热饮、硬食、快食或饮酒有关,食入被曲霉素、亚硝胺类物质等污染的食物,均可导致癌症的发生。

4. 毒邪侵袭 中医学同样认为癌瘤的发生与邪气侵袭有关。《灵枢·刺节真邪》曰:“虚邪之入于身也深,寒与热相抟,久留而内著……邪气居其间而不反,发为筋瘤……为肠瘤……为昔瘤”,说明先人们认为虚邪、寒、热等可以引发肿瘤。风、寒、暑、湿、燥、火,在正常的情况下称为六气,正常的六气不易致病,但是,当气候异常急骤变化或人体的抵抗力下降时,六气就有可能成为外界的致病因素,如果其入侵人体,就可能产生包括肿瘤在内的各种疾病。“六淫”作为外界的致病因素,也代表了肿瘤的外感病因,《灵枢·百病始生》曰:“积之所生,得寒乃生,厥乃成积也”,提出积之所成与感受寒邪有关。《灵枢·水胀》认为肠覃的病因是由于“寒气客于肠外,与卫气相搏”。《灵枢·五变》则指出外感致病与脏腑的密切关系是因为“邪气留止,积聚乃作,脾胃之间,寒温不次,邪气稍至,蓄积留止,大聚乃起。”《诸病源候论》中对六淫所致肿瘤更有具体的描述。如其曰:“脑湿,谓头上忽生肉如角,谓之脑湿。言脑湿气蕴蒸,冲击所生也”;“黑痣者,风邪搏于血气,变化生也”;“恶核者,肉里忽有核,累累如梅李,小如豆粒……此风邪夹毒而成”;“有下于乳者,其经虚,为风寒气客下,则血涩结成痈肿,而寒多热少者,则无大热,但结核如石”;“恶核者,是风热毒气与血气相搏结成核，生颈边，又遇风寒所折，遂不消不溃”。由此可见，六淫之邪侵袭人体，客于经络，扰及气血，使阴阳失调，气血逆乱，津液代谢失调而致气滞血瘀、痰湿凝聚，日久成积，变生肿瘤。

其他如吸烟过度，克伤肺气，毒结肺体；或跌仆损伤，经络瘀滞，气血闭阻；或女性素体肥胖，痰阻气结，凝于乳络；或生育过多，劳伤肾气，胞宫、阴户失养，邪气结聚，常率先致病，在邪正斗争中邪气进一步内犯脏腑，致脏腑功能障碍、气机升降出入失常，由此各种病理产物蕴生，并与外邪相合，留于局部，积久而酿毒发病。故《杂病源流犀烛·积聚癥瘕痃癖源流》说：“壮盛之人，必无积聚。必其人正气不足，邪气留着，而后患此”。

（二）肿瘤病机

肿瘤病机是阐明病因作用于机体之后引起病理变化的机制。由于肿瘤是在正虚的基础上，多种致病因素相互作用，导致机体阴阳失调，脏腑、经络、气血功能障碍，引起病理产物聚结而发生质的改变。结合中医学理论和临床实践，肿瘤病机可以分为脏腑失调、痰凝湿聚、毒热内结、气滞血瘀四个方面。

1. 脏腑失调　中医学认为，肿瘤发病与脏腑功能失调、正气虚弱有关。脏为阴，腑为阳，脏藏精气而不泻，腑传化物而不藏，若脏腑功能失调，则气机紊乱，或禀赋薄弱，精气亏虚，皆可成为肿瘤发生的内在因素。《难经·五十五难》说：“故积者，五脏所生；聚者，六腑所成也。”这就肯定了积聚的产生是因脏腑功能失调所致。《诸病源候论·积聚病诸候》曰："积聚者，由阴阳不和，腑脏虚弱，受之风邪，搏于腑脏之气所为也"。将积聚的产生归之于脏腑虚弱、阴阳不和、感受外邪、内外合邪所致。《疡科心得集·辨瘰疬瘿瘤论》说："瘿瘤者，非阴阳正气所结肿，乃五脏瘀血浊气痰滞而成"，指出了五脏功能失调，导致瘀血浊气痰滞内生，毒邪凝滞，变生肿块，而为瘿瘤。中医学认为癌肿的发生与肾、脾、肺、肝有关，肺为气之主，肾为先天之本，脾为后天之本，肺、脾、肾不足则正气虚，以致体内阴阳失调，引起癌瘤发生。正如张景岳所言："脾肾不足及虚弱之人，多有积聚之病"。脾主运化，为气血生化之源、后天之本，又为生痰之源，脾的功能失调，易致气血生化匮乏，表现为晚期肿瘤患者的恶病质；或痰湿内生，变生肿块，发为瘿瘤。肺主气，主宣发肃降，通调水道，肺的功能失调，常致痰贮于肺，宣发失常，而为喘咳痰血；或气机紊乱，水津停聚，而为水肿、鼓胀；或阴虚水亏，发为噎膈。肝的功能失调，多为情志变化，七情内伤，气机紊乱，血不归肝，气滞血瘀，发为积聚、乳癖。

2. 痰凝湿聚　痰湿凝滞是肿瘤发病中的一个重要病理变化。痰、湿同出一源，皆为津液不归正化而形成的病理产物。其形成之后，就成为致病的病邪，引起多种病理变化，表现为各种证候。《丹溪心法》首先提出了肿瘤与痰的关系，"凡人身上中下，有块物者，多属痰症"。此后的中医学著作将多种肿瘤的病理总结为痰核结为肿块，如《外科正宗》将颈部肿瘤“失荣”的病理归结为郁火痰结，耳颈前后的粉瘤“是痰气凝结而成”；《明医指掌》指出瘿瘤“必因气滞痰凝，隧道中有所留止故也”。痰湿为患，多因外感邪气，内伤七情，脏腑功能失调，脾不健运，难运水津，聚湿生痰，肺不敷布，停痰留饮，水湿不化，津液不布，升降失常，气塞不通，血壅不流，凝血蕴里，津液凝涩，渗着不去，凝结成痰，痰湿凝聚，着于脏腑形成阴毒，结于体表则为瘿瘤等。坚硬之痰，难消难散，循注经络，着于周身，或在肌肤，或在内脏，成为有形之物。一旦痰凝毒聚，坚硬如石，走窜项间、腋下、鼠蹊，称为“失荣”等痰核郁结难消之症。

3. 毒热内结　肿瘤的发生，多与内火有关。《杂病源流犀烛·口齿唇舌病源流》对“疮菌”的病理论述时指出：“舌生芒刺，皆由热结之故，或因心劳火盛，而生疮菌”。《疡科心得集》认为肾岩由“其人肝肾素亏，或又郁虑忧思，相火内灼，水不涵木，肝经血燥……阴精消涸，火邪郁结”，精辟论述了内生火邪，毒热结肿的病理。中医文献认为许多肿瘤是由于情志抑郁，郁而生火，郁火夹血瘀凝结而产生。临床上见癌瘤呈热郁火毒之证，若邪热鸱张，呈实热证候，表示正邪相搏，邪耗正气，肿瘤正在进展，属于病进之象；如系病久体虚，瘀毒内陷，病情由阳转阴，成为阴毒之邪，则形成阴疮毒疽，溃烂流汁，经久不愈，为邪实正衰，亦属病进之征。

4. 气滞血瘀　肿瘤与气滞血瘀关系密切，脏腑经络、四肢百骸之中，若气滞不畅，血瘀不行，凝滞不散，日久均可成瘤。由于气血之间生理上存在着联系，病理上亦相互影响，气病可以及血，血病可以及气。若某些原因而导致气机不畅、血运失调，引起气血不足，便会出现气滞血瘀、气血两虚等多种病理变化而产生疾病。正如《素问·调经论》所言："血气不和，百病乃变化而生"。临床大多数肿瘤患者均有气滞血瘀之征象。《诸病源候论》在论述噎膈时说："忧恚则气结，气结则不宣流使噎"。《古今医统》说："凡食下有碍，觉屈曲而下，微作痛，此必有死血"。这些论述说明噎膈的形成与气滞血瘀有关。历代医家在论述乳岩时均认为其发病与肝、脾有关。由郁怒伤肝，肝气不舒；思虑伤脾，脾失健运，痰湿内生，痰气互结，阻滞气机及血行，气滞血瘀而成。如《医宗金鉴·外科心法要诀》曰："乳房结核坚硬……由肝脾二经，气郁结滞而成……轻成乳核，重成乳岩"。故在乳腺肿瘤初期多以理气为治，通常配以活血化瘀之品。《医林改错》曰："肚腹结块者，必有形之血"。积聚是由气郁与痰瘀凝结，久则气血壅滞更甚，脾失健运，肾失开合，逐渐形成鼓胀。正如《医门法律·胀病论》说："胀病亦不外水裹、气结、血凝。"

从中医对肿瘤的认识可以看出，目前中外医学都强调肿瘤是一种全身性疾病，是由众多内因和外因长期相互作用下导致的机体内正常组织发生的质的改变。

（周雍明 侯 炜）

二、肿瘤的中医治疗

（一）中医治疗肿瘤的概况

肿瘤的中医治疗，前人已有颇多论述，早在《黄帝内经》就有“坚者消之”、“结者散之”、“留者攻之”以及“形不足者温之以气，精不足者补之以味”的治疗原则。《神农本草经》则列出了百余种治疗积聚、癥瘕、肿疡、恶疮的药物；《金匮要略·妇人妊娠病》载有治疗妇人癥积的桂枝茯苓丸；而《后汉书·华佗传》则记载了手术切除治疗结聚的方法；《肘后备急方》、《本草经集注》、《名医别录》均收录了大量治疗瘰疬、瘿瘤、噎膈、胃反等的方药；其后历代本草著作中亦多有述及。李东垣创通幽汤治疗噎膈，王维德《外科全生集》创犀黄丸、小金丹治疗乳岩、横痃、瘰疬、痰核、流注，至今仍为临床广泛使用。朱丹溪认为积聚、痞块多为痰饮、气滞、血块瘀滞而成，治当“降火、清痰、行死血块，块去需大补，不可用下药，徒伤真气，病亦不去，当用消积药使之融化，则根除矣”。同时对噎膈亦提出了润养津血、降火散结的治法。张介宾《景岳全书》指出了“治积之要在知攻补之宜”之要旨。李中梓《医宗必读》则确立了积聚早、中、晚分期施治的原则：“初者病邪初起，正气尚强，邪气尚浅，则任受攻；中者受病渐久，邪气较深，正气较弱，任受且攻且补；末者病根经久，邪气侵袭，正气消残，则任受补”。沈金鳌《沈氏尊生书》进一步强调了癌病治疗中应正确处理好扶正与攻邪的关系，告诫攻邪勿伤脾土、胃气："治积聚之计，惟有补益攻伐相间而进，方为正治，病深者伐其大半即止，然后俟脾土健运，积聚自愈"，此亦前人所谓养正则积自消之理。后世治癌，多宗以上之说。

肿瘤的治疗，首当察其标本虚实、轻重缓急以及病期之早、晚。初期以实为主，重在气郁、痰阻、血瘀，治宜开郁理气、化湿豁痰、活血破瘀；晚期则由实变虚，气血两伤、脾肾俱亏、津耗血燥，治宜补益气血、健脾养肾、滋阴润燥。需要注意的是，本病的病机常常随病情发展而虚实并存、兼杂混见，因此组方遣药时当考虑到各个方面，不应单纯强调攻邪或扶正一途，更不能将二者对立起来，否则与病无益。一般初期邪盛正亦实，当先攻之，以衰其邪毒，遏其病势；中期邪气愈炽，正气受伤，当予攻补兼施，遣以祛邪扶正之法；晚期正气大伤，不耐攻伐，当以补为主，扶正培本以抗邪气。《医学必读》云："初者，病邪初起，正气尚强，邪气尚浅，则任受攻；中者，受病渐久，邪气较深，正气较弱，任受且攻且补；末者病魔经久，邪气侵凌，正气消残，则任受补"，即是此理。作为治病原则，不可不知。具体言之，根据病之在表、在里、在气、在血、在脏、在腑及其病机特点可施以相应的治法，但总不外《黄帝内经》之"寒者热之"、"热者寒之"、"虚则补之"、"郁则达之"、"留者攻之"、"结者散之"以及"治病求本，审因论治"之要旨。慎勿犯虚虚实实之戒，以防过度克伐，徒伤正气，延为不治。

(二)中医治疗在现代肿瘤治疗中的作用

中医治疗是肿瘤综合治疗中的一个组成部分,治疗方法和疗效水平随着患者的一般状况、肿瘤分期、病理类型等因素可能有一定差别。目前的临床研究证实,中医治疗在改善临床症状、提高生存质量、调节机体免疫功能方面具有优势;对于放化疗敏感的肿瘤,联合中医治疗能够减轻不良反应,提高肿瘤缓解率,延长生存期;对于放化疗不敏感肿瘤或晚期肿瘤的姑息治疗,中医治疗能起到延缓病情进展,提高生存质量,带瘤生存的作用;中药外治、针灸等特殊途径中医治疗在某些情况下能达到缓解症状、控制病灶等治疗效果。此外,近年来,肿瘤的预防康复治疗的作用越来越受到关注,"未病先防,已病防变",中医预防、康复的理念和特色方法越来越多的应用到肿瘤癌前病变的防治以及康复治疗中。

中医药在中西医结合治疗肿瘤时的作用主要有以下几点:

1. 手术治疗是当前大部分实体肿瘤根治疗法中的最主要手段,术前诊断和手术技术等的进步,提高了手术的治疗效果。但术后的复发或转移仍是威胁患者生存的主要原因。中医认为,手术可伤机体元气、伤脾胃、伤气血。如术后患者常出现气短、乏力、汗出、怕风等症状,这是元气虚、卫表不固的表现,中药可以调补手术损伤,促进康复,利于患者接受其他治疗,同时减少复发、转移,延长生存时间。

2. 放射治疗作为治疗肿瘤的重要手段之一，可以直接杀伤肿瘤细胞，同时也损伤正常的组织细胞，放射线对皮肤黏膜等正常组织、骨髓造血功能、胃肠消化功能均可造成损伤，中医认为是热毒伤阴、伤气所致。中医药辅助放射治疗，能减轻放疗所致皮肤黏膜等正常组织的损害，保护骨髓及胃肠功能，同时有一定的增效作用。

3. 随着新化疗药物不断出现，抗肿瘤药物的药理学、药效学的进展，化疗药应用越来越广。化疗药物的副作用主要表现为骨髓抑制、胃肠道反应以及影响心、肝、肾功能。中医认为这是化疗药物伤人体气血、精津，伤五脏六脏功能所致，大量临床研究证明，中医药可以减轻和改善这些副作用，并能一定程度上提高化疗的疗效。

4. 生物治疗是指通过肿瘤宿主防御机制或生物制剂的作用以调节机体自身的生物学反应，从而抑制或消除肿瘤生长的治疗方法，其效应器官为免疫、神经和内分泌系统，现有的生物疗法主要包括细胞因子、细胞免疫、单克隆抗体、肿瘤疫苗和基因治疗。中医药治疗和生物治疗、靶向治疗等相结合，同样可以减轻治疗带来的发热、皮疹、腹泻等不良反应，提高患者对治疗的依从性，进而提高治疗肿瘤的疗效。

随着研究的不断进展，中医治疗已经成为肿瘤综合治疗策略中不可或缺的一种手段，中医治疗和中西医结合治疗是我国特有的肿瘤治疗模式。目前，肿瘤治疗强调的提高生存质量、个体化治疗、调节免疫和内环境等理念都无不与中医的带瘤生存、辨证论治、异病同治和同病异治、扶正祛邪等观点不谋而合。中医治疗在肿瘤综合治疗中的角色和地位也越来越清晰和被认可。

(三)中医治疗肿瘤常用治则

肿瘤常用治疗原则大致可概括为五个方面，即扶正培本法、活血化瘀法、清热解毒法、软坚散结法以及以毒攻毒法。根据患者的具体病情和治疗阶段，将这五种治疗原则灵活地配比组合，指导中药的合理应用。

1. 扶正培本法　扶正培本是当前中医治疗肿瘤的最大特色。《黄帝内经》中“虚者补之”、“损者益之”都属于这个治则。临床与实验研究证明中药之所以能延缓肿瘤发展或抑制肿瘤，主要可能还是通过提高机体的功能状况，改善免疫功能而非直接去杀癌细胞。实验研究证明，补益药物对肿瘤的抗癌效应并非细胞毒作用，而是提高了宿主自身的防御能力。其在体内积极参与抗肿瘤的免疫应答并促进T淋巴细胞的增殖分化及脾脏自然杀伤细胞(NK细胞)的活性，增强巨噬细胞的吞噬活力，诱导细胞因子白细胞介素-2(IL-2)、肿瘤坏死因子(TNF)、干扰素(IFN)等的产生，活化补体，拮抗因T抑制细胞(Ts)活化而引起的免疫抑制。同时可增强机体对化疗的耐受性，减轻化疗的骨髓毒性，消除疲劳，促进蛋白合成，抑制病灶发展、恶化，延长存活时间。扶正培本不仅是扶助机体正气，还要协调阴阳气血之平衡和各脏腑功能的平衡，贯穿于肿瘤的全程防治中，具体治疗方法包括益气补血、养阴生津、滋阴填精、温阳固肾、健脾养胃、柔肝养肝等，临证运用时首先当辨清阴阳气血盛衰，然后辨别五脏虚损及脏腑间相互关系，采用五脏分补法则，要以辨证为依据，重点在健脾益肾，选择适宜的补益法，根据患者年龄、性别、体质等情况因人而异，考虑到补益药的药性偏颇合理应用，补气补阳不能过于温燥而损伤阴津，补阴养血勿过于滋腻而碍胃。

2. 活血化瘀法　气滞血瘀是引发癌症的主要病理机制，是引起肿瘤的病因。清代王清任《医林改错》说："肚腹结块，必有形之血"，从西医学的观点看，在恶性肿瘤的发生与发展过程中凝血机制起着不可忽视的作用。例如肿瘤细胞的血行转移中之瘤栓的形成，肿瘤患者血液流变学指标的变化，血小板聚集活化过程及其释放物质对肿瘤发生发展的影响。晚期肿瘤患者常常发生微小血管内凝血，血中纤维蛋白降解产物的增多等，都说明癌症与凝血之间的密切关系。临床上常见的肿瘤如胰腺癌、肺癌等，都可不同程度地存在血栓前状态，甚至发生血栓症。现代研究认为，活血化瘀法在肿瘤治疗中，能直接抑制肿瘤细胞增殖，改善血液流变性与凝固性，目前从莪术中提取的抗癌有效成分榄香烯，已制成乳注射剂并投入临床使用，对多种肿瘤有较好的控制效果。但也有一些研究发现活血化瘀药对肿瘤的生长有促进作用，并有可能促进肿瘤的转移。因此，应用活血化瘀药一定要慎重，应该在中医理论的指导下，有明确血瘀证表现，且无出血禁忌的情况下应用，以免得不偿失，造成不良后果。常用的活血化瘀药物有：丹参、五灵脂、王不留行、桃仁、红花、赤芍、三棱、莪术、乳香、没药、蒲黄、水蛭、穿山甲、土鳖、当归、泽兰、虎杖、石见穿、全蝎、血竭等。

3. 清热解毒法　清热解毒法在治疗肿瘤中有重要的作用。热毒内蕴可形成肿瘤，即热灼血凝，凝结成块；热灼津伤，久积成块等。热邪可以直入，也可诸邪侵入，郁久化热；七情不舒，郁结成热等；同时癌症自身也能生热成毒。抗癌中药多为清热解毒药，药理研究提示，清热解毒药在体外、体内均有较好的抗癌作用，并且还有抗菌、抗病毒、消炎、保肝、利胆、降酶等效应，从而可退热、减轻肿瘤的炎症反应，改善肝功能，这些均有益于肿瘤的治疗。我国知名药理学家韩锐等在传统的清肝热方剂当归芦荟丸中筛选了有效的抗肿瘤成分，发现直接抑制细胞的是青黛，并进一步从青黛中提取了有效抑癌成分靛玉红，后来半合成了新的药物异靛甲。苦参中提取的苦参碱，目前也在临床广泛使用。但清热解毒药多为苦寒败胃之品，过量长期应用，可损伤胃气，出现食欲不振、腹泻、呕吐恶心等症状，临床应用时应有所选择。常用的清热解毒药物有：白花蛇舌草、蒲公英、败酱草、土茯苓、野菊花、连翘、金银花、板蓝根、紫花地丁、半枝莲、半边莲、天葵子、七叶一枝花、苦参、黄药子、黄芩、黄柏、山豆根、紫草根、野菊花根、水杨梅根等。

4. 软坚散结法 肿瘤属于坚硬的结块，理当要消、要散。《黄帝内经》云："坚者消之"、"结者散之"。肿瘤是从痰形成，"痰"包括湿、饮、痰，因痰成块者应化结、软坚、消之、散之。药理研究表明，软坚散结类药物能直接杀伤肿瘤细胞，抑制其生长、增殖，降低其侵袭性；减轻瘤组织周围的水肿，纠正因炎症反应而引起的疼痛、发热等；调整机体的免疫状态，提高宿主的非特异性免疫反应，发挥间接的抗肿瘤作用；纠正机体内环境的紊乱，减少成纤维细胞的数量及分泌胶原的能力，减轻放疗引起的组织纤维化和血管闭塞等。常用的软坚散结中药有山慈菇、半夏、杏仁、瓜蒌、夏枯草、僵蚕、海藻、昆布、十鳖虫、地龙、硇砂、薏苡仁、泽泻、蛤壳、生牡蛎、皂角刺、独角莲、牛黄等。

5. 以毒攻毒法 以毒攻毒是指运用一些有"毒性"的药物，通过对抗或消除致病之毒邪，而发挥治病作用。有毒药物一般药性偏峻烈，在治病的同时，有可能还会产生一些不良反应，临床应正确对待，不要因盲目乱用或过分增大剂量而产生严重的后果。以毒攻毒药物主要是一些动物药，另外还包括某些矿物药及植物药。前者如斑蝥、全蝎、蜈蚣、守宫、蟾酥、蛇毒、水蛭、土鳖虫等，后者如雄黄、硇砂、砒石、火硝、轻粉、朱砂及马钱子、生半夏、生南星、急性子、巴豆、生川乌、生附子等。有毒药物在肿瘤的治疗中经过多年的探索已证实了初步的效果，如斑蝥对包括肝癌在内的多种肿瘤有效；生半夏、生南星能迅速缓解食管癌的梗阻症状；

蟾酥及蟾蜍制剂能缩小实体瘤的肿块，改善近期症状，并显示一定的镇痛效应；蛇毒及蛇制剂对实验动物肿瘤有良好的抑制作用，能明显延长荷瘤小鼠的生存期；砒霜能诱导肿瘤细胞的凋亡，对急性早幼粒细胞白血病，还可促进白血病细胞的分化成熟。有关有毒中药治疗肿瘤的研究取得了很大成就，有关砒霜治疗白血病的研究获得了国家科技进步奖。一批有确切疗效的制剂也广泛应用于临床，如华蟾素、艾迪注射液、金龙胶囊等。因此，有毒中药在肿瘤治疗中的作用值得我们进一步探索。

(四)肿瘤中成药的合理应用

中成药是中医治疗肿瘤的一种重要手段，中成药要根据其功效、类别、剂型等不同，结合肿瘤患者的具体病情、治疗阶段等合理应用，才能在保证患者用药安全的同时，获得更好的临床疗效。

1. 综合治疗　肿瘤的治疗需要一个整体的、有计划实施的综合治疗。在治疗的不同阶段或环节，选择相应的中成药进行治疗，发挥改善临床症状、提高免疫力、控制肿瘤进展等作用。

2. 扶正祛邪　肿瘤疾患往往正虚邪实、虚实夹杂，通过中西医诊断手段，准确把握“正”、“邪”消长变化，采用相应功效的中成药进行恰当比重的“扶正”、“祛邪”，“虚则补之，实则泻之”，才能达到正盛邪退，机体抗病能力逐步增强，肿瘤病灶逐步消退的目的。目前，中医症状量表、中医辨证、免疫功能、卡氏评分(KPS)、TNM 分期、生活质量量表等手段都可以作为判定正邪关系的相对量化的工具。

3. 同病异治、异病同治　相同的肿瘤疾患由于所处的疾病分期、患者年龄、体力状况、中医证型等不同，治疗应该随之不同；不同的肿瘤如果病情相同，治疗也可以相同。例如同是肺癌，由于病理类型不同，对分子靶向药物反应也不同，像吉非替尼对有表皮生长因子受体突变的肺腺癌有良好疗效，这是同病异治的体现；伊马替尼在慢性髓性白血病和表达 CD117 的胃肠道间质瘤这两种不同的肿瘤中的疗效则是异病同治的体现。因此，治疗应遵循个体化的原则，动态辨证用药。

4. 辨证论治与辨病论治　"辨病"广义是指把握疾病的群体基本症候和病机要点，了解一类疾病的共性特征；狭义是指了解个体局部病变情况。"辨证"是指辨别患者整体病情特点和动态演变，掌握某一个体在某个时间点或时间段内的疾病特征。临床上中成药的应用既着眼于群体、整体，又兼顾个体、局部，方能使治疗更加准确有效。

5. 相对安全性　大多数肿瘤中成药成分复杂，难免会混有如蛋白质、鞣质、树脂等可能产生变应性反应的物质，某些中成药还含有化学成分，并且某些中药成分的分子作用机制尚不明确，再加上患者个体差异等原因，在临床应用中成药时应注意观察不良反应，特别是在与西药联合应用时，应避免与含有相同成分、作用机制拮抗或代谢途径相互影响的西药重叠使用。例如玉竹、葶苈子、蟾酥、罗布麻等含强心苷的中药及其制剂不宜与洋地黄类药物如地高辛、西地兰等合用。因此，对于中成药安全性的认知是相对于放化疗等毒副作用比较明显的治疗手段而言的。应该详细了解药物药理、患者体质、基础疾病、合并用药等情况，规范使用中成药，避免药源性疾病发生。

(周雍明 侯 炜)

三、肿瘤中成药的分类

中药作为防治肿瘤的手段之一，已经引起了人们的极大关注和高度重视，并且在肿瘤研究中也取得了一定成绩。尤其在中医病机治法、方药筛选、实际应用等方面取得了一系列成果，既有对古代名方名药等经典方剂的研究，也包括一些抗癌中药提取有效成分后形成的现代中药，产生了一批临床应用广泛、疗效确切的中药制剂。其中对单味中草药的抗癌成分研究相对较多，这与西医研究的天然药物有相似之处，但临床治疗肿瘤比较有效的多为在扶正、固本、祛邪等中医理论指导下制定的中药复方。

目前，临床上常用的肿瘤中成药有 100 余种。

1. 根据药物来源分类，可以分为单味中药来源和中药复方来源。对单味药提取物的研究相对较多，而且很多都有明确的作用机制及作用靶点，这可能主要与单味药物成分相对单一，作用机制相对容易确定有关。而复方是中医药应用的主要形式，是在中医药理论四诊八纲、理法方药、辨证论治、君臣佐使、四气五味等指导下组方遣药的，它不同于西医的联合用药，具有整体性、病程阶段性、配伍主次性、个体适应性等特点及优势，对于肿瘤等难治疾病，优势尤为明显。因此临床上治疗肿瘤比较有效的多为在扶正、固本、祛邪等中医理论指导下制定的多味中药复方。目前临床上广泛使用的肿瘤中成药也多以中药复方为主。

2. 根据剂型分类，可以分为胶囊、颗粒、口服液、片剂、丸散剂、注射剂、膏剂、栓剂等。对于长期虚弱或慢性病患者，宜用丸剂，在胃肠道中吸收慢，作用缓和，效力持久。片剂对于急、慢性病都适用，服用方便。有些急性病人、小儿患者，适宜选用冲剂，用开水冲泡即可溶解，服用后吸收较快，口味容易被患者接受。对于重症可选用针剂，使药物通过肌肉、静脉注射途径进入人体，吸收快，发挥作用迅速。对于胃肠功能差或局部疾病患者可选用外用膏剂或栓剂。

3. 根据治则分类，可以分为扶正为主、祛邪为主、扶正祛邪兼顾的药物，要根据患者正邪虚盛的情况酌情选用。

4. 根据作用途径分类，可以分为肿瘤治疗用药、肿瘤辅助用药。肿瘤治疗用药往往能发挥较好的抑瘤功效，对于一般状况较好的患者可以联合放化疗手段同时应用，对于没有放化疗适应证的患者可以单独应用以达到控制病情的目的。肿瘤辅助用药多用于缓解肿瘤患者的各种不适症状、减轻放化疗等治疗手段的不良反应。

此外，还可以根据药理药效、病种进行分类。以下根据几种分类方法，试将已经进入临床的肿瘤中成药进行分类，如表1-1所示。

表1-1 肿瘤中成药分类表

分类方法	类别	中成药
药物来源	单味中药来源	参一胶囊，康莱特注射液，威麦宁胶囊等
	中药复方来源	复方苦参注射液，志苓胶囊，健脾益肾颗粒等
药物剂型	口服药	安替可胶囊，加味西黄丸，玉屏风散，梅花点舌丹等
	注射剂	康艾注射液，香菇多糖注射液，华蟾素注射液等
	外用药	蟾酥巴布膏，宫颈癌栓，蟾酥锭，冰硼散等
治疗原则	扶正为主	参芪扶正注射液，百令胶囊，贞芪扶正颗粒，生血丸等
	祛邪为主	榄香烯乳注射液，鸦胆子油乳注射液，华蟾素片等
	扶正祛邪兼顾	复方斑蝥胶囊，艾迪注射液等
作用途径	肿瘤治疗用药	金龙胶囊，金复康口服液，消癌平注射液等
	肿瘤辅助用药	参芪片，金水宝胶囊，养阴生血合剂等
治疗病种	广谱	复方天仙胶囊，参莲胶囊，艾迪注射液等
	窄谱	食道平散，肝复乐胶囊，益肺清化颗粒等

我国是天然药物大国，肿瘤中成药发展迅速，肿瘤中成药生产企业在中药基础研究和中药现代化发展上对吸收利用率、给药途径、剂型、生产工艺等方面作了很大的改进。其中肿瘤中成药注射剂吸收现代药物制剂生物利用度高、作用迅速的特点，遵循中医理论体系的整体观念，较好地发挥了中药治疗急病重症及恶性肿瘤的良好作用。由于肿瘤是复杂多因素疾病，多靶点抗肿瘤治疗是药物研发的方向，例如多靶点信号转导抑制剂的研发克服了以往西药单一作用位点治疗的局限性，今后肿瘤中成药的发展，要依托于科技创新，深入开展作用机制研究，不断提高临床疗效，逐步建立与国际接轨的行业标准。

（刘杰　李杰）

四、肿瘤中成药的不良反应

药物不良反应（adverse drug reaction，ADR）本是用来表达西药对人体伤害作用的一种医药专用术语。此伤害作用也包括可能见到和不可预见的作用反应。世界卫生组织将药物不良反应定义为：为预防、诊断或治疗疾病，改善人的生理功能而给以正常剂量的药品所出现的任何有害的与预防目的无关的反应。我国卫生部门药品不良反应监察中心将其定义为：药品在正常用法、用量下出现的与治疗目的无关的有害反应。中药 ADR 即是借用西药学 ADR 来命名此类中药反应，包括中药饮片及中成药。实践证明，中药相对安全性较高，不良反应较少。

（一）肿瘤中成药不良反应的分类

肿瘤中成药不良反应主要有[1,2]：①变态反应：发病率最高，临床表现形式多样。以发热、皮肤过敏最常见，多表现为过敏性药疹或荨麻疹样皮炎，严重者出现全身剥脱性皮炎、过敏性紫癜或过敏性休克。②消化系统反应：临床比较常见，主要表现为恶心、呕吐、食欲不振、腹胀、便秘、消化道出血、黄疸、肝肿大、肝功能损害、中毒性肝炎、甚至死亡。③心血管系统反应：主要表现为心悸胸闷、心律失常、传导阻滞、血压升高或下降、心力衰竭、死亡等。④呼吸系统反应：主要表现为咳嗽、咯血、呼吸困难、急性肺水肿、呼吸衰竭等。⑤神经系统反应：主要表现为唇舌和肢体发麻、眩晕、头痛、烦躁不安、抽搐、惊厥、意识模糊、昏迷、甚至死亡等。⑥泌尿系统反应：主要表现为腰痛、浮肿、尿少，甚至急性肾衰竭或死亡。⑦造血系统反应：主要表现为白细胞减少、粒细胞缺乏、溶血性贫血、再生障碍性贫血、紫癜、甚至死亡。

（二）不良反应的原因及影响因素

肿瘤中成药导致不良反应的原因和影响因素主要有[2,3]：①药物因素：中成药不良反应往往与其所含的化学成分及其药理作用密切相关，如甘草含有拟肾上腺皮质激素样作用的物质，可导致钠潴留和钾排泄量增加，引起水肿、低血钾、高血压、全身乏力等不良反应，甚至会导致代谢性碱中毒。有些中成药有效成分本身具有毒性，如华蟾素注射液、华蟾素片、安替可胶囊、金蒲胶囊中含有有毒中药蟾酥，应用时应注意其全身毒性反应及心脏毒性；复方斑蝥胶囊、艾迪注射液等含斑蝥成分，应注意其对心脏及肝、肾等脏器造成的损害，注射剂输液速度不宜过快；平消胶囊由于含有马钱子，应注意其蓄积引起的中枢神经毒性。而中成药从药材种植、采集、加工、炮制、生产到成品，期间过程长，环节多，有些环节缺少量化指标，标准化程度不够，无法对所有成分均做出定性鉴别和定量测定，很可能成为不良反应的隐患。②机体因素：由于基因多态性个体差异，有的人对于某些药物耐受性较差或“超敏”，易出现不良反应。不同种族、不同性别、特殊生理周期、不同年龄阶段等正常的生物学差异也是导致药物不良反应的因素之一。如妇女哺乳期对许多药物敏感，老年患者对药物代谢能力差等。③用药因素：a. 中成药低毒的相对优势被人为地歧化为“安全”的观念，导致有些患者擅自用药，在应用中成药时随便加大剂量和延长用药时间，造成药物滥用。如含有蟾酥的中成药，使用不当会导致心脏损害和心律失常；含马钱子的中成药，使用过量会引起神经系统损害；含广防己、关木通、马兜铃的中成药具有肾毒性。b. 中成药和西药不合理地联合应用增加了不同药物之间相互作用和反应的机会，有些反应尚不能预测。某些中成药含有与西药相同的成分或作用机制相同，因而联合应用容易作用叠加，出现不良反应。如六神丸中含有的蟾酥，药理作用与洋地黄相似，与地高辛合用导致强心苷中毒，可引起频发室性早搏。而某些中成药成分由于影响药代动力学过程等因素，与西药作用拮抗，不但会降低疗效，导致不良反应，甚至可能诱发药源性疾病。另外某些中成药成分与西药联用时产生有毒化合物，引起药物中毒。c. 配伍不当引起药品变质，例如中药注射剂与其他药品配伍时容易引起药品 pH 值改变、色泽加深、发生沉淀等变化。d. 治疗不当引起不良反应，如榄香烯注射液是从中药莪术中提取的抗癌活性成分，莪术属活血化瘀药范畴，因此对于晚期胃癌、食管癌、原发性肝癌、肺癌，有出血倾向或出血患者，应慎重使用或禁用，否则可能出现大出血而危及生命；金龙胶囊为鲜动物药，动物药为异型蛋白，容易出现过敏反应，因此对于过敏体质患者应尽量不用。

(三)应用肿瘤中成药的注意事项

1. 治疗前要对患者明确诊断，对疾病分期、病情严重程度、患者一般状况、合并疾病等有全面的了解，注意询问有无中药过敏史。

2. 对肿瘤中成药有较透彻的了解，包括成分、功效主治、药理作用、用法用量等，以循证医学验证的结果作为用药的基本依据，规范化、个体化合理用药。

3. 制定具体的治疗计划，选择适宜的给药途径、剂量、方法和疗程，注意与西药的合理配伍，密切观察毒副反应情况，并定期判定疗效，一旦出现严重不良反应或疾病未能控制，要及时调整治疗方案。

国家有关机构、广大医务工作者及社会各界应该重视肿瘤中成药的安全性问题，加强中成药质量监督和管理，完善不良反应的监测和药物安全信息的开放交流，加快诊疗规范化标准化进程，加大安全用药的宣传力度，患者应该增强自我保护意识，主动与医生合作，从而降低不良反应的发生率，推动肿瘤中成药科学规范合理地应用。

（刘杰 李杰）

五、如何使用本书

本书汇集了百余种肿瘤中成药的组成成分、药理作用、功能主治、注意事项、用法用量以及临床体会等信息，并介绍了肿瘤中成药在临床上不同治疗阶段、不同病种中的合理应用。希望通过学习能够理解肿瘤中医治疗或中西医结合治疗的原则和作用，只有同时掌握了肿瘤中西医诊疗的专业知识，经过严格的专业训练，才能准确把握肿瘤患者的病情，制定出规范化、个体化的综合治疗方案，合理灵活地运用中成药，最大可能地提高临床疗效，减少不良反应的发生，为患者带来裨益。

（一）掌握肿瘤中医治疗原则

1. 辨证论治、整体观念 是中医理论体系的根本特征，因此要始终贯穿于恶性肿瘤的中医治疗过程中。和其他疾病一样，恶性肿瘤源于人体内部的阴阳平衡失调或素体虚弱，中医药治疗的目的就是让人体阴阳失衡达到新的相对平衡。

2. 去其有余，补其不足　《素问·至真要大论》曰："谨察阴阳所在而调之，以平为期"，也是恶性肿瘤中医治疗的根本策略。这就形成了攻补两大治疗原则。强调"谨守病机，各司其属，有者求之，无者求之，盛者责之，虚者责之，必先五胜，疏其血气，令其调达，而致和平，此之谓也"。并提出了"寒者热之，热者寒之，微者逆之，甚者从之，坚者削之，客者除之，劳者温之，结者散之，留者攻之，燥者濡之，急者缓之，散者收之，损者温之，逸者行之，惊者平之，上之下之，摩之浴之，薄之劫之，开之发之，适事为故"的具体原则。李东垣《活法机要》曰："壮人无积，虚人则有之"，提出"故治积者，当先养正则积自除"，"邪正盛衰，故宜详审"，强调了扶正在积聚治疗中的重要性。

3. 分期论治　明·王肯堂《证治准绳》提出："治疗是病必分初、中、末三法"，初者"治其始感之邪与留结之客者，除之、散之、行之，虚者补之"；中者"当祛湿热之邪，其块之坚者削之，咸以软之，此时因病邪久踞，正气尤虚，必以补泻迭相为用"；末则"补益其气，兼导达经脉，使荣卫流通，则块自消矣"。明·张景岳《景岳全书》曰："凡脾肾不足及虚弱之人，多有积聚之病"，并指出"治积之要，在知攻补之宜，而攻补之宜，当于孰缓孰急中辨之。凡积聚未久而元气未损者，治不宜缓，盖缓之则养成其势，反以难治，此所急在积，速攻可也。若积聚渐久，元气日虚，此而攻之，则积气本远，攻不易及，胃气切近，先受其伤，愈攻愈虚”。明·李中梓《医宗必读》认为：“积之成也，正气不足而后邪气踞之”，治疗上主张“初者病邪初起，正气尚强，邪气尚浅，则任受攻；中者受病渐久，邪气较深，正气较弱，任受且攻且补；末者病魔经久，邪气侵凌，正气消残，则任受补”。并进一步提出“屡攻屡补，以平为期。”清·程国彭《医学心悟》曰：“积聚癥瘕之症，有初中末之三法焉。当其邪气初客，所积未坚，则宜先消之而后和之。及其所积日久，气郁渐深，湿热相生，块因渐大，法从中治，当祛湿热之邪，消之软之，以抵于平。但邪气久客，正气必虚，须以补泻叠相为用”。

4. 标本同治 急则治其标，缓则治其本。既要审因论治，祛除致病之内外因素，又要预见疾病的传变，以期逆转或减缓病势。要密切观察病程中正邪的消长和病证的演变，既要针对主病主症，又要兼顾他病和次症。用药要避免补益太过，以免滋生他症，闭门留寇，导致病邪不易驱除，又要谨防攻伐太过，戕害脏腑，耗伤元气，致虚者益虚，祸患无穷。《素问·六元正纪大论》曰：“大积大聚，其可犯也，衰其大半而止，过者死”。

(二)掌握辨病治疗与辨证治疗方法

和其他内科杂病一样，恶性肿瘤的中医治疗既要辨证，也要辨病。两者关系密切，都对疾病的病因、病位、病机、病势等进行了总结概括，但又各有区别。“证”强调了病程中某一时间点或某一阶段的病理特征，而病则是对疾病全过程病理特征的总结，是病程中不同“证”的集合描述。同一疾病可以有不同证型，而同一证型又可以出现在不同疾病中，反映在治疗上就表述为同病异治和异病同治。为了准确辨病和精确辨证，必须细致诊察患者，通过望闻问切四诊，全面翔实地收集患者资料，再分析归纳取舍，辨清主次，做出正确的诊断。

1. 辨病治疗 恶性肿瘤类疾病古已有之，通过临床实践，历代医家对其中各种疾病的认识逐渐加深，在疾病的定义、命名、病因病机分析、证型分布规律、治则治法、选方用药以及疾病转归预后方面都有详尽的论述，积累了丰富的经验，形成了一套完整的辨证论治规范。中医疾病分类多基于主症，还参考体征、病位、病势等。恶性肿瘤分属中医恶疮、积聚癥瘕、肺痿、咯血、声瘖、反胃、翻胃、吐血、噎膈、伏梁、痞块、乳岩、脏毒、肠覃、锁肛痔、翻花痔疮、控脑砂、鼻衄、瘿瘤、石疽、喉菌、锁喉疮、唇茧、耳覃、耳痔、舌菌、莲花风、口菌、失荣、恶核、缺盆疽、癌、癌发、阴菌、崩漏、阴中息肉、肾岩、血淋、便血、中风、鼓胀、黄疸、虚劳等范畴，其病因病机各有差异，病情演变趋势各有不同，要进行严格区分。

(1)肺癌：分属中医咳嗽、喘证、咯血、悬饮、胸痛、肺痿等病，以咳嗽、咯痰、血痰、喘促、胸憋、胸痛为主症，主要病机为痰浊水饮壅阻肺络，痰瘀交结,或伴肺脾气虚,或肺胃阴虚,或肺脾肾虚。清·俞昌《医门法律》治疗肺痿之论可为治则参考:"大要缓而图之,生胃津、润肺燥、下逆气、开积痰、止浊唾,补真气以通肺之小管,散火热以复肺之清肃"。

(2)食管癌和贲门癌:属中医噎膈,以进食哽噎不顺或食水不下,胸膈痞闷,食入呕逆为主症,阴血亏损为本,可夹气滞痰阻郁热。治疗上滋阴养血润燥,开郁行气,化痰活血,兼清郁热。

(3)腹部恶性肿瘤:多属中医积聚癥瘕、腹痛、痞块、鼓胀等,发病多位于腹部盆腔,常见腹部结块,坚硬不移,按压痛,腹胀满等症,主要病机为气滞血瘀,湿浊内蕴,受损脏腑主要为肝、胆、脾、胃、大小肠、膀胱、胞宫等。治疗上疏肝理气、活血通络、化瘀散积、化湿祛浊、和胃降逆、健脾扶正等。

其中肝胆胰腺肿瘤还分属伏梁、黄疸等,主要表现为胁腹痛、腰痛、腹部积块、腹部攻撑胀满、纳差、消瘦、白睛及皮肤黄染、尿黄等,病机为肝郁气滞血瘀,脾虚湿浊蕴热等,治疗上当根据标本虚实选用疏肝理气、活血祛瘀、化瘀消痞、清热解毒、利湿退黄、健脾和胃等法。

胃癌还属中医胃脘痛、反胃、翻胃等,主症为胃脘部疼痛,胀痛,朝食暮吐,暮食朝吐,消瘦等,病机多为肝气横逆,克脾犯胃,脾虚津亏,失于濡养;《诸病源候论》曰:"荣卫俱虚,其血气不足,停水积饮……其气逆而成胃反也"。治疗上疏肝和胃、降逆止痛、养阴清热、健脾和胃兼以解毒祛瘀、化痰散结等。

大肠癌还属中医脏毒、肠覃、锁肛痔、便血等病，以腹痛，腹胀，大便带血，腹部积块，大便性状改变为主症，主因湿热瘀毒下注肠道，导致气血运行失调，凝结成积；《外科真诠》曰："脏毒……乃湿热相火内灼肺经而成……又有生平性情暴急，纵食膏粱，或兼补术，蕴毒结于脏腑，火热流注肛门，结而为肿"。治疗上以清热利湿、化瘀解毒为主；又有素体阳气亏虚、正气不足，本虚标实者，当与温补脾肾，补气养血之法。

(4)肾癌、膀胱癌：以无痛血尿为主症，属中医尿血、癥积、血淋等范畴，早期多属湿浊瘀毒蕴结肾络膀胱所致；晚期以气血亏虚、肾虚毒蕴为主。《素问·四时刺逆从论》中述："少阴……涩则病积溲血"；《金匮要略·五脏风寒积聚病》曰："热在下焦者则尿血"；《类证治裁》中说："溺血与血淋异，痛为血淋，不痛为溺血，痛属大盛，不痛属虚"。

(5)妇科肿瘤：包括卵巢癌、宫颈癌。属崩漏、带下、癥瘕，多因肝郁气滞，湿热瘀毒蕴阻下焦，冲任失调所致。治疗上宜疏肝理气、活血通络、散结消癥、化湿祛浊、调理冲任等。

(6)乳腺癌：属中医乳岩、石奶等，主因肝气郁滞，痰结血瘀。《格致余论》说："若不得于夫，不得于舅姑，忧怒抑郁，朝夕积累，脾气消阻，肝气积逆，遂成隐核……名曰乳岩"。其病位多在肝脾肾三脏，特点为正虚为本，邪实为标，虚实夹杂。治法当以疏肝理气、解郁化痰、调和冲任、解毒化瘀等。

(7)恶性淋巴瘤：多属中医石疽、恶核、失荣、脱营病等，多因情志不遂，肝气郁结，气滞痰阻，营血亏耗所致。治疗上以扶正培本、化痰软坚、益气养荣、清肝解郁为法。

(8)鼻咽癌：属中医鼻渊、脑漏、脑砂、鼻衄等病，为痰火瘀毒蕴结鼻窍而成。正如《医学准绳六要》所说："至如酒客膏粱，辛热炙煿太过，火邪炎上，孔窍壅塞，则为鼻渊……瘜肉必由上焦积热，郁塞已久而生"。治疗上以清热解毒、泻火通窍、除痰散结、疏肝软坚为治。

(9)颅内肿瘤：属中医头痛、中风等病，以头痛头晕，言语謇涩，恶心呕吐，口眼歪斜，半身不遂为主症，乃因气滞血瘀，风痰阻络，蒙蔽清窍而成。治以平肝息风、化痰通腑、活血通络、清热涤痰。

2. 辨证治疗 恶性肿瘤的辨证和其他内科疾病相通，但又有其独特的一面。在恶性肿瘤的发生、发展过程中，虚实变化最为重要，也就是说邪与正的消长。在中医治疗恶性肿瘤的过程中，根据不同的病种，不同年龄，不同体质条件，不同病期，有时扶正与祛邪、攻与补同时应用，有时扶正为主，有时祛邪为重，但是扶正在恶性肿瘤的治疗过程中应贯穿始终，即《黄帝内经》所云："正气存内，邪不可干"，"邪之所凑，其气必虚"。扶正为本，祛邪为标。扶正治疗中，又应根据患者的症状、舌脉等分清病情属阴虚、阳虚、气虚、血虚或数种兼杂，来采用补阴、补阳、补气、补血等治法；还要结合脏腑辨证，辨别病在何脏何腑，针对性选药才可直达病所。同样，在祛邪的过程中，根据患者病情，辨证使用祛痰、化瘀、散结、活血、理气、消积、祛风（息风）、清热、散寒等不同的治法，方可达到疗效。

辨病治疗与辨证治疗的有机结合，不是经验性、随意性的，是规范化和个体化的有机结合。越来越多的循证研究，给我们制定规范化的方案提供证据支持，但同时这种规范化的治疗是有适用范围的，为了让患者接受到最合适的治疗，在中医理论和临床实践证据支持下的个体化治疗将是最理想的方案。

（三）治疗方案的制定、实施及中止

任何恶性肿瘤治疗方案的制定，都需要首先对患者进行系统综合性的评估。先要了解肿瘤所致各种症状、体征、理化检查、影像学检查及细胞学和病理学结果，以对所患癌病进行准确分型分期，同时还要评估患者全身情况，生命体征如血压、脉搏、呼吸和体温，特别是重要器官如心、肝、肾、骨髓的功能等。确定近期治疗目标和远期治疗目标，再制定针对性的治疗原则和具体方案。肿瘤中成药的选择应该遵循所制定的治疗原则，考虑到药物的配伍、剂量、给药途径、毒副反应、疗程等，并与患者及其家属进行必要的沟通，让他们对治疗方案的预期疗效或可能出现的不良反应有所认知，提高患者对治疗的依从性。

治疗过程中，要密切观察患者的各种反应，严密追踪主次症的增减以及是否有新症出现，适时地重新分析归纳和评估，基于新的症候群重新辨证，并调整治法和组方用药。肿瘤一病尚属顽症，变症多端，病机复杂多变，治疗中应谨守病机，耐心调治，不可操之过急。还要注意提醒患者及其家属定期复诊，在治疗期间出现什么样的情况要及时反馈给医生以及饮食禁忌、合并用药注意事项等。一旦发生严重不良反应，要立即就诊处理。需要强调的是，在手术前后、放化疗阶段，中药应该不断变化，以期达到最好的临床疗效。

治疗方案实施过程中要适时地进行疗效评价，近期疗效评价指标有临床症状、生活质量、肿瘤大小、实验室指标等，一般在中医治疗 2～3 个疗程时根据相应的标准评定。远期疗效评价指标有疾病进展时间或无复发生存期、总生存时间等，需要对患者进行长期随访观察而获得。

如果患者的身体状况不能耐受进一步治疗或患者完成了既定的疗程后病情已经得到良好的控制，患者可以中止或暂停治疗。这时要提醒患者定期复查，一旦出现疾病进展或不适症状，要再次就诊进行评估，确定是否继续治疗。在中止治疗阶段，患者可以咨询中医肿瘤康复专家，采用科学的康复手段，从日常生活起居、饮食、锻炼、心理等各个方面进行康复疗养，达到强身健体、预防疾病、健康生活的目的。

随着中医中药的快速发展，临床医疗工作者需要对层出不穷的新上市的中成药有深入的了解，特别是药物作用机制和不良反应等情况，同时要不断地用医学领域中的新进展充实武装自己，才能更好地发挥中医药的积极作用，与西医学手段形成优势互补。在临床实践中，注意内科、外科、中药、针灸、放疗科等多专业学科间的合作，不断积累总结，不断提高，努力向前推近攻克恶性肿瘤的目标。

（刘 杰 贺用和）

参考文献

[1] 石亚萍．中成药致不良反应的主要原因及应对措施[J]. 药学进展，2003，27(3)：181-183.

[2] 李燕，徐璐敏，汤宇华．浅谈中成药引起不良反应及致药源性疾病[J]. 海峡药学，2009，21(3)：164-166.

[3] 李琼．中成药不良反应分析[J]. 中国医药指南，2009，7(8)：32-74.

第二章

恶性肿瘤中成药

一、经典名方名药

八正颗粒（合剂）

【药物组成】车前子、瞿麦、萹蓄、甘草、滑石、栀子、木通、大黄、灯心草。

【制剂性状】颗粒剂为黄色至棕黄色颗粒；味苦，微甜。合剂为棕褐色的澄清液体；味苦。

【药理作用】

1. 抑菌作用　八正散的实验研究表明：在体外无明显抑菌和杀菌作用，但能显著地抑制尿道致病性大肠杆菌凝集人的P型红细胞及黏附尿道上皮细胞的作用，后者的抑制率达95%（$P<0.001$）[1]。

2. 免疫调节作用　从免疫学角度探讨八正合剂治疗尿路感染的机制，结果显示八正合剂虽然对体液免疫和细胞免疫功能影响不大，但能显著提高小鼠巨噬细胞的吞噬功能，提示八正合剂抗尿路感染作用还与其增强巨噬细胞的吞噬作用有关[2]。

3. 其他　八正颗粒(合剂)能明显增加正常小鼠尿量，对抗角叉菜胶所致大鼠体温增高和足趾肿胀，提高小鼠血清溶血素的含量，加快小鼠REST对碳粒的廓清速度，缓解离体肠管的痉挛程度。说明八正合剂有解热、利尿、解痉、抗炎等功能[3]。

【功能主治】清热泻火，利水通淋；主要用于湿热淋证，心经热毒。症见尿频、尿急、尿时涩痛，淋沥不畅，小便浑赤，甚或癃闭不通，小腹急满，口燥咽干，或口渴引饮，烦躁不宁，目赤睛痛，唇焦鼻衄，口舌生疮，咽喉肿痛，舌苔黄腻，脉滑数。可用于膀胱癌、放射性膀胱炎等出现上述诸症者。

【用法用量】口服，颗粒剂，一次6～8g，一日3次；合剂，一次15～20ml，一日3次，用时摇匀。

【药品规格】颗粒剂，8×6包；合剂，100ml/瓶。

【临床体会】李伟、任可[4]用八正散和克拉霉素治疗急性膀胱炎33例，结果治疗组治愈率94%，总有效率100%，复发率3%。对照组(单纯克拉霉素)治愈率61%，总有效率85%，复发率18%。

李凝[5]用八正散化裁合并西医治疗子宫颈癌广泛切除术后泌尿系感染75例，结果有效率为89%，而单纯西医治疗组有效率为70%。

本方为苦寒通利之剂，多服会引起虚弱症状，故宜用于实证，虚弱者慎用。

【出处】《太平惠民和剂局方》八正散。

参考文献

[1] 孙大锡．治则不同方剂对尿道致病性大肠杆菌的血凝作用和粘附尿道上皮细胞的影响[J]．中医杂志，1985,8:57.

[2] 杨丽娟,刘如意,任会勋,等．八正合剂药理作用的实验研究[J]．河南中医学院学报，2005，20(121)：16-17.

[3] 冉长青,陈万群,江兵,等．八正合剂的主要药效学研究[J]．中成药,2000,22(8):565-567.

[4] 李伟,任可．中西医结合治疗急性膀胱炎 33 例[J]．现代中西医结合杂志,2006,15(21):2929-2933.

[5] 李凝．中西医结合治疗子宫颈癌广泛切除术后泌尿系感染 75 例[J]．安徽中医临床杂志，1998，10(4):196.

八珍丸

【药物组成】人参、白术、茯苓、甘草、当归、熟地黄、川芎、白芍。

【制剂与规格】大蜜丸剂，每丸重 9g；水蜜丸剂；浓缩丸剂，每 8 丸相当于生药 3g；合剂，每支 10ml，每瓶 100ml、500ml；茶剂，每袋装 2.4g。

【药理作用】

1. 刺激造血　八珍汤可减轻环磷酰胺所致小鼠骨髓造血微环境的损伤，使造血组织容量和血窦容量都有显著的恢复[1]；显著提高正常小、大鼠的血清促红细胞生成素(EPO)水平，显著促进正常和血虚大鼠脾条件培养液(SCM)中 EPO 样生长因子的生成[2]。

2. 调节免疫　提高红细胞免疫[3]；促进 T、B 淋巴细胞转化和细胞因子的产生[4]；明显促进 S180 荷瘤小鼠的 NK 细胞活性，增强腹腔巨噬细胞吞噬能力[5]。能显著促进刀豆蛋白 A（ConA）刺激的小鼠脾淋巴细胞 3H-TdR 掺入，显著促进正常大、小鼠和血虚大鼠脾淋巴细胞和混合脾淋巴细胞产生 IL-2[6]。

3. 其他　可使亚急性衰老模型小鼠血清及脑组织中超氧化物歧化酶（SOD）、谷胱甘肽过氧化物酶（GSH-PX）活力升高，丙二醛（MDA）及一氧化氮（NO）含量降低[7]。有促进肝、心肌及脑细胞生长作用[8]。

【功能主治】益气补血；主要用于气血两虚。症见少气懒言、乏力，食欲不振，舌淡苔薄白，脉细弱或虚大无力；损伤后，气血不足。各种癌症见气血两虚证者，尤可用于放疗、化疗及术后康复的辅助用药及白细胞减少者。

【用法用量】口服。大蜜丸剂，一次 1 丸，一日 2 次；水蜜丸剂，每次 8 丸，一日 3 次；合剂，一次 10ml，一日 2 次；茶剂，一次 2 袋，一日 2 次。

【药品规格】200 丸/瓶（盒）。

【临床体会】张跃强、蒋士卿用八珍汤加减防治化疗后骨髓抑制 135 例，结果八珍汤组有效率为 89%，而利可君对照组有效率为 48%，提示八珍汤有促进和改善骨髓造血功能的药理作用[9]。

白广德等观察了中晚期肝癌患者接受八珍汤

加味配合西医治疗前后机体生存质量及免疫功能的变化，结果发现与单纯西医治疗组比较，两组1年生存率、临床症候改善率、治疗后KPS评分及T淋巴细胞亚群水平的差异均有统计学意义。提示八珍汤加味治疗可以提高原发性中晚期肝癌患者的生存质量及免疫功能[10]。

张爱琴[11]等以化疗加八珍汤（加黄芪、半夏、薏苡仁等）治疗晚期肺癌患者。结果治疗组白细胞、血红蛋白、血小板下降程度比常规化疗对照组少，肝肾功能损害程度小，胃肠道反应较轻，个体活动情况较好。

服药期间忌过劳、辛辣、寒凉，有热象者忌用。

【出处】《丹溪心法》八珍汤。

参考文献

[1] 高依卿，陈玉春，王碧英．八珍汤对粒系、单核系细胞养血补血作用机理的研究[J]. 中医研究，2000，13(2)：22-25.

[2] 陈玉春，王碧英，高依卿．八珍汤对红细胞生成素影响的动物实验研究[J]. 上海中医药杂志，2000，34(4)：45-46.

[3] 潘洪平，张兴．八珍汤对红细胞免疫功能作用的实验研究[J]. 中国现代应用药学杂志，2001，11(4)：279-281.

[4] 祝红焰，吴珺，谭允育．八珍汤对辐射损伤小鼠免疫及造血功能的影响[J]. 北京中医药大学学报，2001，24(6)：40-45.

[5] 刘春英，董明，蔡硕，等．益气、活血、益气活血类

中药复方对S180荷瘤小鼠免疫抑瘤作用的比较研究[J]. 中国中医基础医学杂志,2003,9(7):48-50.

[6] 王碧英,陈玉春. 八珍汤对动物机体免疫功能的增强作用[J]. 中医研究,2000,13(5):20-23.

[7] 张健萍,李广胜. 益寿汤对亚急性衰老模型小鼠抗衰老作用观察[J]. 郑州大学学报(医学版),2005,40(5):889-891.

[8] 刘红林,程牛亮,赵建滨,等. 中药复方补益剂对不同细胞生长影响的实验研究[J]. 山西医科大学学报,2005,36(3):312-314.

[9] 张跃强,蒋士卿. 八珍汤加减防治化疗后骨髓抑制135例[J]. 河南中医,2007,27(7):66-67.

[10] 白广德,练祖平,黄丁平,等. 八珍汤加味配合西医治疗对晚期肝癌患者生存质量及免疫功能的影响[J]. 四川中医,2008,26(4):73-75.

[11] 张爱琴,孙在典,包素珍. 八珍汤加减防治晚期肺癌化疗毒副作用36例临床观察[J]. 福建中医药,2005,36(3):18-19.

十全大补丸

【药物组成】人参、肉桂、川芎、熟地黄、茯苓、白术、甘草、黄芪、当归、白芍、生姜、大枣。

【制剂性状】本品为棕褐色至黑褐色的大蜜丸;气香,味甘而微辛。

【药理作用】

1. 抑瘤作用　伊藤等发现口服十全大补汤(SQDB汤)可抑制艾氏腹水癌(EAC)和Lweis癌(LLC)小鼠腹水癌生长[1]。丸山博文发现,将十全大补汤注入切除癌症后的机体内,可抑制癌症的复发，并认为，该方的抑瘤机制可以理解为激活补体C3，生成TNF，活化网状内皮系统及抑制了肿瘤的药物代谢酶系统[2]。

2. 放化疗减毒增效作用　一是延长实验动物的存活时间：连续7天给小鼠口服十全大补汤2.0g·(kg·d)$^{-1}$后，再口服丝裂霉素C(MMC)和顺铂(DDP)14天，通过对照实验发现，十全大补汤可增加MMC和DDP的LD_{50}，明显延长化疗剂致死量引起的死亡时间。二是和化疗药物发挥协同作用，同时降低其毒副作用：十全大补汤与环磷酰胺(CTX)共用，能有效地抑制LLC癌的肺转移，使EL24白血病小鼠和S180肉瘤明显降低的血小板形成细胞反应恢复，而CTX使肿瘤缩小的程度不降低。50%和100%浓度的SQDB汤可明显提高注射CTX小鼠血清中溶血素的水平，对CTX所致的脾脏损伤有明显的保护和修复作用[3]。

3. 免疫调节作用　十全大补汤能增强多种免疫反应(尤其是荷瘤动物受损伤的免疫状态)。促进荷瘤鼠脾内单核巨噬细胞分泌白介素-6(IL-6)和肿瘤坏死因子-α(TNF-α)[4]，强有力地诱导细胞毒性T细胞(CTL)的活性，增强NK细胞活性[5-6]。

4. 其他作用　此外，十全大补汤还具有一定的抑制病原体[7]、抗衰老[8]、增加血细胞、改善血循环[9]等方面的作用。

【功能主治】补益气血。各种癌症见有头晕

目眩，少气懒言，乏力自汗，面色淡白或萎黄，心悸失眠，舌淡而嫩，脉细弱无力等气血两虚者。尤可用于放疗、化疗及术后康复的辅助用药及白细胞减少者。

【用法用量】口服。大蜜丸一次1丸，一日2～3次。

【不良反应】未见明显不良反应。

【药品规格】大蜜丸，每丸重9g，10丸/盒。

【临床体会】倪敏、戴西湖[10]用十全大补汤配合NP方案（长春瑞滨NVB、顺铂DDP）治疗非小细胞肺癌96例，发现与单纯NP方案对照组相比，治疗组的骨髓抑制发生率和发生程度，化疗后感染性发热发生率均有明显减低。

倪敏等[11]观察了十全大补汤配合腹腔化疗对进展期胃癌术后的影响，结果发现十全大补汤配合腹腔化疗组较全身化疗组3年复发率降低（21.75%，41.33%），生存率增加（58.38%，41.33%）。

李敏、刘书证[12]观察了十全大补汤对化疗减毒增效的作用，与单纯西医治疗组相比，加用十全大补汤的治疗组在化疗完成率、骨髓抑制的控制等方面均占有优势。

【出处】《太平惠民和剂局方》十全大补汤。

参考文献

[1] 韩丰富．日本对十全大补汤抗癌机理的研究[J]．齐鲁中医药情报，1989，17(3)：12-13.

[2] 陈洪忠,李孝东,谭文清. 十全大补片中桂皮醛的含量测定[J]. 时珍国医国药,2001,12(12):1082-1083.

[3] 罗海鸥,刘绍唐,苗维纳,万仁英. 新加十全大补汤对化疗药物 5-Fu 增效减毒作用的实验研究[J]. 贵阳中医学院学报,2002,24(1):53.

[4] 曹志然,杨宏莉,邢志勇. 十全大补汤对荷瘤鼠脾脏细胞 IL-6、FNF-α 分泌的影响[J]. 河北职工医学院学报,2002,19(1):3.

[5] 储真真编译. 十全大补汤在肿瘤治疗中的研究和应用[J]. 国外医学:中医中药分册,2002,24(3):156.

[6] 王艳,吴玉波,张永恒. 十全大补冲剂对喃呋啶抑瘤活性的增强作用及其毒副反应的药效学研究[J],中医药研究. 1996,6:47-48.

[7] 程竑. 十全大补汤治疗疟疾感染的实验研究[J]. 国外医学:中医中药分册,1995,17(2):38-39.

[8] 齐元富. 汉方药对 MRSA 感染的疗效[J]. 国外医学:中医中药分册,2000,22(2):76-77.

[9] 李天庆. 补益剂在现代医疗中的应用[J]. 国外医学:中医中药分册,2001,23(3):143-145.

[10] 倪敏,戴西湖. 十全大补汤治疗化疗引起的骨髓抑制和感染性发热的临床研究[J]. 中国肿瘤临床与康复,2003,10(5):446-447.

[11] 倪敏,陈樟树,彭永海. 十全大补汤配合腹腔化疗对进展期胃癌术后的影响[J]. 临床肿瘤学杂志,2005,10(3):36.

[12] 李敏,刘书证. 补益气血法防止化疗毒副作用的临床研究[J]. 中医药学刊,2004,22(4):692-694.

六君子丸

【药物组成】党参、白术、茯苓各 9g,炙甘草

6g，陈皮、半夏各 9g。

【制剂性状】本品为黄白色的水丸；味微苦。

【药理作用】

1. 免疫增强作用　现代药理实验证明，六君子汤中除半夏外，均有增强机体免疫功能，提高巨噬细胞吞噬功能的作用，如：党参、白术、甘草能提高小鼠体内白细胞介素-2 受体（IL-2R）的水平；党参、白术、陈皮能提高正常小鼠和免疫抑制小鼠的胸腺细胞 E 花环形成率；白术、茯苓有升白作用；甘草能增强小鼠皮细胞产生干扰素的能力，对小鼠肝细胞中的 NK 细胞活性有显著增强作用[1]。

2. 抑瘤转移作用　方中党参、白术、茯苓、半夏均能抑制肿瘤体积和肿瘤的增长，降低癌组织的转移和侵袭[2]。

该方中各药物对免疫功能的提高和对肿瘤细胞的抑制以及抗侵袭、转移功能各有所长，相互协调，发挥协同作用。

【功能主治】益气健脾，燥湿化痰。主治：脾胃气虚加痰湿证。症见面色萎黄，语声低微，气短乏力，咳嗽痰多色白，心腹胀满、呕哕不食、肠鸣泄泻，舌淡苔白腻，脉虚。可用于各种恶性肿瘤的化疗辅助用药，减轻化疗的毒副反应，提高癌症患者的机体免疫力，同时提高其生活质量。

【用法用量】口服，一次 9g，一日 2 次。

【药品规格】每袋装 9g。

【临床体会】

1. 化疗减毒作用　李辉、赵登贤、毛涛[3]观察了六君子汤对胃癌FAM化疗方案中阿霉素致心肌损害的防治作用，结果两个疗程的化疗后，六君子汤组的心肌损伤出现率为6.25%，而单纯化疗组为53.33%。付文胜[4]用六君子汤防治恶性肿瘤化疗后便秘，服用六君子汤的患者中10.29%发生便秘，而单用化疗药的对照组便秘出现率为26.47%。此外在防治化疗导致的呃逆[5]、呕吐[6]方面均有运用六君子汤治疗的报道。

2. 改善晚期患者生活质量 王玲玲[7]用六君子汤治疗恶性肿瘤晚期患者，结果治疗前后KPS评分、消化道症状均有明显改善。陈捷[8]用枳朴六君子汤治疗癌症食欲不振恶病质综合征56例，结果治疗组患者进食量总有效率(57.89%)和体重增加总有效率(57.89%)较对照组(75%、80%)稍低，但与空白组(17.64%、17.64%)比较，有显著性差异($P<0.01$)，生存质量测定量表简表(QOL-BREF)评分提高，有统计学差异($P<0.05$)。

【出处】《医学正传》六君子汤。

参考文献

[1] 吴贻谷，宋立人．中华本草(精选本)[M]．上海：上海科学技术出版社，1998.

[2] 宋晓时．实用肿瘤杂志，1987，1(4)：6.

[3] 李辉，赵登贤，毛涛．六君子汤对胃癌FAM化疗方案中阿霉素致心肌损害的防治[J]．滨州医学院学报，2002，25(2)：128.

[4] 付文胜．六君子汤防治恶性肿瘤化疗后便秘临床观察[J]. 河北中医,2005,27(2):117.

[5] 马兰花．六君子汤加减治疗肿瘤化疗后呃逆的临床研究[J]. 中国现代医生,2007,45(6):71,80.

[6] 黄智芬,黎汉忠．六君子汤加味合西药防治肿瘤化疗呕吐疗效观察[J]. 广西中医药,2004,27(2):19-20.

[7] 王玲玲．六君子汤改善晚期恶性肿瘤患者生活质量的观察[J]. 山东中医杂志,2002,21(9):528-529.

[8] 陈捷．枳朴六君子汤加味治疗癌症食欲不振-恶病质综合征 56 例[J]. 陕西中医,2007,28(9):1182-1183.

六味地黄丸

【药物组成】熟地黄 24g,山茱萸 12g,山药 12g,泽泻、牡丹皮、茯苓各 9g。

【制剂性状】本品为棕褐色的浓缩丸;味微甜、酸、略苦。

【药理作用】

1. 对免疫的干预作用　六味地黄汤能够提高正常大鼠腹腔巨噬细胞(Mφ)表面 Ia 抗原表达的阳性率,并能拮抗皮质酮肌内注射所致“阴虚”模型大鼠腹腔 Mφ 表面 Ia 抗原表达率的抑制[1];对青、老年小鼠及地塞米松所致小鼠外周血淋巴细胞酸性酯酶阳性($ANAE^+$)、淋巴细胞百分率及脾脏抗体形成细胞(PFC)均有增强作用,显著增强巨噬细胞的免疫活性;还可以对抗环磷酰胺和地塞米松的抑制作用,表现为能使环磷酰胺所致的小鼠胸腺和脾脏重量减轻、血清特异性抗体水平和淋巴细胞转化功能降低恢复至接近正常对照组水平[2]。

2. 对肿瘤细胞的作用　六味地黄汤能提高p53基因表达，抑制小鼠N-亚硝基肌氨酸乙酯和氨基酸乙酯的诱瘤作用，且这种作用在甲状腺素“阴虚”小鼠中表现得更加明显[3]。另有实验发现六味地黄丸中还有多种微量元素，其中硒化物亚硒酸钠能抑制大鼠诱发性肝癌和肠癌的发病率[4]。日本学者报道六味地黄丸有增强丝裂霉素的抑瘤作用，能明显延长生存期[5]。近些年来研究表明，六味地黄方活性成分六味地黄多糖CA4-3B对肿瘤细胞生长有抑制作用，可能是具有免疫调节和直接抑瘤双重作用的活性多糖[6]。

【功能主治】滋补肝肾。主治：真阴亏虚，虚火上炎证。症见骨蒸潮热，手足心热，头目眩晕，耳鸣耳聋，口燥咽干，舌红少苔，脉细而数。用于肝癌、食管癌及放化疗后见肝肾阴虚者；还可用于食管上皮细胞增生症、非小细胞肺癌、白血病、肾癌等。

【用法用量】口服，一次8丸，一日3次。

【药品规格】每8丸相当于原药材3g。

【临床体会】

1. 预防肿瘤的发生　1974年在湖北钟祥县大柴湖区对46名经二次食管上皮细胞学重复检查为重度增生或可疑食管癌患者，给予六味地黄丸(头3个月2～6丸/日，第4～6个月1～2丸/日，停药半年后，继日服1丸，连服半年)，一年半后细胞学检查随访，食管上皮细胞图像恶化的1例、稳定的4例、好转的41例;未服药的对照组89名患者,恶化的11例、稳定的23例、好转的55例,组间具有显著差异。另对轻度增生的26例患者给予六味地黄丸预防(每年服3个月,头1个月2丸/日,第2～3个月1丸/日),2年后细胞学随访,稳定的15例、好转的11例,无1例恶化;未服药的对照组870例轻度增生患者,恶化的30例(占3.4%,其中8例发展成癌、1例为可疑癌、21例转为重度增生)、稳定的622例、好转的218例(占25.1%)[7]。

1976年在河北磁县贾壁区对普查发现的30例食管上皮重度增生患者,给予六味地黄丸日服1～2丸、连服一年的治疗,结果发现,1例转为早期鳞癌,3例稳定,18例转为轻度增生,8例转为正常[8]。

在河北涉县,将普查发现的342名食管上皮细胞重度增生患者随机分为六味地黄丸的预防组和安慰剂对照组。药物干预以前,对每位患者进行中医临床辨证分型。2年后做食管上皮细胞学检测,结果发现,干预组214例中,癌变3例(占总数的1.4%)、进展8例(占3.8%)、稳定30例(占14%)、改善173例(占80.8%);安慰剂组128例中,癌变8例(占总数的6.3%)、进展19例(占14.8%)、稳定18例(占14.1%)、改善83例(占64.8%),组间有显著差异[9]。

2.减毒增效作用　六味地黄丸口服液在化疗期间对骨髓造血功能,机体免疫功能,心、肝、肾等脏器功能均有良好的保护作用。计改善临床症状的总有效率84.4%，疗效优于单纯化疗组[10]。夏清山，张旭升[11]观察了六味地黄丸在恶性肿瘤化疗中的增效减毒作用。治疗组化疗时给予六味地黄丸口服(每日3次，每次8g)，对照组单用化疗。结果与对照组比较，治疗组的病变进展率、外周血白细胞(WBC)、血小板(PLT)降低程度小($P<0.05$)，CD8下降明显($P<0.05$)，CD4/CD8比值上升明显($P<0.01$)，血清IgA、IgG、IgM含量明显增高($P<0.05$)；KPS评分治疗组明显高于对照组($P<0.01$)。提示六味地黄丸辅助化疗可抑制肿瘤进展，降低毒副反应，提高机体的免疫功能和改善生活质量。

方中君臣佐药的用量比为8∶4∶3；脾虚泄泻者慎用。

【出处】《小儿药证直诀》六味地黄丸。

参 考 文 献

[1] 马健，龚婕宁，陆平成，等．六味地黄汤对小鼠巨噬细胞Ia抗原表达的影响[J]．中国实验方剂学杂志，1998，4(4)：6-9.

[2] 聂伟，张永祥．六味地黄方的现代药理学研究进展[J]．中药药理与临床，1998，14(5)：41-43.

[3] 李惠，金亚宏，姜廷良．六味地黄汤对小鼠诱发肿瘤p53基因表达的影响[J]．中国实验方剂学杂志，1997，3(3)：17-19.

[4] 李玲．六味地黄丸(汤)研究新进展[J]．中国中药杂志，1995，20(5)：310-312.

[5] 刘福君，茹祥斌．地黄及六味地黄汤(丸)的免疫

药理及抗瘤作用[J]. 中草药,1996,27(2):116-118.

[6] 齐春会,张永祥,李凤仙,等. 六味地黄多糖体外抗肿瘤作用的初步研究[J]. 中国药理学通报,1999,15(4):322-325.

[7] 湖北省钟祥县大柴湖公社卫生院,湖北省肿瘤医院病理科,中医研究院中药研究所肿瘤组. 六味地黄丸抑制食管上皮细胞增生的临床疗效初步观察[J]. 新医药学杂志,1977,(7):15-17.

[8] 中医研究院广安门医院医疗队,中医研究院广安门医院基础室,中医研究院中药研究所肿瘤组. 六味地黄丸治疗30例食管上皮重度增生的疗效观察[J]. 新医药学杂志,1977,(10):25-26.

[9] 林洪生. 中国癌症研究进展(第9卷)——中医药防治肿瘤[M]. 北京:北京大学医学出版社,2008.

[10] 许继平,黄建瑾,蔡菊芬,等. 六味地黄口服液抗多种肿瘤化疗药毒副作用的临床研究[J]. 中国医药学报,1992,7(4):13-17.

[11] 夏清山,张旭升. 六味地黄丸在化疗中增效减毒作用的临床观察[J]. 湖北中医杂志,2005,27(11):14-15.

龙胆泻肝丸

【药物组成】龙胆6g,黄芩9g,栀子9g,泽泻12g,木通9g,车前子9g,当归3g,生地黄9g,柴胡6g,甘草6g。

【制剂性状】本品为暗黄色的水丸;味苦。

【药理作用】

1. 保肝作用　龙胆泻肝汤能明显增加胆汁分泌量,对四氯化碳、半乳糖胺造成的急性肝损伤有保护作用，并能降低毛细血管通透性，对抗二甲苯引起的炎症反应，提示具有保肝利胆、抗炎消肿的药理作用[1]。

2. 止痛作用 蒲维娅[2]运用扭体法、热板法证实，龙胆泻肝汤有显著的镇痛作用。

3. 清除自由基的作用 龙胆泻肝汤能抑制邻苯三酚自氧化反应产生超氧阴离子自由基和Fenton反应产生羟自由基，抑制由羟自由基诱导大鼠虹膜睫状体组织匀浆的脂质过氧化反应[3]。

4. 抗炎作用 龙胆泻肝汤能抑制巨噬细胞内诱生性NO，而且在一定范围内，其抑制作用随龙胆泻肝汤浓度的增大而增强[4]。

【功能主治】泻肝火，清湿热。主治：肝胆实火上炎，肝胆湿热下注。症见身目发黄、或身热口干，胁痛口苦，小便色黄等属肝胆实热者，或阴肿阴痒，带下黄赤腥臭等属下焦湿热者，舌红苔黄，脉弦数有力。白血病、肝癌、胆癌、胰腺癌、宫颈癌、外阴癌等见该证者。

【用法用量】口服，一次3～6g，一日2次。

【不良反应】张西民[5]报道服用龙胆泻肝汤出现表皮松解坏死症。用药后全身即出现大小不等的水疱，大量渗液，表皮出现大片脱落，经治疗后痊愈。方青等[6]观察和研究龙胆泻肝汤对大鼠肾毒性的影响，实验结果示龙胆泻肝汤对大鼠肾功能有一定损害。

【药品规格】每袋6g，每盒20袋。

【临床体会】龙胆泻肝汤在临床上广泛应用

于内、外、妇、儿等各科疾病，在肿瘤中的应用也有报道，如：

1. 肝癌　王佩等[7]运用本方加减治疗肝癌发热52例，结果总有效率76.9%，提示本方有清热利湿、泻火解毒之功效，对肝癌发热有良好的效果。

2. 恶性肿瘤合并带状疱疹　牛广德[8]用龙胆泻肝汤配合聚肌胞治疗13例恶性肿瘤合并带状疱疹的患者，结果13例患者均在16天内获得痊愈。任金山[9]用龙胆泻肝汤治疗放疗中合并带状疱疹的患者16例，结果痊愈14例，好转2例；而单纯西医治疗的对照组12例中治愈5例，好转7例，龙胆泻肝汤治疗组治愈率明显高于对照组（$P<0.05$），而且治疗时间也明显缩短（7.4±5.4天/12.1±8.7天，$P<0.05$）。

该方多为苦寒之剂，内服易伤脾胃，故对脾胃虚寒或多服、久服者皆须慎重。

【出处】《金匮要略》龙胆泻肝汤。

参 考 文 献

[1] 武梅芳，楚立，张建平．龙胆泻肝汤的药理及毒理实验研究[J]. 河北中医学报，1996，11(1)：1-31.

[2] 蒲维娅．龙胆泻肝汤对小鼠的镇痛作用[J]. 时珍国医国药，2004，15(7)：389-901.

[3] 冯亦颖，刘炳治，王巨存．龙胆泻肝汤对氧自由基和由羟自由基诱导的脂质过氧化的影响[J]. 中国中医眼科杂志，2000，10(3)：63-65.

[4] 冯亦颖，刘炳治，王巨存．龙胆泻肝汤对大鼠腹

腔巨噬细胞产生一氧化氮的影响[J]. 天津中医,2000,17(3):39-40.

[5] 张西民. 龙胆泻肝汤致药物反应 1 例[J]. 山西中医,2002,18(2):51.

[6] 方青,詹小萍,莫剑翎,等. 龙胆泻肝汤对大鼠肾毒性的实验研究[J]. 中国中药杂志,2004,29(8):785-788.

[7] 王佩,王羽. 龙胆泻肝汤加减治疗肝癌发热 52 例[J]. 四川中医,2003,21(9):49.

[8] 牛广德,陈贵明. 恶性肿瘤并发带状疱疹 13 例[J]. 实用肿瘤杂志,1996,11(4):185.

[9] 任金山. 中西医结合治疗放疗合并带状疱疹 16 例[J]. 国医论坛,2003,18(3):38.

少腹逐瘀丸

【药物组成】小茴香 2g,干姜 3g,延胡索 3g,官桂 3g,没药 6g,川芎 6g,赤芍 6g,五灵脂 6g,当归、蒲黄各 9g。

【制剂性状】本品为棕黑色的大蜜丸;气芳香,味辛、苦。

【药理作用】现代药理研究表明,少腹逐瘀汤具有镇痛、抗炎、改善血液循环和微循环的作用。

1. 镇痛作用　少腹逐瘀汤对于小鼠子宫的强烈收缩所致的扭体反应均有抑制作用,使其扭体次数减少,开始出现扭体的时间延长,与生理盐水、阿托品比较,$P<0.01$,差异有统计学意义[1]。

2. 抗炎作用　少腹逐瘀汤可明显减轻塑料管所致鼠子宫肿胀,并且对棉球所致大鼠皮下肉芽肿也有较明显的抑制作用，提示其具有抗炎作用，但无明显组织选择性[2]。

3. 改善血液循环作用　少腹逐瘀汤中当归、川芎、赤芍行气活血、散滞调经、祛瘀止痛，蒲黄、五灵脂、延胡索通利血脉、消肿止痛。诸药合用，可除瘀血积滞。本品还可以降低血液黏度，改善微循环[3]。

【功能主治】活血祛瘀，温经止痛。主治寒凝血瘀少腹证。症见少腹积块疼痛，或有块而不痛，或痛而无积块，或少腹胀满；或月经一月见三五次，连续不断，断而又来，其色或紫或黯，或有瘀块；或崩漏兼少腹疼痛者。少腹凉，四肢不温，舌黯苔白，脉沉弦而紧。用于子宫癌、盆腔肿瘤见是证者。

【用法用量】温黄酒或温开水送服，一次 1 丸，一日 2～3 次。

【药品规格】每丸重 9g。

【临床体会】本品多用于痛经、不孕症、盆腔炎等妇科疾患，近年来，由于其有明显的止痛、活血、温经散寒作用，也用于恶性肿瘤见寒凝血瘀少腹证的治疗，尤其是妇科肿瘤的治疗。

1. 消化道肿瘤肠梗阻　沈伟生[4]用少腹逐瘀汤治疗直肠癌术后复发转移致肠梗阻 1 例，采用上注下灌的方法，10 小时后梗阻解除，粪便排出，两周后患者恢复进食，保证了 FAM 化疗方案的顺利进行，2 个月后复查乙状结肠肿块缩小 70%。

2. 前列腺癌疑似病例　香港大学罗伟权尝

试用少腹逐瘀汤治疗前列腺特异抗原(PSA)或直肠指诊阳性,但无明确诊断的前列腺癌疑似病例,取得较好的疗效[5]。

此外,少腹逐瘀汤在治疗宫腔瘀血、下腹部术后肠粘连、非特异性结肠炎、卵巢囊肿方面也有特殊效果[6]。

【出处】《医林改错》少腹逐瘀汤。

参 考 文 献

[1] 张小玲,李玉兰,赵桂珍,等. 少腹逐瘀汤加减方治疗原发性痛经的临床实验研究[J]. 辽宁中医药大学学报,2007,9(2):146-147.

[2] 叶效兰,汪晖,乐江等. 少腹逐瘀汤对子宫的解痉和抗炎作用[J]. 中国医院药学杂志,2002,22(6):329-332.

[3] 赵丹. 血瘀寒凝——治用少腹逐瘀颗粒[J]. 吉林中医药,2005,25(2):61.

[4] 沈伟生,杨宏志,花海兵,等. 消化道癌性梗阻从瘀论治[J]. 浙江中医杂志,2000,35(5):220.

[5] 罗伟权,冯亦斌. 少腹逐瘀汤加减治疗前列腺癌疑似病例临床观察[G]//第六次全国中西医结合血瘀证及活血化瘀研究学术大会论文汇编. 2005:212.

[6] 靳三元. 少腹逐瘀汤临床新用[J]. 中医研究,1997,10(2):54.

云南白药胶囊

【药物组成】三七、冰片、麝香、披麻草等。

【制剂性状】本品为灰黄色至浅棕黄色的粉

末;具特异性香气,味略感清凉,并有麻舌感。保险子为红色的球形或类球形水丸,剖面显棕色或棕褐色;气微,味微苦。

【药理作用】

1. 止血 云南白药对于多种出血性疾病都有明显的疗效,可加速止血,缩短病程。有研究表明,这方面的药理作用主要是缩短出血时间和凝血时间,云南白药能使凝血酶原时间缩短,增加凝血酶原含量,并能诱导血小板的聚集和释放。止血方面也应用十分广泛,对于创伤出血、消化道出血、呼吸道出血、出血性脑病、妇、儿、五官科出血性疾病都有很好的治疗效果。

2. 修复创伤和抗炎 云南白药对炎症物质的释放有抑制作用,对于改善微循环、改善血管通透性等方面都有效用。在治疗创伤中,能有效治疗局部的红肿热痛、活血化瘀、抑制肿胀。此外,云南白药还有抑菌作用,能够防止伤口感染。

3. 抗肿瘤 云南白药提取物中有抗肿瘤的成分,对此有待更全面的研究和评估。有人已经通过实验证实:云南白药的水、甲醇和乙醇提取物对 A-549(人肺癌)、MCF-7(人乳腺癌)、HT-29(人结肠腺癌)、A-496(人肾腺癌)、PACA-2(人胰腺癌)、PC-3(人前列腺癌)6 种人体肿瘤细胞均有抑制作用,并证明其中成分抗肿瘤细胞毒活性物质 Gracillin 对肿瘤细胞有抑制作用[1]。

4. 止痛 云南白药对于创伤性疼痛、痛经、炎症疼痛都有效果,这主要与其抗炎、改善微循环的作用有关。

【功能主治】止血、消肿镇痛、活血化瘀、祛腐生肌。可用于白血病、胃癌、头颈部肿瘤等癌性出血，癌性疼痛；减轻放疗副作用等。

【用法用量】刀、枪、跌打诸伤，无论轻重，出血者用温开水送服；瘀血肿痛与未流血者用酒送服；妇科各症，用酒送服；但月经过多、红崩，用温开水送服。毒疮初起，服0.25g，另取药粉用酒调匀，敷患处，如已化脓，只需内服。其他内出血各症均可内服。口服，一次0.25～0.5g，一日4次(2～5岁按1/4剂量服用；5～12岁按1/2剂量服用)。凡遇较重的跌打损伤可先服保险子1粒，轻伤及其他病症不必服。

【不良反应】偶有过敏反应。

【药品规格】每粒装0.25g，每盒含胶囊16粒及保险子1粒(胶囊)；4g/瓶×6瓶/盒×100盒/箱。

【临床体会】

1. 对放射性食管炎的治疗作用　李爱梅[2]等通过临床观察发现云南白药合剂能促进食管黏膜组织的再生修复，防治放射性食管炎效果显著，可协助患者顺利完成放疗疗程。

2. 治疗恶性胸水　刘航[3]等分别应用云南白药加顺铂(治疗组)和单纯顺铂(对照组)胸腔内注射治疗癌性胸水各32例，结果治疗组完全缓解(CR)50%，部分缓解(PR)37.5%，有效率(CR+PR)87.5%，治疗组CR12.5%，(CR+PR)

56.2%，治疗组明显高于对照组，且明显提高了生存质量；治疗组绝大部分病例(28/32)胸水颜色在注药1～2次内由红色变为淡黄色，对照组仅有15例胸水颜色变为淡黄色。

3. 治疗化疗药物外渗　于晓棠[4]用云南白药外敷治疗化疗所致静脉炎72例，最短2天，最长6天，平均4天，局部红、肿、热、痛消失，血管弹性、肢体功能恢复，72例全部治愈。梅焕香等也观察了用云南白药治疗的14例静脉炎患者，结果100%痊愈，敷药时间最短6小时，最长98小时。

4. 促进术后伤口的愈合　付维明[5]用云南白药治疗了9例头颈部肿瘤术后出现瘘口的患者，用药方法是先用3%过氧化氢溶液、75%乙醇将瘘口周围清洗干净，特别是一些干痂皮样物要小心刮掉，露出新鲜组织。用云南白药直接倒在瘘口上，药量要稍多，尽量将药粉压入瘘口内。结果咽瘘病例中2例经4次换药，1例经6次换药后瘘口封闭，用探针不能探入，周围皮肤颜色正常，吞咽进食时无分泌物溢出。6例腮瘘病例中2例经2次换药，3例经3次换药，1例经4次换药后瘘口封闭，局部无明显肿胀，无唾液渗出。全部病例经上述处理后，3个月至2年内复查均未见瘘口复发。

5. 镇痛作用　严春瑞[6]观察了云南白药对4例癌症患者(肝癌1例，胰头癌肝转移1例，食管癌、贲门癌腹内广泛转移2例)的镇痛作用。方法：云南白药胶囊，每粒0.25g，每次2粒，每日4

次。结果:2 例患者服药持续约 3 个月,去世前 6 日停止服用。这 6 日内患者意识清醒时,未诉说有任何疼痛;1 例服药 20 日,发生肝性脑病后死亡,服药期间未发生任何疼痛。1 例服药 2 个月余,停止服药及饮食 4 日后死亡,服药期间及停药后都未诉说有任何疼痛。止痛显效率 100%。

【出处】云南民间医生曲焕章研制。

参考文献

[1] 季申,周坛树,张锦哲. 中药重楼和云南白药中抗肿瘤细胞毒活性物质 Gracillin 的测定[J]. 中成药,2001,23(3):212-215.

[2] 李爱梅,董霞,陈生宏,等. 云南白药合剂防治放射性食管炎的临床观察[J]. 中国肿瘤临床与康复,2006,13(1):89-91.

[3] 刘航,李洁兰,王惠平. 云南白药加顺铂胸腔内注射治疗恶性胸水疗效观察[J]. 广西医科大学学报,2000,17(4):679.

[4] 于晓棠. 云南白药治疗化疗所致静脉炎 72 例[J]. 中国民间疗法,2001,9(12):50.

[5] 付维明. 云南白药在头颈肿瘤术后瘘口的应用[J]. 现代肿瘤医学,2004,12(3):237.

[6] 严春瑞. 云南白药预防癌症晚期剧痛[J]. 中国中西医结合急救杂志,2002,9(4):209.

小金胶囊

【药物组成】白胶香、草乌、五灵脂、地龙、木鳖子、乳香、没药、当归、麝香、香墨炭。

【制剂性状】药品为胶囊剂，内容物为黄褐色粉末；气香，味微苦。

【药理作用】

1. 抑瘤和提高免疫功能　有研究表明，小金丹具有抑制动物肿瘤生长的作用，可以增强 NK 细胞的杀伤活性和巨噬细胞的吞噬功能，且作用随剂量增高而增大。这可能是小金丹具有体内抗瘤活性的机制之一，而且小金丹组 NK 细胞杀伤活性和巨噬细胞吞噬功能虽然比荷瘤对照组增高，但仍低于正常对照组，其原因可能与肿瘤生长过程中抑制了 NK 细胞杀伤活性和巨噬细胞吞噬功能有关[1]。

2. 对化疗的减毒增效作用　谢佐福[2]观察了小金丹对 5-氟尿嘧啶（5-FU）治疗肝癌的减毒增效作用，采用白细胞计数方法检测模型小鼠的 WBC、血红蛋白（Hb）、PLC 及骨髓有核细胞，结果发现，小金丹对 5-FU 具有减毒增效作用，5-FU 加小金丹组与单用 5-FU 组相比，肿瘤抑制率、WBC 计数、Hb 含量、PLC 计数及骨髓有核细胞计数差异非常显著。

【功能主治】化痰祛湿，祛瘀通络。主治：寒湿痰凝，阻滞凝结肌肉筋骨所致之流注、痰核、瘰疬、乳岩、贴骨疽、骨肿瘤等，初起皮色不变者，或肿硬作痛者。可用于胃癌、舌癌、乳腺癌、子宫癌、皮肤癌、恶性淋巴瘤、骨肉瘤等恶性肿瘤的治疗。

【用法用量】内服，1 次 1.5～3g，1 天 2 次。小儿酌减。

【不良反应】无明显不良反应。

【药品规格】0.6g×3瓶×2板/盒。

【临床体会】小金丹的主要功效是解毒消肿、活血止痛，中医多用于瘰疬、阴疮的治疗，目前临床上也用于肿瘤的治疗，如中晚期胃癌、肺癌、乳腺癌、肝癌、慢性淋巴细胞白血病和癌性疼痛等。

1. 治疗肺癌　苗承钢[3]合用小金丹治疗肺癌患者共68例，随机分为小金丹加中药组，中药加化疗组，3月为1个疗程，共治疗3个疗程，结果小金丹加中药组有效率为78.9%，中药加化疗组有效率为70.0%，两组比较有统计学意义，提示中药加小金丹组疗效优于中药加化疗组。

2. 治疗中晚期胃癌　周阿高[4]运用小金丸加减治疗中晚期胃癌(术后)患者44例，取得较好的近期疗效。结果显示，小金丸能明显提高胃癌患者1～2年生存率；降低紫舌阳性率；改善抗凝血酶Ⅲ(AT-Ⅲ)、血浆纤维结合蛋白(Fn)、纤溶总活力(Fa)、因子Ⅷ相关抗原(ⅧR:Ag)等凝血指标。说明该方能增强机体抗凝-纤溶能力，改善血瘀状态，提高生存率。

3. 治疗晚期乳腺癌　周菊英[5]采用中西医结合的方法治疗晚期乳腺癌86例，其中正虚邪实组选用八珍汤合小金丹，并设单用西医治疗86例为对照组。结果治疗组存活大于3年者74例，大于5年者58例，死亡28例；对照组存活大于3年者63例，大于5年者41例，死亡45例。两组生存率比较有显著差异($P<0.05$)。

4. 治疗肝癌　有人[6]将肝癌分为5型，肝郁气滞型用柴胡疏肝散、逍遥散加减；肝郁血结型用膈下逐瘀汤或桃红四物汤加减；肝脾两虚型用四君子汤、黄芪建中汤或参苓白术散加减；湿热相搏型用龙胆泻肝汤、黄连解毒汤加减；痰瘀胶结、气滞血瘀型用西黄丸、小金丹、甘草芍药汤加味。对临床治疗3个月以上的100例患者进行追访，存活6个月、1年、3年、5年、10年的人数分别是26、24、21、16、13人。

5. 治疗白血病　刘义祥[7]等认为，慢性淋巴细胞白血病绝大部分（70%～82%）首发症状为全身淋巴结肿大，其大小一般为中等度，但也可大如鸡蛋。其表面光滑，质地中等硬度，无压痛及粘连。中晚期出现肝脾肿大。中医学认为本病属邪毒伤髓，气滞血瘀，痰湿积聚。治宜清热解毒，活血祛瘀，理气化痰，散结消积，方药可用消核片、小金丹、鳖甲煎丸等。

6. 治疗癌症疼痛　周岱翰[8]认为，中医药治疗癌痛可收到与西药相近的疗效，传统的抗癌中成药如西黄丸、小金丸、六神丸、大黄䗪虫丸都有解毒消瘤、通络祛瘀作用，亦有一定的止痛效果。

本方中五灵脂与人参相反，故不可与有参之药同日而服。服药期间忌饮烧酒及食生冷。孕妇忌服本方。

【出处】清·王洪绪《外科全生集》小金丹。

参考文献

[1] 谢佐福,魏莉,袁丁,等. 小金丹对荷瘤小鼠 NK 细胞杀伤活性的影响[J]. 福建中医学院学报,2006,16(5):42-43.

[2] 谢佐福,魏莉,袁丁,等. 小金丹对 5-FU 治疗肝癌的减毒增效作用[J]. 福建中医学院学报,2007,17(1):37-39.

[3] 苗承钢. 小金丹治疗肺癌 38 例临床观察[J]. 浙江中医杂志,2000,35(6):240.

[4] 周阿高. 小金丸加减为主治疗中晚期胃癌术后患者疗效观察[J]. 中国中西医结合杂志,1990,10(6):343-344.

[5] 周菊英. 中西医结合治疗晚期乳腺癌 86 例临床观察[J]. 山西中医,2000,16(6):30-31.

[6] 石颖,钱海兵,殷丽平. 原发性肝癌的中医药治疗进展[J]. 中国中西医结合肝病杂志,2004,14(3):187-189.

[7] 刘义祥,巫和蓉. 慢性淋巴细胞白血病证治体会[J]. 河南中医,2001,21(2):40-41.

[8] 周岱翰. 癌症疼痛研究现状及中西医治疗对策[J]. 实用癌症杂志,1992,7(3):247-248.

大黄䗪虫丸

【药物组成】大黄、黄芩、生地黄、䗪虫、水蛭、蛴螬、虻虫、桃仁、杏仁、芍药、干漆、甘草。

【制剂性状】黑色的水蜜丸、小蜜丸或大蜜丸;气浓,味甘、微苦。

【药理作用】

1. 免疫调节作用　大黄䗪虫丸可以降低外周血及脾脏中的调节性 T 细胞 CD4＋CD25＋T 细胞[1]；结合肝内的免疫沉淀物，升高白/球比例，以达到增强免疫的作用[2]。

2. 改善血液循环微环境　大黄䗪虫丸能显著增高组织型纤溶酶原激活物（tPA）活性，而对纤溶酶原激活剂抑制物（PAI）的活性无影响，提示其可能在纤溶系统中发挥重要作用，对于预防和治疗肿瘤转移有一定的作用[3]。

3. 祛腐生肌，除瘀生新　大黄䗪虫丸可以祛腐生肌，祛瘀生新，促进瘀血水肿较快地消除和吸收，促进恶性肿瘤术后的恢复。

【功能主治】祛瘀生新、缓中补虚、消癥通络。主治：瘀血留结证，症见形体羸瘦，腹满不能饮食，肌肤甲错，两目黯黑等瘀血内结之象。可用于慢性粒细胞白血病、原发性肺癌、原发性肝癌、胃癌、子宫癌、卵巢癌、白血病等见上述诸症者。

【用法用量】口服，1 次 3g，1 日 1～2 次。

【注意事项】方中破血祛瘀之品较多，补虚扶正之品不足，故体虚者应慎用或加以补虚之方。

【药品规格】36g/瓶。

【临床体会】可以用于消化道恶性肿瘤（肝癌、胃癌、食管癌、大肠癌），肺癌，白血病及妇科肿瘤（宫颈癌、子宫肌瘤、葡萄胎）。刘寒英[4]、钟志贵[5]等认为，大黄䗪虫丸治疗恶性肿瘤的机制不仅是通过增强患者的细胞免疫功能，提高宿主抗肿瘤能力；而且由于恶性肿瘤晚期一般都虚极羸瘦，内有干血，符合干血痨（虚劳瘀血）的证治，故可选用大黄䗪虫丸来治疗。

【出处】《金匮要略》大黄䗪虫丸。

参 考 文 献

[1] 丌勇，陶汉华．大黄䗪虫丸抗肝癌作用机理研究[D]．济南：山东中医药大学，2004.

[2] 池晓玲．大黄䗪虫丸治疗病毒性肝炎胆汁郁积30例[J]．吉林中医药，2001，21(5)：15.

[3] 佟丽，陈育尧，黄添友．大黄䗪虫丸对血瘀模型大鼠纤溶系统及血小板内环核苷酸含量的影响[J]．中药药理与临床，1995，11(5)：8-10.

[4] 刘寒英，陈善堂．大黄䗪虫丸治疗恶性肿瘤57例[J]．吉林中医药，2001，19(3)：13.

[5] 钟志贵．大黄䗪虫丸为主治疗晚期恶性肿瘤[J]．新中医，1996，28(2)：44-45.

小柴胡颗粒

【药物组成】柴胡24g，黄芩9g，人参9g，炙甘草9g，生姜9g，半夏9g，大枣4枚。

【制剂性状】本品为棕褐色的颗粒；味甜。

【药理作用】

1．调节免疫功能　小柴胡汤能明显提高荷瘤动物的NK活性、TNF-α/β的水平以及IL-2、IL-1β的分泌水平，提示小柴胡汤可能通过增强NK活性和提高IL-2水平而发挥抑瘤作用[1,2]。

2．抑制肿瘤血管生成　小柴胡汤在抗肿瘤

血管生成方面具有良好的效果，但有一定的剂量依赖性，以小剂量（4.5g/kg）为最佳。可能与小柴胡汤会导致一定的副作用有关，随着剂量的增大，毒副作用也相应增强，从而在一定程度上削弱了疗效[3]。

3. 抑瘤作用　实验发现，小柴胡汤对S180荷瘤小鼠的抑瘤率达到58.9%，而且呈剂量相关性，小剂量抑瘤率最高，中、大剂量反而稍差[3]。

【功能主治】和解少阳、补中扶正、和胃降逆。主治：少阳证。症见寒热往来、胸胁苦满、默默不欲饮食、心烦喜呕、口苦、咽干、目眩。临床治疗肿瘤甚多，如肝癌、肺癌、胆管癌、胃癌、胰腺癌的治疗和预防以及癌症放、化疗引起的毒副反应。

【用法用量】开水冲服，1次10～20g，1日3次。

【不良反应】1996年3月，日本厚生省在“紧急安全情报”中发现了小柴胡汤的严重副作用——间质性肺炎的“警告”。警告中说：以改善慢性肝炎的功能损害为目的而给予小柴胡汤治疗的患者中，会出现间质性肺炎甚至可导致预后不良[4]。

【药品规格】10g×10袋/盒；10g×6袋/盒。

【临床体会】杨小飞[5]应用小柴胡汤治疗恶性肿瘤非感染性发热25例次，结果小柴胡汤组25例次退热有效率为55.4%，平均退热时间为3.5天；而消炎痛对照组37例次，退热有效率为72%，平均退热时间为3.7天。而且小柴胡汤治疗组 9 例肝癌患者入院后生存天数平均为 206 天，13 例肺癌患者入院后生存天数平均 218 天；消炎痛治疗组 12 例肝癌患者生存天数平均为 181 天，10 例肺癌患者入院后平均生存天数 231 天。

王莉珍[6]在恶性肿瘤的治疗中也成功地运用了小柴胡汤，有宫颈癌、鼻咽癌、卵巢癌等，显示出了较好的临床疗效。

柴胡、黄芩用量之比为 8∶3，柴胡用量应大于人参、甘草用量之和；阴虚少血者禁用。

【出处】《伤寒论》小柴胡汤。

参考文献

[1] 茅敏，黄秀深，贾波．小柴胡汤诱导单核细胞产生肿瘤坏死因子的实验研究[J]. 成都中医药大学学报，2003，26(4)：35-36.

[2] 胡芳，刘伯阳，姚淑娟，等．小柴胡汤对荷瘤小鼠免疫功能的影响[J]. 药物研究，2003，12(4)：42-43.

[3] 张丰华，黄秀深，牛朝阳，等．小柴胡汤对 S180 荷瘤小鼠肿瘤血管生成的影响[J]. 中医药学刊，2004，22(2)：269-270.

[4] 黄欣．日本有关小柴胡汤引起间质性肺炎的研究近况[J]. 国外医学：中医中药分册，1999，21(5)：20-24.

[5] 杨小飞．小柴胡汤治疗恶性肿瘤非感染性发热 25 例[J]. 吉林中医药，2004，24(9)：19.

[6] 王莉珍．小柴胡汤在治疗恶性肿瘤中的运用[J]. 实用中医内科杂志，2002，16(4)：192-193.

安宫牛黄丸

【药物组成】牛黄 100g、郁金 100g、犀角(水牛角代)200g、黄连 100g、朱砂 100g、栀子 100g、雄黄 100g、黄芩 100g、珍珠 50g、冰片 25g、麝香 25g。

【制剂性状】本品为大蜜丸或裹金衣大蜜丸，除去金衣后显黄橙色至红褐色；气芳香浓郁，味苦。

【药理作用】安宫牛黄丸为清热解毒、镇惊开窍之品。现代研究表明，朱砂能抑制中枢神经系统兴奋，起镇静和催眠作用，外用能抑杀皮肤细菌及寄生虫，研磨作丸外衣，有防腐作用。雄黄含三硫化二砷，能抑制巯基酶系统以影响细胞代谢，因而抑制生长迅速的肿瘤细胞。冰片含右旋龙脑，对大肠杆菌、金黄色葡萄球菌有抑制作用。麝香含各种甾醇，具有兴奋中枢神经、强心利尿、促进腺体分泌的作用。珍珠粉含碳酸钙及多种氨基酸，与牛黄合用(珠黄散)具有抗真菌感染的功效。黄连含有多种生物碱，主要为小檗碱，用于湿热、呕吐、泻痢、黄疸及高热神昏。黄芩所含的类黄酮成分可显著地抑制淋巴细胞增殖。故安宫牛黄丸为一种具有抗炎、抗癌、抑制细胞代谢、强心利尿和抗真菌感染等复合作用的中成药[1]。本品有镇静、抗惊厥、解热、抗炎、降低血压、降低机体耗氧量的作用；对细菌内毒素性脑损害细胞有一定的保护作用；动物实验证明本品能降低脑脊液及脑组织中乳酸脱氢酶活性，能使山梨醇脱氢酶(SDH)、三磷酸腺苷(ATP)酶趋于增强，能减轻水肿脑组织的含水量，从而起到开窍醒脑的作用[2,3]。

【功能主治】清热解毒、镇惊开窍，主治邪热内陷心包证。症见高热烦躁、神昏谵语，舌謇肢厥，口干舌燥，喉中痰鸣，舌红或绛、脉数有力。用于中晚期肝癌、癌性高热等见是证者。

【用法用量】上为极细末，炼老蜜为丸，每丸3g，金箔为衣，蜡护。脉虚者人参汤下，脉实者金银花、薄荷汤下。大人病重体实者，日再服，甚至日三服；小儿服半丸，不知，再服半丸。(现代用法：口服，1次1丸，1日1次；小儿3岁以内，1次1/4丸；4～6岁者，1次1/2丸，1日1次或遵医嘱。)

【药品规格】每丸重3g。

【临床体会】安宫牛黄丸临床上一般用于治疗高热、急性胰腺炎、黄疸型肝炎、原发性肝癌、慢性肾衰竭[4]等病症，且皆能取得满意疗效。如魏鹏星[5]等用安宫牛黄丸治疗高热昏迷的住院患者65例，结果显效81.8%，总有效率96.9%，与对照组比较差异统计学意义($P<0.05$)；安宫牛黄丸组在相同疗程内达到体温正常、意识清醒的病例比率高于对照组，差异具有统计学意义($P<0.05$)。董海涛[6]用安宫牛黄丸现代制剂清开灵注射液合并中医辨证治疗原发性肝癌74例，取得满意疗效，并认为清开灵注射液具有清除肝内代谢产物、消除炎症、修复损伤肝细胞的作用。罗海

英[7]等用清开灵治疗原发性肝癌介入后综合征取得良好效果，主要表现在减轻发热、腹痛、恶心呕吐、便秘等介入治疗副作用的程度以及缩短肝动脉插管化疗栓塞术（TACE）后毒副反应的持续时间，而且中药组有显著的介入化疗栓塞后护肝降酶作用，能提高原发性肝癌患者对介入化疗栓塞所致肝功损害的耐受性。

注意：中病即止，不宜过服，久服。孕妇忌用。

【出处】吴鞠通《温病条辨》安宫牛黄丸。

参考文献

[1] 李丹，李秀明，周宁．安宫牛黄丸的药理作用及临床新应用[J]. 海军医学杂志，2007，28(2)：179-180.

[2] 陈馥馨．新编中成药手册[M]. 北京：中国医药科技出版社，1998：10.

[3] 王继洲，荀福义．安宫牛黄丸与甘露醇合用在中风证中的急救作用[J]. 中西医结合实用临床急救，1995，2(5)：223-224.

[4] 杨建华．清开灵注射液的临床应用[J]. 中成药，1994(16)：20.

[5] 魏鹏星，谢东柏，何愿真．安宫牛黄丸配合治疗高热昏迷 33 例[J]. 临床和实验医学杂志，2008，7(1)：120.

[6] 董海涛．清开灵注射液合并中医辨证治疗原发性肝癌 74 例临床观察[J]. 中医杂志，1992(33)：539.

[7] 罗海英，吴万垠，卢君仁，等．清开灵注射液治疗原发性肝癌介入后综合征[J]. 广州中医药大学学报，2001，18(2)：130-133.

百合固金丸

【药物成分】熟地黄、生地黄、当归各 9g，白芍、甘草各 3g，桔梗、玄参各 6g，贝母、麦冬、百合各 4.5g。

【制剂性状】本品为棕褐色的浓缩丸；味甜、微苦。

【药理作用】

1. 镇咳作用　百合固金丸能显著抑制浓氨水和二氧化硫（SO_2）诱导的小鼠咳嗽，能明显延长咳嗽潜伏期和减少咳嗽次数，氨水诱导的咳嗽潜伏期为 37.10±7.71 秒（空白组为 27.70±4.96 秒），咳嗽次数为 48.60±8.80 次/2 分钟（空白组为 54.70±9.86 次/2 分钟）；对 SO_2 诱导的咳嗽，潜伏期为 72.15±15.3 秒（空白组为 41.50±11.98 秒），咳嗽次数为 50.70±15.50 次/2 分钟（空白组为 60.40±10.00 次/2 分钟）。两组比较均有统计学意义。

2. 祛痰作用　在气管酚红排泌量的实验中，百合固金丸组气管酚红排泌量为 2.636±0.524，而空白对照组为 2.135±0.382；在大鼠毛细玻管排痰量实验中，每小时排痰量百合固金丸组也是远远大于空白对照组，且都有统计学意义[1]。

3. 免疫调节作用　百合固金丸可以预防阴虚证小鼠模型细胞免疫功能低下情况的发生，同时还可以调整阴虚证动物体液免疫亢进的状态。而对正常动物的免疫功能无影响[2]。

【功能主治】滋肾保肺，止咳化痰。主治：肺阴亏虚，虚火上炎证。症见咳嗽气喘，痰中带血，咽喉燥痛，眩晕耳鸣，骨蒸盗汗，舌红少苔，脉细数。肺癌或放射性肺炎见上述症状者。

【用法用量】口服，水蜜丸 1 次 6g，大蜜丸 1 次 1 丸，1 日 2 次。

【药品规格】蜜丸每丸重 9g，水丸每袋重 6g。

【临床体会】百合固金汤可用于各种疾病引起的咳嗽、咯血等症，适应证为肺阴亏虚、虚火上炎证，举例如下：

1. 放射性肺炎 张树美[3]等人用生脉散合百合固金汤为基本方，加减治疗 32 例放射性肺炎患者，取得良好效果，其结果优于单纯西药组，其临床症状及胸片表现均有明显的改善，说明药证相符，疗效显著。

2. 咳血 屠文先[4]用百合固金丸加三七、白及治疗 11 例支气管扩张咳血患者，在获效后再用药 15 天为 1 个疗程进行预防用药，其中 2 例患者每年坚持服用 1～2 个疗程预防用药，坚持 3～4 年，均未复发。

本方多属甘寒滋润之品，对于脾虚便溏、饮食减少者，应慎用或忌用。

【出处】《慎斋遗书》百合固金丸。

参考文献

[1] 李沛波，郭建生，朱克俭，等．养阴清肺糖浆镇咳、祛痰作用的实验研究[J]．湖南中医药导报，2000，6

(12):30-32.

[2] 刘雪莉,臧星星,钱伯初. 百合固金丸对实验性阴虚小鼠的免疫调节作用[J]. 现代应用医学,1995,12(5):1-2.

[3] 张树美,石健. 生脉散合百合固金汤治疗放射性肺炎37例小结[J]. 贵阳中医学院学报,2005,27(3):13-14.

[4] 屠文先. 七茇百合固金丸防治支气管扩张咯血11例[J]. 中国民间疗法,1996,5:7.

鳖甲煎丸

【药物组成】鳖甲90g,乌扇、黄芩、鼠妇、干姜、大黄、桂枝、石韦、紫葳、厚朴、阿胶各22.5g,柴胡、蜣螂各45g,赤芍、䗪虫、牡丹皮各37g,蜂房30g,葶苈子、瞿麦、半夏、人参、赤硝、桃仁各7.5g。

【制剂性状】本品为黑棕色小粒水蜜丸;味甜,具腥臭味。

【药理作用】

1. 改善肝功能　西医学研究表明,鳖甲煎丸可明显改善肝功能,具有抗肝纤维化作用[1],通过对本方组成中单味药的研究发现,鳖甲、白芍、大黄、桃仁、柴胡均有降低谷丙转氨酶、纠正白球比例倒置及抑制纤维组织增生作用[2];黄芩具抗乙型肝炎病毒之功效[3];现代药理学研究结果表明,大黄、半夏、蜂房、䗪虫、鳖甲、瞿麦、蜣螂虫有抗癌作用[4];瞿麦还有减轻肝脏病变作用[5]。所以鳖甲煎丸从药理作用上来讲,可以用于肝炎、肝硬化、甚至肝癌的治疗。

2. 抑制肿瘤生长　张绪慧[6]以H22荷瘤小鼠为对象，环磷酰胺为阳性对照药，来观察鳖甲煎丸对瘤块的抑制作用。结果鳖甲煎丸高剂量组和鳖甲煎丸低剂量组的抑瘤率与阴性对照组相比均有显著性差异($P<0.01$)。

3. 抑制肿瘤血管生成　陈达理[7]以H22荷瘤小鼠为对象，环磷酰胺为阳性对照药，通过观察微血管计数(MDC)、血管内皮生长因子(VEGF)、增殖细胞核抗原(PCNA)免疫组化表达情况，来说明鳖甲煎丸对肿瘤血管的影响。结果说明鳖甲煎丸可通过抑制荷瘤小鼠肿瘤的血管生成、抑制肿瘤VEGF、PCNA的表达，来抑制肿瘤生成。

【功能主治】祛瘀化痰，软坚消癥。主治胁下癥块，触之硬痛，推之不移，腹中疼痛，肌肉消瘦，饮食减少，时有寒热，女子闭经，舌黯无华，脉弦细。用于肝癌，胃癌，子宫肿瘤，卵巢肿瘤等。

【用法用量】口服。大蜜丸每次2丸，小蜜丸每次6g，水蜜丸每次3g，1日2～3次，温开水送服。

【药品规格】大蜜丸每丸重3g，小蜜丸50g/盒。

【临床体会】经方鳖甲煎丸为医圣张仲景所创，原方用于治疗“癥瘕”、“疟母”病证。由于该方具有寒热并用、攻补兼施、行气化瘀、软坚散结之功，目前广泛应用于肝癌、胃癌及卵巢囊肿等疾病。

曹阳[8]应用鳖甲煎丸加减治疗肝癌，肝区胀痛、嗳气纳呆者加香附、郁金、焦三仙等；肝区肿块坚硬如石、推之不移、疼痛剧烈、舌紫黯有瘀斑、脉弦滑者重用白芍，加甘草、夏枯草、三棱、延胡索等；呕血便血者加三七粉、白及、水牛角粉，慎用桃仁、莪术、三棱等活血破血之品。

钱伯文[9]以鳖甲煎丸为主药配合汤药治疗原发性肝癌、癌性胃溃疡，均获佳效。

许玉明[10]用鳖甲煎丸治疗气血两虚、痰结瘀毒型白血病，疗效满意。

李平[11]等用鳖甲煎丸治疗肝癌介入治疗后所致肝纤维化，结果治疗后血清纤维化指标透明质酸（HA）明显降低，肝胆酸（CG）、三型前胶原肽（PC3）、层粘连蛋白（LN）无明显升高或稍降低；故认为鳖甲煎丸对抗肝癌患者介入治疗后所致的肝纤维化有确切疗效。

本方消癥攻坚药力较强，扶正之力相对不足，故对癥积而正气虚甚者慎用；孕妇忌服。

【出处】《金匮要略》鳖甲煎丸。

参考文献

[1] 姚真敏，吕圭源，赵治友．鳖甲煎丸抗肝纤维化作用的实验研究[J]．浙江中医学院学报，1998，21(1)：45-47.

[2] 韩经寰，李凤阁．中西医结合治疗肝病的研究[M].2版．北京：人民卫生出版社，1989：154-156.

[3] 杨鉴英．中药抗乙型肝炎病毒的实验研究[J]．中西医结合杂志，1989，9(8)：494-496.

[4] 陈馥馨．新编中成药手册[M]．2版．北京：人民卫生出版社，1991：82-85.

[5] 钟建平．大黄䗪虫丸、鳖甲煎丸、乌鸡白凤丸治疗慢性肝病体会[J]．新中医，1993，32(1)：24-26.

[6] 张绪慧，陈达理．鳖甲煎丸活血化瘀抗肿瘤作用的实验研究[J]．血栓与止血学，2004，10(1)：24-25.

[7] 陈达理，张绪慧．鳖甲煎丸抗肿瘤血管生成的实验研究[J]．浙江中医杂志，2004，39(12)：535-537.

[8] 曹阳．鳖甲煎丸加减在原发性肝癌治疗中的应用[J]．中国中医基础医学杂志，2000，6(7)：31-32.

[9] 钱伯文，杨静国．鳖甲煎丸的临床应用[J]．江苏中医杂志，1982(6)：36.

[10] 许玉明．白血病的治疗[J]．中西医结合资料选编，1977(10)：47.

[11] 李平，周映梅，谢太喜，等．鳖甲煎丸抗肝癌介入治疗致肝纤维化的临床观察[J]．湖南中医药大学学报，2008，28(1)：55-56.

冰硼散

【药物组成】冰片、朱砂、玄明粉、硼砂。

【制剂性状】本品为粉红色的粉末；气芳香，味辛凉。

【药理作用】

1. 抑菌、解毒　弥散药敏表明冰硼散对金黄色葡萄球菌、大肠杆菌、白喉杆菌、卡他球菌等有抑制作用[1]。

2. 抗溃疡　利用机械损伤家兔口腔黏膜及

金黄色葡萄球菌液连续感染的方法制备口腔溃疡动物模型，用于冰硼散药效学的研究。结果表明冰硼散对家兔口腔溃疡有显著治疗作用[2]。

【功能主治】清热消肿，凉血解毒，敛疮生肌。主治咽喉口齿新久肿痛，久嗽痰火，喑哑作痛。可用于头面部肿瘤见是证者以及放疗所致的上呼吸道反应。清热燥湿，调气活血。主治湿热痢。腹痛便脓血，赤白相间，里急后重，肛门灼热，小便短赤，舌苔黄腻，脉弦数。可用于大肠癌、盆腔肿瘤见此证者，或放射性直肠炎。

【用法用量】吹敷患处，每次少量，一日数次。

【药品规格】9g×6 瓶/盒。

【临床体会】

1. 口腔疾患　冰硼散主治口腔疾患，常用于口腔溃疡、小儿鹅口疮，习惯将药粉点于患处，亦可将药粉按 1∶100 的比例泡水含漱[3]；在肿瘤患者出现口腔溃疡时同样适用，如马有度、陈宏生就用冰硼散外敷，用于治疗白血病口腔感染、化学灼伤性口腔溃疡[3]，还可治疗咽部良性肿瘤[4]。

2. 宫颈良性肿瘤　宫颈上皮内瘤变是一组与宫颈浸润癌密切相关的癌前期病变，绝大多数是癌前病变，常规治疗方法是手术、物理疗法，副作用大，并发症多，患者较为痛苦。冰硼散活血定痛、化瘀止痛、敛疮生肌，“治一切恶疮疥癣，久不合者”，所以用于该病的治疗可以收到较好的效果。王嘉莉[5]用冰硼散合血竭粉治疗宫颈上皮内瘤变 26 例，具体用法是月经干净后第 3 天开始治疗，暴露宫颈组织，擦净宫颈分泌物及黏液，用棉签将药粉均匀敷于宫颈处，隔日 1 次，连续 10 次为 1 个疗程。待下次月经干净后复查，连续治疗观察 3 个疗程。治疗 3 个疗程后，5 例重度糜烂患者中 2 例转为中度糜烂，1 例转为轻度糜烂；10 例中度糜烂患者中 3 例转为正常，4 例转为轻度糜烂；8 例轻度糜烂患者中 5 例转为正常。全部病例无 1 例病情加重。

3. 褥疮　褥疮的发病原因是局部组织血液循环不足而引起缺血、糜烂、坏死。冰硼散有止痛、消肿、收敛作用，所以可以用于褥疮的治疗。张长青[6]用冰硼散治疗褥疮 16 例，具体用法是将患褥疮部位用生理盐水消毒后均匀喷涂瓶装成药冰硼散粉剂，1 日 4～6 次。经治疗 7～10 天痊愈者 10 例，11～20 天痊愈者 6 例。其中 6 例深度褥疮患者，配合局部按摩治疗，褥疮均随病情好转而痊愈。

【出处】《外科正宗》冰硼散。

参 考 文 献

[1] 李宏达，杨望孙，李宏侠．冰硼散剂型改革后临床效应的探讨[J]. 陕西中医，1990，11(1)：37.

[2] 景振，王静，李庆诒，等．冰硼贴片的药理作用及对动物口腔正常黏膜影响的研究[J]. 山东中医学院学报，1995，19(2)：79-80.

[3] 马有度．医学新解[M]. 上海：上海科学技术出版社，1980：275.

[4] 鲍廷铮，许军，王庆伦．冰硼散药理作用与临床

应用概况[J]. 江西中医学院学报. 1997,9(4):47.

[5] 王嘉莉,王小云. 冰硼散合血竭粉治疗宫颈上皮内瘤变26例[J]. 中国中医药信息杂志,2006,13(5):72-73.

[6] 张长青. 冰硼散治疗褥疮16例[J]. 实用医药杂志,2006,23(6):671.

补中益气丸

【药物组成】黄芪9g,甘草6g,人参9g,当归6g,陈皮6g,升麻6g,柴胡6g,白术6g。

【制剂性状】本品为棕色的水丸;味微甜、微苦、辛。

【药理作用】

1. 抑制肿瘤生长　补中益气汤可明显抑制小鼠移植肿瘤的生长,李滨[1]等发现补中益气汤可明显抑制S180荷瘤小鼠瘤体的生长,延长H22荷瘤小鼠的生存时间。日本学者发现补中益气汤能抑制小鼠移植肿瘤的生长,认为这种抑制作用不是直接对癌细胞的杀伤作用,而是介导机体的免疫机制,抑制癌细胞的增殖[2]。

2. 调节免疫功能　补中益气汤属于扶正中药,所以其在调节荷瘤机体的免疫功能方面有突出效果。如用补中益气汤灌胃脾虚小鼠和正常小鼠。检测补中益气汤对脾虚及正常小鼠脾脏及胸腺指数、红细胞免疫功能、NK细胞活性、腹腔巨噬细胞分泌肿瘤坏死因子(TNF)活性的影响。结果证实补中益气汤能明显恢复脾虚小鼠低下的非特异性免疫功能，而对正常小鼠无调节作用[3]。日本学者也通过实验证实，补中益气汤能明显地提高荷瘤机体的NK细胞的抗肿瘤活性[2]。

【功能主治】益气升阳、调补脾胃，主治脾胃气虚、中气下陷证。症见少气乏力，精神差，大便溏稀，头晕目眩，嗜睡，纳差。用于宫颈癌、放射性直肠炎等，配合手术、放、化疗，能显著对抗化疗副作用，恢复体力；或中晚期肿瘤属脾胃中气不足者。

【用法用量】口服，小蜜丸1次9g，大蜜丸1次1丸，1日2～3次。

【药品规格】大丸9g×10丸/盒，小丸200丸/瓶。

【临床体会】

1. 治疗食欲不振、恶病质　罗荣成[4]用补中益气汤治疗恶性肿瘤患者食欲不振-恶病质综合征30例，结果发现补中益气汤能明显改善恶病质患者的食欲，增加体重，提高生活质量，从而增强患者继续治疗的决心。

2. 治疗癌性发热　中医理论素有气虚发热之说，而补中益气汤是甘温除大热的代表方剂，肿瘤患者多有气虚证的存在，所以从理论上讲，可以使用补中益气汤治疗肿瘤气虚发热证。有人使用补中益气汤治疗癌性发热60例，结果有效率83.3%，且退热作用持久而稳定，无明显不良反应[5]。

3. 放化疗减毒增效　补中益气汤具有益气

补血的功效，其中党参具有保护人体造血功能，促进白细胞增多的作用，黄芪、白术可刺激骨髓增生，提高造血因子的分泌，所以补中益气汤可用于放化疗的辅助治疗，如有人用加味补中益气汤治疗恶性肿瘤放疗后白细胞减少症，临床疗效显著[6]；有人用补中益气汤治疗化疗引起的麻痹性肠梗阻、口腔炎、膀胱炎，均取得了较好的疗效[7]。

【出处】《脾胃论》补中益气汤。

参 考 文 献

[1] 李滨，齐凤琴，李燕敏．补中益气汤抗肿瘤作用的实验研究[J]．中医药学报，2006，34(1)：22-23.

[2] 余航．补中益气汤与机体防御功能[J]．国外医学：中医中药分册，1998，20(2)：21-22.

[3] 米娜，陈其御，吴敏毓．补中益气汤对小鼠非特异性免疫功能的影响[J]．中国中西医结合脾胃杂志，1999，7(4)：206-208.

[4] 蔡红城，罗荣成，杨传标，等．补中益气汤治疗癌症食欲不振-恶病质综合征 30 例[J]．新中医，2003，35(3)：25-26.

[5] 张学民，钱钢，张微微，宋伟祥．补中益气汤治疗肿瘤性发热疗效观察[J]．江西中医药，2006，37(7)：55.

[6] 刘建吉．加味补中益气汤治疗肿瘤放疗后白细胞减少症[J]．中外健康文摘，2007，4(4)：389.

[7] 弓晓霞．补中益气汤治疗化疗所致毒副作用验案[J]．山西中医，2005，21(5)：5.

当归补血丸

【药物组成】当归 6g，黄芪 30g。

【制剂性状】本品为棕黄色大蜜丸或水蜜丸；味甜、微辛。

【药理作用】

1. 直接的抗肿瘤作用　当归补血汤可以抑制肿瘤细胞在体及离体的增殖。李军昌[1]观察了当归补血汤血清对人肝癌细胞 SMMC-7721 增殖的抑制作用，结果表明当归补血汤经肠道进入体内，具有一定的抑制肝癌细胞增殖的作用，且药效与时间和剂量相关。孙玉敏[2]等用当归补血汤在肿瘤接种当日处理荷瘤小鼠，结果发现与空白对照组比较，当归补血汤组肿瘤生长速度显著减慢（$P<0.05$），生存时间显著延长（$P<0.05$），而当肿瘤直径达到 2cm 时再加用当归补血汤，则两组在肿瘤生长速度及生存期方面均无显著差异。提示预防性及肿瘤早期单独应用当归补血汤治疗有一定疗效。

2. 增强免疫功能　当归补血汤属补益类药物，实验研究证实其对免疫系统的恢复及重建效果显著。付勤[3]等以红细胞 C3b（RBC-C3b）受体花环、免疫复合物花环及脾细胞 IL-2 的产生为检测指标，观察当归补血汤对化疗小鼠红细胞免疫黏附功能的作用，结果发现，当归补血汤可明显提高受化疗药物作用的小鼠红细胞 C3b 受体花环率，并促进小鼠 IL-2 的产生，特别是在小鼠接受化疗前预防性接受当归补血汤治疗，其疗效更加显著。由此认为当归补血汤对机体血液免疫系统有调节作用，可减轻化疗药物对小鼠红细胞免疫黏附功能的损伤。

吴琦[4]等观察了当归补血汤、黄芪及当归对^{60}Co一次性全身照射小鼠免疫功能的调节作用。结果表明，当归补血汤及其单味药对辐射小鼠脾脏抗体形成细胞释放溶血素量、血清溶菌酶量、ANAR阳性淋巴细胞比率、脚垫迟发超敏反应及RBC-C3b受体花环率均有不同程度的促进或提高作用。

【功能主治】补气生血。主治：气血两虚证。症见面色苍白或萎黄，头晕目眩，四肢倦怠，气短懒言，心悸怔忡，饮食减少，舌淡苔薄白，脉细弱或虚大无力。用于肿瘤患者失血后、溃破后、手术后或化疗后见气血亏虚、白细胞减少等症者。

【用法用量】水煎，空腹稍热服。

【药品规格】每丸重9g。

【临床体会】

1. 放化疗减毒增效作用　李宝鸿[5]在传统当归补血汤的基础上进行相应的加减变化，观察了该方对肿瘤患者放化疗增效减毒作用，结果表明，加味当归补血汤不能提高晚期患者的近期疗效，而生存质量、NK细胞活性、远期疗效优于对照组，故认为加味当归补血汤对接受放化疗治疗的晚期癌症患者有一定的增效作用。

2. 促进骨髓造血功能　张伟恒[6]用五子丸合当归补血汤治疗放疗致白细胞减少，对照组口服鲨肝醇、利血生、维生素B_4等，均观察1～2个疗程。结果显示，治疗组显效率及有效率合计

82.9%，对照组为47.9%，两组相比差异显著。所以当归补血汤有促进骨髓造血功能恢复的作用。

【出处】《兰室秘藏》当归补血汤。

参考文献

[1] 李军昌，赵建斌，刘颖格．当归补血汤血清抑制人肝癌细胞SMMC-7721的增殖作用[J]．第四军医大学学报，2003，24(5)：436-437．

[2] 孙玉敏，宋福成，吴晓光．当归补血汤抑制荷瘤小鼠肿瘤生长的作用[J]．现代生物医学进展，2006，6(9)：31-32，35．

[3] 付勤，刘红．当归补血汤对化疗小鼠红细胞黏附功能及IL-2免疫调节作用的影响[J]．中华临床杂志，2003，3(1)：31-35．

[4] 吴琦，王娟娟，赵琳，等．当归补血汤及其单味药对^{60}Co照射小鼠免疫功能的影响[J]．北京中医学院学报，1993，16(4)：53-55．

[5] 李宝鸿，廉南．加味当归补血汤对肿瘤患者放化疗增效减毒作用的临床观察附：392例病例报告[J]．成都中医药大学学报，2005，28(2)：7-9．

[6] 张伟恒，张宝松，袁艳秋．五子丸合当归补血汤治疗放疗致白细胞减少临床观察[J]．临床医学，2004，24(3)：44．

当归龙荟丸

【药物组成】当归、龙胆、栀子、黄连、黄柏、黄芩各30g，大黄、芦荟、青黛各15g，木香0.3g，麝香1.5g。

【制剂性状】本品为黄绿色至深褐色的水丸；气微，味苦。

【药理作用】

1. 促进排便，增进小肠推进功能　便秘小鼠口服当归龙荟丸后，排便时间提早，排便粒数增加，与模型组比较差异有显著性意义。当归龙荟丸可以抑制大鼠大肠水分的吸收，有利于废料排出体外。这些实验从现代药理学角度证明了当归龙荟丸泻火通便的功效[1]。

2. 辅助治疗白血病　当归龙荟丸中含有青黛等抗癌成分。早在20世纪60～70年代，就开始使用该药来治疗慢性粒细胞白血病（简称慢粒），起到了较好的治疗效果。中医认为，不少慢粒患者有肝经实火的表现，症见腹部胀痛、大便秘结、头晕目眩、心烦不安等，比较适合用当归龙荟丸来治疗。对该丸剂进行药物分析发现，当归龙荟丸若不含青黛、芦荟，治疗慢粒无效，反之则疗效较好。进一步对青黛进行药理研究发现，它对小鼠白血病有抑制作用。其后，从青黛中分离出靛玉红，发现其是该药抗癌的有效成分，该研究在1981年获得国家发明三等奖。

【功能主治】清热泻肝、攻下行滞。主治肝、胆实火证。症见眩晕、胁痛、惊悸、抽搐、谵语、发狂、便秘、溲赤等。用于白血病。

【用法用量】以蜜为丸，生姜水送下。现代用法：1次6g，1日2次。

【药品规格】每丸6g。

【临床体会】

1. 治疗慢性粒细胞白血病　从20世纪60年代中期起，我国医务界开始采用中西医结合的方法治疗白血病。中国医学科学院等单位根据泻肝经实火的治则，应用当归龙荟丸治疗慢性粒细胞白血病，有效率达80%，并且无骨髓抑制的副作用。例如彭光斌[2]用化疗加当归龙荟丸或中药方剂治疗慢性粒细胞白血病39例，中数生存期57.5个月；单用化疗41例为28个月。研究发现当归龙荟丸有抗白血病作用，且无骨髓抑制；能促进造血功能重建，提高机体免疫功能，增强化疗效果，延长中危、高危患者的生存期。

2. 治疗肠燥便秘　当归龙荟丸具有清利肝胆实热、通便、攻下等功效，临床可用于治疗因肝胆实热而引起的大便秘结，不良反应少，值得临床推广应用。陆春苓[3]对当归龙荟丸泻火通便治疗肝胆火旺证的临床疗效进行了观察，共收集病例57例，结果治愈13例(23%)，显效26例(46%)，进步12例(41%)，无效6例(10%)，总有效率90%。兰秋平[4]用当归龙荟丸加谷维素片治疗功能性便秘，不仅有良好的临床效果，且维持时间长，无毒副作用。所以当归龙荟丸治疗便秘值得推广。

【出处】《丹溪心法》当归龙荟丸。

参考文献

[1] 李心．当归龙荟丸主要药效学研究[J]．首都医

药,2002,2:61-62.

[2] 彭光斌.中西药长期结合疗法延长慢粒白血病缓解期与生存期的研究[J].临床血液学杂志,1993,1:31-33.

[3] 陆春苓.当归龙荟丸泻火通便治疗肝胆火旺证的临床观察[J].现代中西医结合杂志,2008,17(2):195-196.

[4] 兰秋平.当归龙荟丸治疗功能性便秘疗效观察[J].浙江中西医结合杂志,2006,16(3):163-164.

归脾丸

【药物组成】人参、白术、茯苓、黄芪、当归、龙眼肉、远志、酸枣仁各 6g,木香 3g,炙甘草 2g,生姜、大枣。

【制剂性状】本品为棕色的浓缩丸;气微,味甘而后微苦、辛。

【药理作用】归脾丸具有改善中枢神经、增强免疫及造血功能的作用。

1. 改善中枢神经　于庆海[1]对归脾汤的药理研究表明,归脾汤对正常小鼠记忆能力有影响,能改善或恢复东莨菪碱所致的记忆障碍。

2. 抗应激作用　秦氏等[2]研究了归脾汤对小鼠抗应激的作用,结果表明,该方能提高机体抗应激能力,延长小鼠游泳时间,耐缺氧、耐低温、耐高温效果均与人参相似。

3. 升血作用　崔氏等[3]将归脾汤单煎与合煎药理作用进行比较研究,结果表明,归脾汤单煎和合煎均可提高失血性贫血小鼠 Hb 含量,且单煎优于合煎。

【功能主治】益气健脾，补血养心。主治：心脾气血两虚。症见心悸少寐，体倦食少，便血，崩漏，健忘，盗汗虚热，面色萎黄，皮下紫癜，舌淡，脉细数等症。可用于血虚发热，瘰疬流注。配合手术、放疗和化疗。

【用法用量】用温开水或生姜汤送服，水蜜丸1次6g，小蜜丸1次9g，大蜜丸1次1丸，1日3次。

【药品规格】大蜜丸每丸重9g。

【临床体会】归脾汤在肿瘤中的应用主要体现在两个方面，一是改善晚期患者的生活质量，二是肿瘤放化疗时的减毒增效。

1. 晚期癌症慢性消耗　罗定新[4]用归脾汤治疗晚期癌症慢性消耗30例，与用醋酸甲地孕酮治疗的对照组相比，在改善食欲、增加体重、减轻临床症状、改善生存质量及治疗贫血、促进血清白蛋白合成等方面均取得良好效果，其中在减轻症状、改善生存质量方面，治疗组更优于对照组（$P<0.05$），而其他方面疗效相当，所以认为归脾汤为临床上治疗晚期癌症慢性消耗的有效方剂之一。

2. 放化疗的辅助治疗　蔡亚丽[5]观察了在小剂量姑息性放、化疗，生物及对症支持治疗基础上，加用归脾汤治疗老年原发性肺癌的临床疗效。结果治疗组与单纯西医治疗组在控制症状、稳定肿瘤发展、提高生存质量方面比较有显著差异（P

＜0.05)。所以说归脾汤加减能减轻放化疗对骨髓、免疫功能的损害,保护机体的免疫力,改善肿瘤患者放化疗后的生存质量,同时也可能具有一定的抑制肿瘤转移的作用[6]。

出血属阴虚血热者慎用。

【出处】《济生方》归脾汤。

参 考 文 献

[1] 于庆海,吴春福,庄丽萍,等.归脾汤实验药理研究[J].沈阳药学院学报,1992,9(1):41-45,57.

[2] 秦葵,王起凤,钱彦丛,等.归脾汤对小鼠抗应激作用的实验研究[J].中成药,1996,18(12):28-30.

[3] 崔景朝,周瑞玲,陈玉兴.归脾汤单煎与合煎药理作用比较研究[J].中药药理与临床,1998,14(3):6-8.

[4] 罗定新,陈锐深.归脾汤抗晚期癌症慢性消耗30例临床研究[J].新中医,2008,40(1):24-25.

[5] 蔡亚丽.归脾汤治疗老年原发性肺癌30例临床观察[J].四川中医,2007,25(11):65-66.

[6] 姚卫华,花勤亮,吴洁清,等.归脾汤配合同步放化疗治疗中晚期食管癌疗效观察[J].中国医药导报,2006,3(36):81,99.

桂枝茯苓丸

【药物组成】桂枝9g、茯苓9g、牡丹皮9g、桃仁9g、芍药9g。

【制剂性状】本品为棕褐色的大蜜丸;味甜。

【药理作用】

1. 对免疫系统的影响及抗肿瘤作用　桂枝

茯苓丸通过提高机体免疫力，改善机体的病理状态，起到扶正祛邪、抗肿瘤的作用。桂枝茯苓丸中各组成药物（牡丹皮、桂枝、茯苓、桃仁、赤芍等）均具有免疫增强功能和对免疫功能异常的调节作用，且该药对免疫系统的调节很可能是多途径的[1]。如童建明[2]对早期血管病变出现动脉血管内皮细胞及T淋巴细胞、单核巨噬细胞特异性黏附的实验动物给予桂枝茯苓丸，结果其胸腹部动脉内皮T淋巴细胞黏附较少，脑动脉内皮T淋巴细胞黏附亦被抑制。表明桂枝茯苓丸的免疫作用机制与外周T淋巴细胞的变化有关。

2. 对内分泌系统的影响　大量的临床与实验研究表明，女性内分泌系统的失衡与女性生殖系统肿瘤有着密切的联系。桂枝茯苓丸对女性生殖系统肿瘤的治疗作用，提示其可能对女性内分泌功能有影响。李洁[3]以实验性高雌二醇、黄体酮大鼠为研究对象，并在给予桂枝茯苓胶囊悬液30天后，用放射免疫法测定各组实验性大鼠模型血浆内雌二醇、黄体酮、催乳素的含量。结果显示桂枝茯苓胶囊能够显著降低实验性高雌激素模型大鼠异常升高的雌二醇和黄体酮的血液浓度。

3. 抗炎作用　桂枝茯苓丸在临床上常用于治疗多种炎症性疾病。实验研究表明，桂枝茯苓丸具有明显的抗炎作用，能抑制组胺、5-羟色胺等所致的毛细血管通透性增高，抑制蛋清、甲醛等所致的大鼠足部水肿，抑制慢性肉芽组织增生[4]，即对炎症早、晚期均有显著的抑制效果。其抗炎作用的主要途径不是通过调节垂体-肾上腺系统，而是对炎症过程的许多环节直接起作用。

【功能主治】活血化瘀，缓消癥块。主治瘀阻胞宫证。症见机体肿块，疼痛拒按，或漏下不止，血色紫黯，舌质紫黯或有瘀点，脉沉涩。用于卵巢肿瘤、子宫肿瘤、甲状腺肿瘤、乳腺癌、腹腔肿瘤、鼻咽癌等。

【用法用量】口服，1 次 1 丸，1 日 1～2 次。

【药品规格】每丸重 6g。

【临床体会】桂枝茯苓丸是医圣张仲景的经典方剂，方中以桂枝为主药，温通血脉；桃仁、牡丹皮活血化瘀；芍药柔肝敛阴，调和营卫；茯苓健脾补中，利湿而助桂枝通行。诸药合用，使攻坚而不伤正，消瘀而不伤阴。炼蜜为丸，以图缓下，是活血化瘀，散结消癥，治疗妇科癥瘕的有效方剂，也是目前许多临床医家治疗妇科盆腔肿瘤的一个基本方[5～7]。

1. 子宫肌瘤　宋宝君[8]采用桂枝茯苓丸加减治疗子宫肌瘤 130 例，患者年龄 23～56 岁。连服 3 个月为 1 个疗程，用药 3 个月～2 年复查 B 超。结果肌瘤均有不同程度的缩小，单个瘤结节患者中有 73 例肌瘤消失，占 80.2%；2 个瘤结节患者中有 25 例瘤结节消失，占 75.8%；3 个瘤结节者有 1 例消失，占 16.7%。苗媛秋[9]采用桂枝茯苓胶囊治疗子宫肌瘤 70 例，年龄 32～53 岁，平均 42.6 岁。用法为每次 3 粒，每日 3 次，饭后口服，经期停服，连用 3 个月为 1 个疗程。治疗结果:痊愈(症状、体征消失,盆腔及超声检查均正常)19 例,占 27.1%;显效(症状、体征消失,盆腔及超声检查子宫体积缩小 2/3 以上)20 例,占 28.6%;好转(症状、体征较前好转,盆腔及超声检查子宫体积缩小 1/3 以上)27 例,占 38.6%;无效(治疗无改善)4 例,占 5.7%。

2. 卵巢囊肿　吴金娥[10]采用桂枝茯苓丸加味治疗良性卵巢囊肿 50 例,患者年龄 20～45 岁。每日 1 剂,水煎,早晚分服。20 天为 1 个疗程,间隔 1 周再行第 2 个疗程,月经期暂停服药。治疗结果:治愈 47 例;显效 2 例;无效 1 例。总有效率达 98%。祝云[11]采用桂枝茯苓丸合当归芍药散加减治疗卵巢囊肿 80 例,结果痊愈 49 例,占 61.25%;显效 28 例,占 35%。总有效率 96.25%。

3. 子宫癌及术后辅助治疗　许世瑞[12]采用桂枝茯苓丸为基本方治疗子宫癌患者 15 例(子宫颈癌 13 例,子宫内膜癌 2 例),结果最佳疗效 3 例;有效 10 例;无效 2 例。张英蕾[13]采用桂枝茯苓胶囊对宫颈癌术后尿潴留患者 83 例进行治疗,取得满意效果。

【出处】《金匮要略》桂枝茯苓丸。

参 考 文 献

[1] 于晓红,郑瑞茂. 桂枝茯苓丸中单味药实验免疫学研究进展[J]. 中医药信息,2000,17(5):31-32.

[2] 童建明. 当归芍药散、桂枝茯苓丸对摄食高胆固

醇大鼠脑动脉早期病变的疗效[J]. 国外医学:中医中药分册,1998,20(4):43-44.

[3] 李洁,林杰. 桂枝茯苓胶囊对实验大鼠血浆内雌二醇、黄体酮、催乳素的影响[J]. 中国新药与临床杂志,2003,22(3):146-148.

[4] 侯莉莉. 桂枝茯苓丸的药理实验研究[J]. 河北中医,1997,19(6):45-46.

[5] 王惠兰. 桂枝茯苓丸加味治疗卵巢囊肿临床观察[J]. 中医杂志,1994,35(6):355.

[6] 马宝璋. 中医妇科学[M]. 上海:上海科学技术出版社,1997:219.

[7] 黄素英. 中医临床家——蔡小荪[M]. 北京:中国中医药出版社,2002:169.

[8] 宋宝君,李建平. 桂枝茯苓丸加减治疗子宫肌瘤130例[J]. 中国医刊,1999,34(1):55.

[9] 苗媛秋. 桂枝茯苓胶囊治疗子宫肌瘤70例观察[J]. 邯郸医学高等专科学校学报,2000,13(3):236.

[10] 吴金娥,欧钰萍. 桂枝茯苓丸加味治疗良性卵巢囊肿50例[J]. 山西中医,2000,16(2):20.

[11] 祝云. 桂枝茯苓丸合当归芍药散治疗卵巢囊肿80例[J]. 中国中医药信息杂志,2001,9(8):80.

[12] 许世瑞,段海涛. 桂枝茯苓丸治疗子宫癌15例[J]. 四川中医,1992,(9):42-43.

[13] 张英蕾,马宝璋. 桂枝茯苓胶囊的临床新用[J]. 中医药信息,2004,21(2):44-45.

控涎丹(子龙丸、妙应丸)

【药物组成】甘遂、大戟、白芥子各等份。

【制剂性状】本品为棕褐色带有淡黄色斑点

的糊丸；味微辛。

【药理作用】控涎丹方出自《三因极一病证方论》，由十枣汤衍化而来。由大戟、甘遂、白芥子各等份组成。三味药研细，煮糊为丸如梧子大，食后，临卧，淡姜汤或温开水下，5～7 丸或至 10 丸。从中医理论来看，《神农本草经》说大戟主治"十二水，腹满急痛，积聚"；甘遂"主大腹疝瘕，腹满，面目浮肿，留饮宿食，破癥坚积聚，利水谷道"。甘遂、大戟配伍，峻逐痰饮水湿，兼入血分，消癥化瘀。尤其是其加用白芥子，利气豁痰、温中开胃、通络行滞，使水从二便而出。该方的创始人宋代陈无择说："控涎丹专为痰涎伏在心膈上下而设"，"如疾猛气实，加丸数无妨"，"凡有此疾，但以是药，不过数服，其疾如失"，"其效如神"。现代药理学认为，甘遂含有一种无水酸，能刺激肠管，引起肠蠕动亢进，产生峻下作用，并有利尿之功。大戟中含有具有刺激性的有毒成分大戟素，与甘遂之作用类似。白芥子含有脂肪油及白芥子苷、杏仁酶等成分，有化痰、平喘、止咳作用，并对组织中炎性渗出物的吸收尤有殊功。范欣生[1]对该药的全方进行药理研究，发现全方的脂质提取物有明显的排痰作用和抗炎作用。

【功能主治】祛痰逐饮。主治痰饮伏在胸膈上下或流窜经隧。症见胸胁隐痛，或胸背、颈项、股胯隐痛不可忍，筋骨牵引灼痛，走易不定；或头痛不可忍；或神志昏倦多睡；或饮食无味，痰唾稠黏，夜间喉中痰鸣，多流涎唾。

【用法用量】用温开水或枣汤、米汤送服，1次1～3g，1日1～2次。

【药品规格】每100粒重6g。

【临床体会】控涎丹可以广泛应用于各种疾病见痰涎壅盛者，如胸腹水，呼吸系统疾病，外科瘰疬痰核，神经系统疾病，心血管疾患等。

1. 渗出性胸膜炎　吴松华[2]用控涎丹口服与传统疗法相结合治疗结核性胸腔积液患者60例，并与单纯传统疗法24例进行对照观察，取得较满意疗效。李志广[3]用控涎丹治疗12例食管癌术后胸腔积液，12例患者均在1个疗程内治愈，治愈率100%。最快的1周内胸腔积液即完全吸收。

2. 脑瘤　张庆强[4]等用加味控涎丹治疗5例脑瘤，其中有脑膜瘤、松果体瘤等，大部分缺乏病理诊断，方为控涎丹加枳实、白术、陈皮、朱砂等，均获得较好的疗效，值得借鉴。

由于本方攻伐之力较强，容易伤正，所以应用本方当中病即止，在痰饮消除后应予六君子汤健脾益气以杜生痰之源。

【出处】《三因极一病证方论》控涎丹（子龙丸、妙应丸）。

参 考 文 献

[1] 范欣生，朱荃，方秦惠，等．控涎丹祛痰平喘及抗炎作用的实验观察[J]．南京中医学院学报，1992，8(2)：152-154.

[2] 吴松华，黄太峰，李美友，等．控涎丹治疗结核性胸腔积液 60 例临床观察[J]．实用中医内科杂志，2007，21(7)：63-64.

[3] 李志广．控涎丹治疗食道癌术后胸腔积液 12 例[J]．中国中医药信息杂志，2004，11(6)：533.

[4] 张庆强，张建国．加味控涎丹治疗脑瘤 5 例观察[J]．中华现代中医药杂志，2003，1(2)：143-144.

六神丸

【药物组成】麝香、牛黄、冰片、珍珠、蟾酥、雄黄、百草霜。

【制剂性状】本品为黑色有光泽的小水丸；味辛辣。

【药理作用】

1. 诱导肿瘤细胞凋亡　现代研究表明，六神丸含药血清对白血病细胞有明显的抑制，且随药物血清浓度和培养时间的延长而增加，吉姆萨染色、流式细胞仪检测、原位末端标记检测均证明六神丸含药血清能诱导 HL-60 白血病细胞凋亡[1]。

2. 抑制肿瘤血管生成　六神丸含药血清还对人乳腺癌 MCF-7 细胞的增殖有明显抑制作用，可破坏其正常形态，阻碍其生长，抑制作用随含药血清浓度增大而增强。流式细胞仪检测证明，经六神丸含药血清作用后的人乳腺癌 MCF-7 细胞的碱性成纤维细胞生长因子(bFGF)及基质金属蛋白酶-9(MMP-9)荧光强度明显下降[2]，提示六神丸对肿瘤细胞的直接杀灭作用可能是通过抗肿瘤血管生成机制实现的。

3. 抑瘤作用　体外实验证实，六神丸可以抑制肝癌细胞系 BEL7402、白血病细胞系 HL-60 以及胃癌细胞系 SGC7901 的增殖活性，这可能与其含有雄黄（砷剂）、蟾酥有关[3]。

4. 免疫调节作用　六神丸可以调整紊乱的 T 细胞亚群，促进 IL-2、IL-6、IFN-λ 等多种细胞因子的分泌水平，提高 NK 细胞的杀伤活力，具有较显著的免疫增强和免疫调节作用。

【功能主治】解毒、消肿、止痛。主治：白血病、口腔部癌、喉癌、舌癌、扁桃体癌、上消化道晚期肿瘤、鼻咽癌、乳腺癌、肠痈等见有咽喉肿痛、局部溃烂肿痛、无名肿毒等热毒偏盛者。

【用法用量】口服，1 日 3 次，温开水吞服；1 岁患者每服 1 粒，2 岁每服 2 粒，3 岁每服 3～4 粒，4～8 岁每服 5～6 粒，9～10 岁每服 8～9 粒，成年人每服 10 粒。另可外敷在皮肤红肿处，取丸 10 余粒，用冷开水或米醋少许，将丸药化散，敷搽四周，每日数次，常保潮润，直至肿退为止。如红肿已将出脓或已穿烂，切勿再敷。

【不良反应】常见的副作用为消化道反应，如恶心、呕吐、腹痛、腹泻等，其发生率约占 40%～50%；此外少数患者出现药疹、皮肤紫癜、肝肾功能损害等；严重者可出现过敏性休克、口唇麻木等。

【药品规格】每 1000 粒重 3.125g。

【临床体会】六神丸临床上广泛应用于肝炎、肾炎、脑炎、口腔疾患、皮肤科疾患的治疗，在肿瘤中的运用主要有：

1. 治疗各种肿瘤　天津市中医医院血液组用六神丸治疗白血病10例，每日用量90～150粒，其中3例合并应用泼尼松，其他7例均单独使用六神丸，结果完全缓解2例，部分缓解1例，症状改善5例[4]。刘秀文等报道，用六神丸配合HOAP方案治疗急性非淋巴细胞性白血病21例，每日用量90～180粒，结果完全缓解17例，部分缓解2例，有效率达90.48%[5]。陆保磊还报道用六神丸治疗上消化道晚期肿瘤20例(食管癌5例、贲门癌15例)，均有吞咽梗阻、间断性呕吐痰涎清水、消瘦乏力等。结果28天后临床症状消失19例，缓解(胃食管胸骨后疼痛)1例，其中15例可进食，肿块缩小2例[6]。

2. 治疗肿瘤并发症　如常并发于恶性肿瘤晚期的带状疱疹，有人用六神丸6g研成末，用食醋50ml，调成糊状敷患处，每日3次，取得很好的疗效[7]。

3. 肿瘤的辅助治疗　主要表现在对于化疗药物所致静脉炎的治疗方面，具体方法是：根据渗漏部位面积大小，取六神丸30～100粒，食醋调研后涂抹患处，涂抹面积大于2cm，4～6小时1次。轻者3～5天痊愈，重者14天痊愈[8]。

【出处】《中药制剂手册》六神丸。

参 考 文 献

[1] 黄振东，王晓红，戴锡孟，等．六神丸含药血清诱

导 HL-60 细胞凋亡实验研究[J]. 山东中医杂志,2006,25(3):187-189.

[2] 李炜,赵玲,孙莉,等. 六神丸抗肿瘤血管生成的体外实验研究[J]. 山东中医杂志,2006,25(6):402-406.

[3] 李修荣,王诗明,李贵海. 六神丸超微细的体外细胞毒作用实验的观察[J]. 中华实用中西医杂志,2003,3(16):575-576.

[4] 天津中医院血液组. 六神丸治疗白血病 10 例临床疗效观察[J]. 天津医药,1976,6(3):135.

[5] 刘秀文. 六神丸并 HOAP 方案治疗急性非淋巴细胞性白血病 21 例[J]. 临床医学,1986,12(3):146.

[6] 陆保磊,王应新. 六神丸治疗上消化道晚期肿瘤 20 例[J]. 吉林中医药,1989,1:19.

[7] 邢晓波,张美莲,黄祖明. 六神丸外敷治疗晚期肿瘤并发带状疱疹 26 例[J]. 山东中医杂志,1998,17(3):110.

[8] 白桂清. 化疗药物外渗的中成药治疗探讨. 现代中西医结合杂志[J],2007,16(8):1080.

梅花点舌丹

【药物组成】狗胆 30g、冰片 30g、雄黄 30g、硼砂 30g、血竭 30g、葶苈子 30g、沉香 30g、乳香 30g、没药 30g、珍珠 90g、牛黄 60g、麝香 60g、蟾酥 60g、朱砂 60g、白梅花 150g、生石决明 15g。

【制剂性状】本品为朱红色的包衣水丸。除去包衣后,显深黄色至黄棕色;味苦凉、微麻舌。

【药理作用】

1. 调节机体免疫功能 实验[1]表明,梅花点舌丹能显著增加动物免疫器官的重量,提高腹腔吞噬细胞的吞噬功能，促进抗体的形成，这种增强作用不仅在动物正常生理状态下存在，而且对应用免疫抑制剂后以及在荷瘤动物身上也有明显的增强作用。以L7212白血病小鼠为研究对象，观察梅花点舌丹对诸多细胞因子分泌水平的作用机制。结果表明：梅花点舌丹可提高正常615小鼠分泌IL-2、IFN-γ水平，进而提高正常小鼠的免疫功能状态；可降低L7212白血病小鼠白血病细胞异常分泌的IL-1水平，从而抑制白血病细胞的生长；可调控白血病小鼠IL-2、IFN-γ、TNF-α等细胞因子的分泌达正常水平，并提高NK细胞的杀伤活性[2]。

2. 抑制肿瘤细胞生长 梅花点舌丹能显著延长L7212白血病小鼠生存时间及脾细胞移植后生存时间；可提高粒-单核系祖细胞(CFU-GM)数量；可使L7212白血病小鼠非整倍体数明显减少，正常核型增加。抑制白血病细胞生长及其对机体各部位的浸润；对机体正常组织细胞无毒害作用。梅花点舌丹对小鼠肉瘤S180的生长也有抑制作用，以1g/(kg·d)的剂量给药，连用10天，其抑制率为54.92%[3]。

【功能主治】清热解毒、消肿止痛。临床用于各种肿瘤、无名肿毒及疖疮肿痛，如慢性粒细胞白血病、晚期食管癌、贲门癌等，还可用于癌性疼痛见口干口苦、红肿热痛等实热证。

【用法用量】口服，1次2丸，1日3次，小儿酌减。

【药品规格】每10丸重1g。

【临床体会】

1. 白血病 戴锡孟[2]用梅花点舌丹治疗40例慢粒患者，每日服梅花点舌丹30粒，分3次温开水送服，根据患者的不同情况，最大剂量每日服36粒，最小剂量每日服18粒，连续服用10～40天，总有效率为90%。对外周血象、骨髓象以及临床症状均有较明显的改善作用。能使肿大的肝脾较快回缩，减轻骨骼疼痛，且较少合并感染。

2. 放射性口腔炎 刘连花[4]将梅花点舌丹打成粉，喷涂于出现轻度放射性口腔炎的黏膜损伤处，共治疗22例，结果反应加重的有4例，无1例出现重度黏膜反应。而应用生理盐水、庆大霉素、地塞米松、利多卡因的对照组22例中，反应加重病例为19例，其中有5例出现重度黏膜反应。提示用梅花点舌丹治疗放射性黏膜损伤有佳效。

3. 带状疱疹 带状疱疹是恶性肿瘤患者常见的并发病之一，任素华[5]用梅花点舌丹治疗带状疱疹15例，同时配合西医抗病毒及B族维生素治疗，与单用西医治疗组进行比较，结果有效8人，无效7人，疗效明显好于单纯西医治疗组。

注意事项：①本方宜舌下含化，徐徐咽之，对食管癌、口腔癌更不宜水送服，含化后口中可能微有麻感，不必漱口，过数分钟即可恢复；②本方以实证、火证、热毒证为宜，湿证、寒证、阴毒证应与阳和汤合用；③孕妇忌服。

【出处】清·王洪绪《外科全生集》梅花点舌丹。

参考文献

[1] 李先荣,李奉惠,刘毅. 梅花点舌丹免疫药理作用的研究[J]. 中成药,1986,3:45.

[2] 戴锡孟,杨学爽,杨文华,等. 中医药治疗白血病的临床及实验研究[J]. 天津中医,2000,17(3):56.

[3] 李先荣,刘德宽,张燚,程霞. 梅花点舌丹抗肿瘤作用实验研究[J]. 中成药研究,1982,6:28-31.

[4] 刘连花,杨晓峰. 梅花点舌丹治疗放射性口腔粘膜损伤22例临床观察[J]. 职业与健康,2000,16(11):128-129.

[5] 任素华,吴艳阳. 梅花点舌丹治疗带状疱疹临床观[G]//中国中西医结合学会疡科分会第十次全国学术会议论文汇编. 2001:88.

片仔癀

【药物组成】麝香、牛黄、蛇胆、三七等。

【制剂性状】本品为胶囊剂,内容物为棕黄色颗粒;味极苦。

【药理作用】

1. 镇痛作用　片仔癀能明显地抑制冰醋酸引起的小鼠扭体反应,延长热板引起的疼痛反应潜伏期,提示其有明显的镇痛作用。

2. 抗炎作用　片仔癀能明显抑制小鼠因二甲苯引起的耳肿胀以及角叉菜胶引起的足关节肿胀及试剂性关节炎,提示其具有明显的抗炎作用。

3. 保肝作用　对四氯化碳(CCl_4)所致急性肝损伤和小鼠D-半乳糖胺(D-GlaN)肝损伤均有保护作用,降低谷丙转氨酶(ALT)、谷草转氨酶(AST);促进肝细胞再生。

4. 免疫调节作用　片仔癀具有免疫调节作用,适当剂量下可抑制亢进的免疫反应,对低下的免疫功能可显示不同程度的促进恢复作用。它不影响正常小鼠脾淋巴细胞产生IL-2,但可以抑制脂多糖(LPS)刺激的吞噬细胞产生IL-2,这可能是片仔癀抗炎的机制之一。在免疫力低下时,片仔癀能刺激T淋巴细胞增殖、B细胞产生抗体,以及使吞噬细胞的吞噬能力提高,显示出促进免疫系统恢复的作用。

5. 抑瘤作用　片仔癀对肝癌模型LCI-D20和人胃癌MKN-45具有抑制作用,可以延长艾氏腹水癌小鼠的存活时间[1]。

【功能主治】清热解毒、活血通络,消肿止痛。主治:祛除湿热、热毒、湿毒、瘀血等多种邪气。可用于肝癌、大肠癌、癌性疼痛等的治疗及辅助治疗,可以改善癌症患者的生活质量,改善肝脏功能。

【用法用量】口服,1次2粒,1日3次。8岁以下儿童每次0.15～0.3g,1日2～3次。外用研末,用冷开水或食醋少许调匀涂患处。

【药品规格】每粒装0.5g,铝塑片,10粒×2板/盒;或药用塑料瓶,36粒/瓶。

【临床体会】片仔癀胶囊具有清热解毒、凉血化瘀、消肿镇痛等功效，药理研究证实本品有很好的扶正固本（调整免疫）功能，对于癌症的化疗有增效减毒作用，其用于肿瘤的治疗或辅助治疗已有几十年历史。

上海医科大学附属肿瘤医院于尔辛以片仔癀为主治疗中晚期肝癌，病例均为中晚期肝癌而其他治疗无效或病情持续恶化者。经服用片仔癀治疗，肿瘤控制，病情趋向稳定占 76.2％，症状改善占 59.5％，并观察到服药期间肝功能未见异常变化，具有保护肝功能的功效。特别是服药 2 个月以上者，病情均处于稳定，症状改善效果明显，生存期均较长，生存质量提高[2]。有人对 39 例癌症患者用片仔癀作镇痛治疗，服药后 2～3 小时即有止痛作用，其中 9 例完全缓解，24 例疼痛明显缓解，但未完全止痛。

赵水连[3]研究了片仔癀胶囊合用化疗药治疗肝癌的临床效果。共治疗 120 例患者，方法是介入治疗加片仔癀，片仔癀胶囊每日 3 次，每次 2 粒，4 周为 1 个疗程，共用 2 个疗程。结果在缩小瘤体、提高患者生活质量、止痛等方面以及综合疗效明显优于单用介入治疗组，所以认为片仔癀胶囊与化疗药联用治疗癌症，具有显著的减毒增效作用。

由于其功效为清肺化痰、清热解毒、清肝明目、利胆，所以片仔癀还广泛应用于肺热咳嗽、目赤肿痛、喉痹、黄疸、痢疾、疮疡肿毒等的治疗。

胆道完全阻塞者忌服。

【出处】祖传秘方。

参考文献

[1] 刘丛盛．片仔癀药理及临床应用综述[J]．医药世界,2006,7:64-65.

[2] 徐益语,于尔辛．以片仔癀为主治疗中晚期肝癌42例临床分析[J]．上海中医药杂志,1994,12(4):5.

[3] 赵水连,潘杰．片仔癀胶囊配合介入化疗治疗原发性肝癌患者临床观察[J]．临床医药,2006,9:48-57.

如意金黄散

【药物组成】天花粉、黄柏、大黄、姜黄、白芷、厚朴、陈皮、甘草、苍术、天南星。

【制剂性状】本品为黄色至金黄色的粉末;气微香,味苦、微甘。

【药理作用】

1. 抑菌作用　体外抑菌试验表明,如意金黄散可抑制大肠杆菌、绿脓杆菌、金黄色葡萄球菌、溶血性链球菌等,其细菌的敏感性从大到小依次为溶血性链球菌、金黄色葡萄球菌、绿脓杆菌和大肠杆菌[1]。

2. 增强机体免疫功能　如意金黄散水煎液稀释100倍后,注入小鼠腹腔内,以雷佛奴尔和生理盐水作对照,测定巨噬细胞激活率和对异物的吞噬功能,与对照组比较有显著差异。实验还证实了药物组激活后的小鼠巨噬细胞对酵母菌的吞噬作用强于雷佛奴尔对照组。这种作用是抗感染强弱的反映指标。这些结果揭示，如意金黄散的抗感染及消肿作用以调整机体、增强机体抗病能力为主，有别于抗生素的作用机制[2]。

3. 镇痛作用　按小鼠热板法镇痛作用试验，测定痛阈值，结果表明如意金黄散具有一定的镇痛作用[2]。

4. 抗炎作用　如意金黄散能使炎性渗出液显著减少，是由于其能保护血管内皮细胞，减轻血管壁的通透性[3]。

【功能主治】通气活血、清热解毒。主治：一般用于痈疽肿毒初起，脓未形成，局部红肿坚硬，灼热疼痛者。可用于皮肤肿瘤见是证者，以及化疗药物外渗引起的损伤，放疗引起的局部皮肤损伤等。

【用法用量】温开水、茶水调敷。

【药品规格】每袋装 12g，每瓶装 12g。

【临床体会】

1. 化疗药物外渗所致静脉炎　袁代忠报道[4]，用如意金黄散外敷治疗 36 例因癌症反复静脉输液和化疗所致的静脉脉管炎，全部治愈。一般用药 1～2 次，局部疼痛缓解；用药 3～4 次，局部红肿消退；用药 5～6 次，静脉软化通畅如初。另有报道用如意金黄散外敷治疗胸腹壁浅静脉炎 8 例，髂股静脉血栓性静脉炎 1 例，均取得较好效果[5]。

2. 癌肿的治疗　余娟彩[6]观察了金黄散治疗宫颈癌根治术后淋巴囊肿 119 例的疗效，结果

119例患者中治愈72例，占60.50%；有效45例，占37.82%；无效2例，占1.68%，总有效率98.32%。

3. 镇痛　方松韵[7]报道，用如意金黄散加减敷于肝区肿块上或疼痛处，2天换药1次，2次为1个疗程，治疗原发性肝癌疼痛31例，其中24例敷药1个疗程后疼痛完全消失，7例敷药2个疗程，疼痛明显减轻，有效率100%。

【出处】《外科正宗》如意金黄散。

参考文献

[1] 冯家兴，杨立珍．金黄散抑菌作用的初步观察[J]. 贵阳医学院学报，1987，12(1)：93.

[2] 刘云，何光星．金黄散药理作用及其应用[J]. 华西药学杂志，1992，7(1)：56.

[3] 周聪和，谭新华，李彪．金黄散外用抗感染实验研究[J]. 辽宁中医杂志，1989，13(12)：35.

[4] 袁代忠．如意金黄散治疗静脉脉管炎36例小结[J]. 四川中医，1993，(9)：36.

[5] 李萱，王珉，王国良．金黄膏治疗体表感染105例的临床观察[J]. 中医杂志，1985，(7)：54.

[6] 余娟彩，史桂芳．金黄散局部外敷治疗宫颈癌根治术后淋巴囊肿效果观察[J]. 护理学杂志，2008，23(6)：17.

[7] 方松韵．如意金黄散外敷治疗原发性肝癌疼痛31例报道[J]. 肿瘤，1985，5(6)：260.

妇月康胶囊（生化汤）

【药物组成】当归24g，川芎9g，桃仁6g，黑姜

2g，甘草 2g。

【制剂性状】本品为胶囊剂，内容物为黄棕色至黄褐色的粗粉；气香，味甘、微苦。

【药理作用】生化汤与肿瘤相关的药理作用有以下几种：

1. 止血作用　生化汤可明显增加大鼠、小鼠离体雌激素敏感子宫的收缩率和幅度，缩短大鼠早孕后阴道流血动物实验时间（$P<0.05$）[1,2]；明显缩短小鼠出、凝血时间[2]。

2. 止痛作用　生化汤能明显抑制醋酸所致的小鼠扭体反应[3]。

3. 活血作用　生化汤具有抗体外血栓形成的作用[4]。

4. 抗炎作用　生化汤对二甲苯或巴豆混合液所致耳肿胀有明显抗炎作用[5]。

这些药理作用为生化汤在临床上应用于除妇产科以外的其他疾病（包括肿瘤）提供了药效学实验依据。

【功能主治】养血化瘀，温经止痛。主治血虚寒凝，瘀阻胞宫。症见恶露不绝、小腹冷痛，脉细或弦。主要用于子宫肌瘤、子宫肥大症，盆腔肿瘤术后恢复患者，各种妇科肿瘤见上述诸症者。

【用法用量】口服，1 次 4 粒，1 日 2～3 次。

【药品规格】12 粒×2 板/盒。

【临床体会】临床多见于一些良性的妇科肿瘤的治疗：张玉芬曾[6]以加味生化汤治疗子宫肌瘤，收到良效。尚有报道以生化汤加益母草、炒荆芥穗为主方治疗子宫肌瘤24例，结果子宫肌瘤痊愈8例；有效13例；无效3例。葡萄胎：钱平[7]对15例葡萄胎患者给予加味生化汤兼定期清宫，15例仅予清宫作为对照。结果发现，中药组尿妊免试验转阴较对照组提前16天，说明加味生化汤能使人绒毛膜促性腺激素（HCG）下降，尿妊免试验转阴。

有血热者不宜使用；若恶露过多，出血不止，甚则汗出气短神疲者，当属禁用。

【出处】《傅青主女科》生化汤。

参考文献

[1] 周辛，白世泽，李新生，等．血停灵冲剂的药效学研究[J]．中国中医药科技，1997，4(5)：271.

[2] 李喜香，罗燕梅，冯守文，等．新生化汤口服液药效学研究[J]．中成药，2000，22(10)：737.

[3] 杨奎．生化汤的药理、毒理学研究[J]．中药药理与临床，1995(增刊)：251.

[4] 任青华，王丽．生化汤、四物汤及加减补阳还五汤体外抗血栓的研究[J]．中成药，1993(1)：44.

[5] 侯琢生，石俊哲，王敏玉．生化汤完带汤抗炎作用的实验研究[J]．辽宁中医杂志，1992(6)：43.

[6] 张玉芬，张晋峰．生化汤在妇产科的临床应用[J]．中医药研究，1990，(5)：18-22.

[7] 钱平．加味生化汤促使葡萄胎患者HCG转阴30例临床观察[J]．湖南中医杂志，1998，(6)：6.

四神丸

【药物组成】补骨脂400g，肉豆蔻200g，五味子 200g，吴茱萸 100g，红枣 50 枚，生姜 200g。

【制剂性状】本品为浅褐色至褐色的水丸；气微香，味苦、咸而带酸、辛。

【药理作用】

1. 止泻作用　高长玉[1]观察了四神丸对小鼠小肠推进运动、药物性腹泻小鼠腹泻次数的影响。方法采用小鼠止泻试验和炭末推进法。结果提示四神丸能降低大黄、蓖麻油引起的小鼠腹泻次数，并能抑制正常小鼠和拮抗溴吡斯的明小鼠的炭末推进率。说明四神丸具有良好的涩肠止泻作用，其可能是通过抗胆碱作用和直接作用于胃肠道平滑肌而起作用。

2. 改善菌群失调及肠保护　王晓东等[2]进行了四神丸对脾虚小鼠肠道菌群的调整及肠保护作用的实验研究。结果脾虚小鼠给予四神丸治疗后肠杆菌、肠球菌、双歧杆菌、类杆菌、乳酸杆菌数量逐渐恢复正常，肠壁肌层厚度增加，杯状细胞数量增多，肠黏膜微绒毛排列紊乱、线粒体肿胀显著改善，明显好于脾虚自然恢复组。所以认为四神丸对脾虚小鼠具有肠道菌群调整及促进损伤肠组织恢复的作用。

3. 调节机体免疫功能　四神丸能提高脾虚泄泻大鼠的免疫功能，这种作用是通过升高分泌型 IgA(SIgA)分泌量和 IL-2 含量，共同恢复细胞免疫和体液免疫功能而完成的[3]。

【功能主治】温肾暖脾，涩肠止泻。主治脾肾虚寒。症见五更泄泻、久泻、不思饮食、食不消化、腹痛肢冷，舌淡苔薄白，脉沉迟无力。可用于化疗所致的腹泻，并能提高肿瘤患者的生存质量。

【用法用量】临睡前用淡盐汤或温开水送服，1次9g，1日1～2次。

【药品规格】每丸重9g。

【临床体会】四神丸临床常用于治疗腹泻，尤其是脾肾亏虚的五更泄泻效果尤为突出，也可用于癌症的辅助治疗。如[4]将癌症相关性腹泻患者74例随机分为治疗组37例、对照组37例，治疗组采用四神丸加味治疗，对照组用易蒙停治疗。结果2个疗程后腹泻的疗效治疗组与对照组比较差异有显著性（$P<0.01$）。李利亚[5]等用四神丸治疗化疗药物所致的脾肾虚寒性腹泻20例，结果治愈率为75%，总有效率100%，而口服培菲康的对照组治愈率为26.3%，总有效率为68.4%。

癌症患者很容易出现腹泻，医学上称此为癌症相关性腹泻。该种腹泻可以是癌症本身引起，也可以因各种治疗所致，会影响患者的生活质量和治疗效果，重者可危及生命。凡癌症相关性腹泻属中医肾阳虚衰，症见黎明之前脐周作痛，肠鸣即泻，泻后痛减，腹部畏寒，形寒肢冷，舌淡苔白，脉沉细者均可选四神丸治疗[6]。

临睡前用淡盐汤或温开水送服。忌食生冷油腻食物。

【出处】《校注妇人良方》四神丸。

参考文献

[1] 高长玉，李冀，柴剑波，等．四神丸止泻作用的实验研究[J]．中医药学报，2005，33(2)：40-41.

[2] 王晓东，王春涛，杨旭东．四神丸对脾虚小鼠肠道菌群调整及肠保护作用的实验研究[J]．牡丹江医学院学报，2007，28(1)：1-3.

[3] 李冀，邹大威，杜雅薇，等．二神丸与四神丸对脾虚泄泻大鼠分泌型IgA、白介素-2含量影响的配伍比较研究[J]．中华中医药学刊，2007，25(12)：2437-2439.

[4] 沈智理．益火补土法治疗癌症相关性腹泻临床探讨[J]．中国保健：医学研究版，2007，15(11)：91-92.

[5] 李利亚，贾立群，林宥任，等．中药治疗恶性肿瘤化疗所致的腹泻[G]// 中华中医药学会第六届急诊学术年会论文集．2006，346-347.

[6] 张楠，苏天聪．癌症相关性腹泻及中医中药治疗[J]．实用中西医结合临床，2005，5(1)：54-55.

五苓散

【药物组成】猪苓180g，茯苓180g，泽泻30g，白术180g，桂枝120g。

【制剂性状】本品为淡黄色粉末；气微香，味甘、淡。

【药理作用】西医学研究表明：五苓散有利尿、维持水电解质平衡、抑瘤以及调节机体免疫的作用。

1. 利尿作用　茯苓醇浸剂腹腔注射于家兔，有明显利尿作用；猪苓的提取物动物实验证明有明显利尿作用。

2. 维持水电解质平衡 朱海峰[1]指出五苓散的利尿机制作用于钠转运系统较少，而主要作用于水输送系统，因此基本不影响尿中电解质浓度，在利尿的同时能维持水电解质平衡。

3. 抑瘤作用 五苓散的主要成分有不同程度的抑瘤作用，如茯苓中的茯苓多糖、茯苓素及猪苓中的猪苓多糖均有抗肿瘤作用，其机制为直接细胞毒作用、抑制肿瘤细胞核苷转运和DNA的合成[2]；此外白术挥发油中的中性油对癌细胞有明显抑制作用[3]。

4. 调节机体免疫 五苓散的主要成分茯苓、猪苓能增强机体的免疫功能，激活免疫监督系统而达到抑制肿瘤细胞生长的作用。白术能增强网状内皮系统的吞噬功能，在白细胞减少时有升白作用，可以促进细胞免疫功能。

【功能主治】利水渗湿，化气布津，主治蓄水证，水湿内停证，痰饮。症见小便不利，烦渴引饮，甚则水入即吐，水肿，泄泻，脐下心动，吐涎沫而头眩，或短气而咳，舌苔白，脉浮。用于癌性胸腹水，膀胱癌等。

【用法用量】口服，1次6～9g，1日3次，多饮暖水，汗出愈；也作为汤剂用。

【药品规格】每袋装6g。

【临床体会】五苓散主要用于水肿、胸腹水等的治疗，近年来，也有加减用于恶性肿瘤治疗的例子，如：

1. 恶性胸腔积液 王海存、李汝敏[4]观察了口服五苓散合并腔内注射顺铂治疗恶性胸腔积液的效果。结果与单纯顺伯腔内注射治疗相比，合用五苓散的近期有效率明显提高（76%∶52%，$P<0.05$），而且治疗组 KPS 评分高于对照组（升高率 80%∶57%，$P<0.05$）。

2. 乳腺癌术后上肢水肿 罗崇谦、黄霖[5]用五苓散加减治疗乳腺癌手术后上肢水肿，对照组采用口服爱脉朗片治疗。结果五苓散组总有效率 76%，对照组总有效率 57%，治疗组高于对照组。经卡方检验，$P<0.01$。

3. 其他 此外还有人用五苓散和半夏厚朴汤治疗肠癌术后综合征[6]，五苓散和十枣汤配合腔内化疗治疗恶性双侧卵巢癌性腹水[7]，单用五苓散配合腔内化疗治疗恶性腹水等[8]。

不宜久煎，以免减弱渗利之性；津液耗伤者不可用。

【出处】《伤寒论》五苓散。

参 考 文 献

[1] 朱海峰，朱同宜，朱冬霞．五苓散的双向调节作用[J]．时珍国医国药，1998，9(6)：542.

[2] 沈映君．中药药理学[M]．上海：上海科学技术出版社，1997：87.

[3] 郭国华．临床中药辞典[M]．湖南：湖南科学技术出版社，1994：156，364，483.

[4] 王海存，李汝敏．腔内注射顺铂联合口服五苓散治疗恶性胸腔积液效果观察[J]．现代中西医结合杂志，

2004,13(4):483-484.

[5] 罗崇谦,黄霖．五苓散加减治疗乳腺癌术后上肢水肿的临床观察[J]. 辽宁中医杂志,2006,33(9):1132.

[6] 钱国民．五苓散合半夏厚朴汤治疗肠癌术后综合征验案举隅[J]. 辽宁中医杂志,2004,31(1):42.

[7] 魏家秀,董桂芬．十枣汤合五苓散结合腹腔内用药治疗双侧卵巢癌性腹水 1 例[J]. 实用中西医结合临床,2003,3(2):20.

[8] 刘华,曾柏荣,伍斌红．五苓散配合腔内化疗治疗恶性腹腔积液的疗效观察[J]. 中国医师杂志,2003 增刊:265-266.

犀黄丸

【药物组成】牛黄、麝香、乳香、没药。

【制剂性状】本品为褐色的糊丸;气芳香,味微苦。

【药理作用】犀黄丸是一个临床疗效确切的传统名方,方中牛黄具有清热解毒,化痰开窍,凉肝息风的功效;麝香具有开窍醒神,活血通经,消肿止痛的作用;乳香、没药为药对,具有活血祛瘀,消肿止痛作用。犀黄丸传统辅料为黄米饭,取其调胃和中,防止诸药攻邪太过。诸药配合,功效清热解毒,活血祛瘀,消坚化结。现代药理研究表明,在肿瘤治疗方面犀黄丸具有以下功效:

1. 抑制动物移植肿瘤的生长 唐氏[1]等进行了犀黄丸及犀黄丸加味复方抗小鼠白血病的研究。采用 615 近交系雄性小鼠,细胞株为可移植性 L7212 白血病小鼠。结果犀黄丸组接种后第

4、5、6天的白细胞计数、白血病细胞百分比、白血病细胞绝对值、血红蛋白、血小板计数与对照组相比，均有统计学意义。肝脏病理形态学研究发现犀黄丸组10只小白鼠的肝脏未见明显的重度坏死，白血病细胞浸润程度也较对照组轻，与对照组相比具有极显著的统计学意义。骨髓细胞增殖动力学犀黄丸组与对照组相比，S期细胞比例增加97.9%，有显著的统计学意义，与正常骨髓比较，无明显统计学意义。治疗组生存时间较对照组明显延长，有统计学意义。

2. 抑制肿瘤细胞体外的增殖，促进凋亡　熊氏[2~4]等对复方犀黄丸含药血清体外抗癌作用进行了研究。采用噻唑蓝还原法(MTT)检测含药血清对体外培养肝细胞的生长抑制率。结果表明，含药血清对人肝癌细胞的增殖抑制率可达39%，用流式细胞仪做细胞周期时相分析，含药血清与对照组相比，24小时后S期细胞比例增加，G_2/M期细胞减少；处理48小时后，G_0/G_1期细胞增多，S期细胞减少。而且发现含药血清处理后人肝癌细胞系出现贴壁能力减弱，体积缩小，核固缩表现；荧光显微镜和透射电镜显示凋亡细胞数量随含药血清的浓度增加和作用时间延长而增多，而对照组无上述形态改变。

【功能主治】解毒散结、消肿止痛。主治各种晚期癌症见发热、肿块或瘰疬痰核、舌红、脉滑数等属火郁成块或热毒瘀痰者。用于肝癌、肺癌、胃癌、肠癌、乳腺癌、食管癌、白血病、恶性淋巴瘤、骨肉瘤。

【用法用量】口服,1次3g,1日2次。

【药品规格】每20粒重1g。

【临床体会】

1. 消化道恶性肿瘤　单用犀黄丸或犀黄丸加味治疗消化道恶性肿瘤有一定效果。马氏[5]曾用犀黄丸治疗原发性肝癌,取得一定效果。一般病例每日1次,每次服6g;较重病例1日3次。局部疼痛较重者,可用犀黄丸12g研末,加米醋调成糊状,外敷于肝区,每日1次。结果用犀黄丸治疗2周后,患者疼痛明显减轻,食欲增加,腹胀消失,体力增加,各种出血症状减轻,转移率降低,不同程度延长了生存期。谭氏[6]报道应用犀黄丸治疗1例胆囊癌转移患者,用中医辨证施治加犀黄丸每日6g口服,2周后患者腹痛腹胀减轻,能自由活动,饮食睡眠基本正常;坚持服药并追踪观察1年,多次复查报告肿瘤病灶略有缩小。

2. 血液系统恶性肿瘤　犀黄丸对于治疗血液系统恶性肿瘤也有一定疗效。唐氏[7]以犀黄丸为主治疗慢性淋巴细胞白血病1例,每天以犀黄丸4.5g分2～3次口服,配用益气养阴解毒方,连用2个月,淋巴结明显缩小,肝脾肿大减轻,贫血改善,出院后连续用犀黄丸31个月,病情持续稳定。肖氏[8]用西洋参15g煎水吞服犀黄丸和紫雪丹为基本方法治疗慢性粒细胞白血病1例。先配合使用行气活血、散结抗癌药方8剂,后配合补气活血、散结抗癌药物2日1剂,连续服用半年，患者病情稳定，反应良好。

3. 其他恶性肿瘤　孙氏[9]用加味犀黄丸治疗常见中晚期恶性肿瘤 157 例，其中肺癌 33 例，胃癌 61 例，乳腺癌 30 例，食管癌 6 例，其他部位癌 7 例。每粒胶囊含药粉 0.25g，每日 2～3 次，每次 2～3 粒，饭后半小时温开水送服。服药 3～4 个月为 1 个疗程，休息 7～10 天后继续服用第 2 个疗程。结果 157 例患者中部分缓解 7 例，占 4.5％；稳定 134 例，占 85.3％；恶化 16 例，占 10.0％。谭氏[6]报道应用犀黄丸治疗鼻咽癌放疗后骨转移患者 1 例，病理类型为鳞状细胞癌。经化疗及其他抗癌中成药治疗均无明显效果，需用镇痛剂，加用犀黄丸后，患者疼痛锐减，面色转佳。2 个月后复查 ECT，原骨转移灶明显减小。那氏[10]用犀黄丸加味治疗乳腺癌 1 例。每日 2 丸，共服 50 天。后随病情变化用犀黄丸加当归、黄芪、龙葵、半枝莲，连服 2 个月，乳房肿块脱落，疮口平复，精神饮食正常，后经 6 年多次随访，患者状况良好，双侧乳房对称，无肿块。

其次，犀黄丸还可用于肛周脓肿、肺脓肿、胃溃疡、溃疡性结肠炎等病的治疗，只要符合犀黄丸的适应证，均可获效。

本方单用不宜久服，久服易损伤脾胃。

【出处】清・王洪绪《外科全生集》犀黄丸。

参 考 文 献

[1] 唐由君，陈刚，张若英，等. 犀黄丸加中药复方抗

急性白血病的实验研究[J]. 实用中西医结合杂志,1991,4(4):239.

[2] 熊鹰,孔小云,陈如山,等. 复方犀黄丸含药血清体外抗癌作用的研究[J]. 中国中西医结合消化杂志,2001,9(4):221.

[3] 熊鹰,孔小云,陈如山. 复方犀黄丸含药血清对人肝癌细胞生长及其周期影响的实验研究[J]. 中国中医药科技,2001,8(4):217.

[4] 熊鹰,孔小云,陈如山,等. 犀黄丸(含药血清)对人肝癌细胞凋亡影响的形态学研究[J]. 临床消化病杂志,2001,13(2):8.

[5] 马风友. 犀黄丸治疗肝癌探讨[J]. 四川中医,1991,9(10):31.

[6] 谭萍. 西黄丸治疗恶性肿瘤应用体会[J]. 浙江中西结合杂志,2001,11(4):244.

[7] 唐由君. 传统抗癌中成药配合中药复方治疗白血病的研究[J]. 中国中西医结合杂志,1998,18(10):583.

[8] 肖国兴. 益气化瘀法治白血病1例[J]. 四川中医,1997,15(7):26.

[9] 孙桂芝,王桂绵,唐文秀,等. 加味犀黄丸治疗晚期恶性肿瘤157例临床观察[J]. 中医杂志,1990,10(2):44.

[10] 那显臣. 犀黄丸加味治疗乳腺癌1例[J]. 中国中医药信息杂志,1998,5(5):39.

血府逐瘀丸

【药物组成】当归、红花、牛膝、生地黄各9g,桃仁12g,甘草、赤芍、枳壳各6g,柴胡3g,川芎、桔梗各 5g。

【制剂性状】本品为褐色的大蜜丸；味甜、辛。

【药理作用】血府逐瘀汤是活血化瘀、理气止痛的代表方剂，在心脑血管疾病及妇科、外科疾病中应用广泛。药理研究也表明，血府逐瘀汤具有改善血液流变学、改善微循环、抑制血小板聚集、抗肿瘤、消退动脉粥样硬化等作用[1,2]。

1. 免疫调节作用　有实验[3]证实，血府逐瘀汤对 KM 小鼠体内 S180 肉瘤有抑制作用，抑瘤率为 35%，且与环磷酰胺联合应用时，效果更佳，表明这两种药物在体内抗肿瘤作用中具有相互协调的作用。而体外实验未见血府逐瘀汤对 S180 肿瘤细胞的直接杀伤作用，提示血府逐瘀汤的抑瘤效应是通过某种中介作用来完成的，对机体免疫功能的调节可能是血府逐瘀汤抗肿瘤效应的主要机制。继续对该实验中荷瘤小鼠的免疫功能进行研究，发现血府逐瘀汤能活化 T 淋巴细胞增殖能力，提高荷瘤小鼠脾脏 $L_3L_4^+$ 细胞数量，升高 $L_3L_4^+$/Lyt-2$^+$ 细胞比值，促进 IL-2 的分泌。认为血府逐瘀汤能够完全逆转肿瘤抗原和环磷酰胺引起的免疫抑制，其抑瘤作用与增强机体细胞免疫功能有关。

2. 抑制血管生成　丁志山等[4]采用血清药理学的方法研究表明，血府逐瘀汤具有抑制血管生成的作用，其作用机制可能是通过抑制内皮细胞的迁移增殖，从而抑制新生血管生成。因此认为抗血管生成是血府逐瘀汤抗肿瘤以及防治冠心病的作用机制之一。翁德新[5]用血府逐瘀汤联合5-氟尿嘧啶治疗小鼠移植性肿瘤也取得了良好疗效。而且发现,联合治疗组抑瘤率明显高于血府逐瘀汤组,并证实这种联合作用主要依赖于血府逐瘀汤对血管生长的抑制作用。

【功能主治】活血化瘀,行气止痛。主治瘀血内阻,阻滞气机,瘀久化热。症见胸痛、头痛,痛如针刺,痛处固定;呕逆或干呕不止,甚或饮水即呛;内热瞀闷,入暮潮热;急躁易怒;唇黯或两目黯黑,舌质黯红或有瘀点、瘀斑,脉涩或弦紧。用于肺癌、胃癌而见是证者。

【用法用量】空腹,用红糖水送服,1 次 1～2 丸,1 日 2 次。

【药品规格】每丸重 9g。

【临床体会】

1. 治疗癌痛　中医学认为,疼痛的产生与气血阻滞不通关系最为密切,所以血府逐瘀汤可用于治疗癌性疼痛。任华萍[6]用血府逐瘀汤加味治疗癌痛 38 例,取得一定疗效,其中显效 13 例,有效 18 例,无效 7 例。其中以气滞血瘀型效果最为明显。

2. 化疗减毒增效作用　全淅强[7]用血府逐瘀汤配合化疗治疗晚期食管癌 20 例,结果提示血府逐瘀汤可以协助化疗药更有效地发挥其杀瘤细胞作用,并可减轻毒副反应,提高造血功能和免疫功能,使晚期食管癌患者得到更有效的治疗。管宏茂[8]用血府逐瘀汤治疗肺癌并淋巴转移也取得了较好疗效。

3. 治疗肿瘤急症　陈小刚[9]用加味血府逐瘀汤治疗上腔静脉综合征 11 例，结果显效 3 例，有效 5 例，无效 3 例，提示血府逐瘀汤在某些肿瘤急症方面也有一定的治疗作用。

由于方中活血祛瘀药较多，故孕妇忌用。

【出处】《医林改错》血府逐瘀汤。

参 考 文 献

[1] 李艳梅，陈可冀，史载祥，等．血府逐瘀丸对动脉粥样硬化血瘀征象及危险因素影响的研究[J]．中国中西医结合杂志，1998，18(2)：71-73.

[2] 樊延南，王蓉，景勤，等．血府逐瘀口服液配合放疗治疗中晚期食管癌 70 例[J]．中国中西医结合杂志，1999，19(1)：52.

[3] 祁艳波，吴嘉慧，刘柏杨，等．血府逐瘀汤对荷瘤小鼠的抑瘤作用[J]．现代预防医学，2005，32(5)：446.

[4] 丁志山，高承贤，程东庆，等．血府逐瘀汤对牛内皮细胞增殖和迁移的影响[J]. 2003，25(5)：423-424.

[5] 翁德新．血府逐瘀汤联合 5-氟尿嘧啶治疗小鼠移植性肿瘤的实验研究[J]．现代中西医结合杂志，2007，16(3)：311-312.

[6] 任华萍．血府逐瘀汤加味治疗晚期癌症疼痛 38 例[J]．中医研究，2002，15(1)：40.

[7] 全淅强．血府逐瘀汤配合化疗治疗晚期食管癌 20 例[J]．河南中医药学刊，1999，14(4)：12.

[8] 管宏茂．血府逐瘀汤治疗肺癌并淋巴转移[J]．湖南中医杂志，1995，11(4)：28.

[9] 陈小刚．加味血府逐瘀汤治疗上腔静脉综合征 11 例[J]．中医药导报，2008，14(3)：55.

玉屏风颗粒

【药物组成】黄芪、白术各60g，防风30g。

【制剂性状】本品为棕褐色颗粒；味甜、微苦。

【药理作用】玉屏风散的药理作用主要集中在以下几个方面[1～5]：

1. 对免疫的影响　玉屏风散具有免疫双向调节作用；能提高吞噬细胞的吞噬能力；提高淋巴细胞的转化百分率，促进细胞免疫能力；增强溶血素和溶血空斑形成反应，增强免疫球蛋白IgA，降低IgE；增强迟发型超敏反应(DTH)。

2. 减轻实验性肾炎病变，促进肾炎的病理修复　研究发现黄芪与白术的搭配，可以使肾小球的病理性增殖消退，而后肾小球功能得到恢复。

3. 对过敏原有中和作用　玉屏风散能通过刺激小鼠体内产生较多的游离抗体以中和侵入机体的过敏原。

4. 对流感病毒有明显抑制作用　玉屏风散在鸡胚内能明显抑制流感病毒A，并能使小鼠腹腔内巨噬细胞吞噬百分率和吞噬指数升高。

5. 抗疲劳、耐低温、耐缺氧作用　玉屏风散有类似于人参的耐低温、耐疲劳、降低耗氧量的作用。

【功能主治】益气实胃，固表止汗。主治：表虚自汗，虚人感冒。症见自汗恶风，面色萆白，舌淡，脉虚。各种肿瘤患者见表虚自汗、易感冒者。

【用法用量】1次5g,1日2～3次。

【药品规格】每盒12袋,每袋5g。

【临床体会】玉屏风散主要用于肿瘤的辅助治疗。

1. 肿瘤并发症　袁志平[6]用玉屏风散和牡蛎散加减治疗肿瘤患者化疗后自汗和盗汗,取得较好的疗效,与用常规对照治疗的西医治疗组比较,有效率分别为98%和43%,差异有统计学意义。

2. 化疗减毒增效　还有人观察了玉屏风散对急性非淋巴细胞白血病化疗期间患者的T淋巴细胞亚群的影响。结果治疗后玉屏风散组缓解率与纯西医对照组比较,差异无显著性($P>0.05$)。治疗后CD4,CD4/CD8治疗组高于对照组,差异有显著性($P<0.05$),所以认为玉屏风散对急性非淋巴细胞白血病化疗期间患者的T淋巴细胞免疫功能有增强作用[7]。孙建红[8]观察了玉屏风散合泻黄散加味对化疗所致口腔黏膜炎的疗效,总有效率为98%。

若属虚人感冒,邪多虚少者,不宜使用本方。

【出处】《丹溪心法》玉屏风散。

参 考 文 献

[1] 李兴平．玉屏风散的免疫药理研究[J]. 陕西中医学院学报,2000,22(2):36-38.

[2] 辛洪涛,侯林江,徐少华,周晓辉．玉屏风散的免疫药理研究进展[J]. 中国中药杂志,1998,23(8):

505-507.

[3] 侯林江,辛洪涛. 玉屏风散的免疫药理研究进展[J]. 中国中西医结合杂志,1998,18(11):701-703.

[4] 姚实林,汪涛. 玉屏风散的药理研究进展[J]. 安徽中医学院学报,1999,18(5):86-88.

[5] 张国华,吕琳. 玉屏风散的药理研究进展[J]. 山东中医杂志,1999,18(12):556-558.

[6] 袁志平,邹才华,杜晓波,等. 中西医结合治疗肿瘤化疗后自汗盗汗 96 例[J]. 中国中西医结合杂志,2005,25(10):950.

[7] 庄爱民,钟郁鸿. 玉屏风散对急性非淋巴细胞白血病化疗期间患者的 T 淋巴细胞亚群的影响[G]//浙江省中西医结合学会血液病专业委员会第二次学术年会暨省级继续教育学习班资料汇编. 2007.

[8] 孙建红. 玉屏风散合泻黄散加味治疗化疗所致口腔黏膜炎 50 例[J]. 浙江中医药大学学报,2006,30(4):375-376.

紫金锭(玉枢丹)

【药物组成】山慈菇、五倍子、千金子霜、红大戟、朱砂、雄黄、麝香。

【制剂性状】锭剂,本品为暗棕色至褐色的长方形或棍状的块体;气特异,味辛而苦。

【药理作用】紫金锭(又名玉枢丹)是历代常用中成药,具有清热解毒、抑菌、消炎、祛瘀通络、消肿止痛、止血生肌等功效,临床应用广泛。其主要成分为山慈姑、红大戟、千金子霜、五倍子、麝香、朱砂、雄黄等[1]。山慈菇清热消肿,化痰散结，并能解毒；配伍麝香芳香开窍，行气止痛，共为君药。千金子霜、红大戟逐痰消肿，五倍子涩肠止泻，雄黄化痰辟秽解毒，朱砂重镇安神，均为臣佐药。其功能主要是辟瘟解毒，消肿止痛。不仅能开窍化痰，辟秽解毒，用于治疗腹痛、呕恶、泄泻等症，而且还能消肿止痛，外敷以治外科疾患。主要用于痈疽疮毒，虫咬损伤，无名肿毒，也有报告其有抗癌作用。

【功能主治】辟瘟解毒，消肿散结，止痛。主治脘腹胀闷疼痛，恶心呕吐，泄泻，痢疾以及痰厥，症见舌润，苔厚腻或浊腻。用于食管癌、贲门癌、白血病、甲状腺肿瘤及皮肤癌见有痰涎偏盛、滴水难进、胸膈疼痛等痰浊邪毒较盛者。

【用法用量】口服，每次 0.6～1.5g，1 日 2 次；外用醋磨，调敷患处。

【药品规格】每锭重：①0.3g；②3g。

【临床体会】

1. 化疗所致静脉炎　紫金锭可以抗炎消肿，而且还有抗肿瘤作用，所以用于治疗化疗药物所致的静脉炎尤为适宜，赵洁[2]用紫金锭外敷治疗化疗所致静脉炎，方法是用紫金锭外敷于静脉炎处，对照组用 50％硫酸镁外敷于静脉炎处。结果紫金锭组的显效率和总有效率明显优于 50％硫酸镁外敷组。

2. 食管癌、贲门癌　林起铨[3]对食管癌患者因劳累、恼怒、感受外邪而致吞咽困难陡然加重，症见食道分泌物增加，痰涎壅盛，滴水难进者，急以紫金锭5片研末，少少含咽(不可用水带)，分4～6次服完，可见痰涎显著减少，吞咽困难明显改善。如法再服或长期少量内服，可巩固疗效。山东某研究组用紫金锭研粉与紫硇砂等量混匀，每服1g，1日3次，15天1个疗程，每疗程间隔3～5天，反应好者连用10～20个疗程，治疗食管癌445例，贲门癌190例。治愈2例，显效6例，有效452例[4]。

3. 带状疱疹　带状疱疹是恶性肿瘤患者常见的并发病之一，紫金锭辟瘟解毒，消肿散结，止痛，所以也可用于带状疱疹的治疗。陈妍[5]用龙胆泻肝汤加外用紫金锭治疗带状疱疹62例，与只用阿昔洛韦治疗组进行比较，结果中药组能使带状疱疹迅速止痛、止疱、脱痂，取得较好的治疗效果。

体虚者及孕妇忌服。

【出处】明·陈实功《外科正宗》太乙紫金丹(玉枢丹)。

参考文献

[1] 国家药典委员会．中华人民共和国药典(一部)[M]. 北京:化学工业出版社，2000:599.

[2] 赵洁，黄红花．紫金锭外敷治疗化疗所致静脉炎的疗效观察[J]. 吉林医学，2007，28(1):101-102.

[3] 林起铨．紫金锭在临床上的应用[J]. 中成药研究，1982，(5):45.

[4] 山东省北镇卫生学校肿瘤研究小组．紫硇砂紫金锭合剂治疗食管癌、贲门癌635例疗效的初步报告[J].

新医学,1974,(3):10.

[5] 陈妍.龙胆泻肝汤加外用紫金锭治疗带状疱疹62例[J].辽宁中医学院学报,2003,5(3):250.

大活络丸

【药物组成】蕲蛇(酒制)、制草乌、豹骨(制)(现已禁用)、人工牛黄、乌梢蛇(酒制)、天麻、熟大黄、麝香、血竭、熟地黄、天南星(制)、水牛角浓缩粉等50味。

【制剂性状】本品为包金衣或不包金衣的大蜜丸,除去金衣显黑棕色;气香,味微甘、苦。

【药理作用】大活络丸有扩张血管及抗心肌缺血、抑制血栓形成等作用,在增加脑血流量时,并不明显增加心肌耗氧量,对中风偏瘫、改善动脉粥样硬化和抗炎、镇痛等有重要意义。

【功能主治】祛风,舒筋,活络,除湿。用于风寒湿痹引起的肢体疼痛,手足麻木,筋脉拘挛,中风瘫痪,口眼歪斜,半身不遂,言语不清。

【用法用量】温黄酒或温开水送服,1次1～2丸,1日2次。

【注意事项】孕妇忌服。服用前应除去蜡皮、塑料球壳及玻璃纸;本品不可整丸吞服。

【药品规格】每丸重3.6g。

【出处】《兰台轨范》卷一引《圣济总录》。

小活络丸

【药物组成】胆南星180g,制川乌180g,制草乌 180g，地龙 180g，乳香（制）66g，没药（制）66g。

【制剂性状】本品为黑褐色至黑色的大蜜丸；气腥，味苦。

【功能主治】祛风除湿，活络通痹。用于风寒湿痹，肢体疼痛，麻木拘挛。

【用法用量】黄酒或温开水送服，1 次 1 丸，1 日 2 次。

【注意事项】孕妇禁用。

【药品规格】每丸重 3g。

【出处】《太平惠民和剂局方》。

回生口服液

【药物组成】益母草、鳖甲、水蛭（制）、虻虫、干漆（煅）、桃仁、红花、川芎、延胡索（醋炙）、三棱（醋炙）、乳香（醋炙）、没药（醋炙）等。

【制剂性状】本品为棕红色液体；味苦、辛。

【药理作用】能抑制肿瘤癌细胞的增殖和转移，如小鼠移植性肿瘤 S180、H22、Lewis 肺癌、人结肠癌 THC8908 等[1-2]；提高机体免疫功能，如提高人外周血 IL-2 水平，增强 LAK 细胞活性，促进巨噬细胞功能等[3-4]；保护骨髓造血细胞，且与放疗、化疗合用具有增效、减毒作用。

【功能主治】消癥化瘀。用于原发性肝癌、肺癌。

【用法用量】口服，1 次 10ml，1 日 3 次；或遵医嘱。

【不良反应】个别患者出现恶心、呕吐、腹泻、腹痛。

【注意事项】孕妇禁用。过敏体质、经期妇女、体质虚弱者、出血性疾病患者慎用。

【药品规格】10ml×6 支/盒。

【临床体会】本品多与放疗、化疗等手段联合使用，用于治疗肝癌、肺癌、食管癌等血瘀积聚病证，发挥增效减毒的作用。李洪涛等[5]研究显示TACE 联合回生口服液治疗原发性肝癌，能够改善症状，减轻骨髓抑制，有助于生存质量提高和远期生存的改善。有多项研究显示，本品联合化疗能够改善肺癌患者免疫功能，减轻化疗不良反应，提高化疗近期疗效，延长生存期[6-8]；本品联合放疗治疗食管癌，能够提高免疫功能，减轻放疗不良反应，改善 1、2 年生存率[9-11]。

【出处】清代《温病条辨》化癥回生丹。

参 考 文 献

[1] 黄国钧，王宪明，毛兴云，等．回生口服液抗肿瘤作用实验研究[J]．中成药，1998，20(10)：37-39.

[2] 张大鹏，孔棣．回生口服液对人结肠癌 THC8908 细胞抑制作用[J]．华西医学，2005，20 (2)：338-339.

[3] 赵兴梅，段丹丽，张爱玲，等．回生口服液对人 IL-22 水平及 LAK 细胞活性的影响[J]．华人消化杂志，1998，6(5)：409-411.

[4] 肖桦．回生口服液调节机体抗肿瘤免疫功能的实验研究[D]．成都中医药大学硕士学位论文，2007.

[5] 李洪涛，付国权，王成全．肝动脉栓塞化疗结合

回生口服液治疗原发性肝癌疗效观察[J]. 华西医学，2003,18(14):516.

[6] 程林忠，葛何莲. 回生口服液对肺癌辅助性治疗的临床疗效观察[J]. 中国基层医药，2005,12(11):1580.

[7] 马冬，林萍，邓罡. 回生口服液对老年肿瘤患者化疗后细胞免疫功能的影响[J]. 成都中医药大学学报，2005,28(3):52-54.

[8] 陈焕伟，凌华海，赵小琼，等. 回生口服液联合强力升白片辅助治疗晚期非小细胞肺癌的效果观察[J]. 现代中西医结合杂志，2004,13(22):2960-2961.

[9] 蔡晓军，潘东风，喻雄杰，等. 后程加速超分割适形放疗联合回生口服液治疗食道癌的疗效分析[J]. 华西医学，2007,22(1):49-50.

[10] 张勇，白杰，王清朝. 回生口服液加放疗治疗食管癌的远期疗效观察[J]. 河北医药，2000,22(5): 371.

[11] 王中苏，王继瑞，张松华. 回生口服液在食管癌综合治疗中的作用[J]. 华西医学，2004,19(3):425-426.

（张　英　张培彤）

二、常用现代中成药

（一）口服药

安康欣胶囊

【药物成分】黄芪、人参、丹参、灵芝、山豆根、若叶、补骨脂、鸡血藤、半枝莲、淫羊藿等二十几味中草药组成。

【制剂性状】本品为胶囊剂，内容物为棕褐色的粉末；气芳香，味苦。

【功能主治】活血化瘀、软坚散结、清热解毒、扶正固本。可用于肺癌、胃癌、肝癌、食管癌、直肠癌、鼻咽癌、乳腺癌、子宫颈癌、恶性淋巴瘤、淋巴细胞性白血病、膀胱癌、颅内肿瘤（脑膜瘤、脑胶质细胞瘤）等。

【用法用量】1 日 3 次，1 次 5 粒，饭后温开水送服。

【注意事项】请注意掌握剂量，勿超剂量使用。孕妇慎用或遵医嘱服用。

【药品规格】0.5g×45 粒/瓶。

【临床经验】安康欣胶囊可以在各种肿瘤的各期、各治疗阶段长期应用。还可联合放疗、化疗，减轻毒副作用。河南省肿瘤医院放疗科用安康欣胶囊联合放射治疗的临床研究中，共 36 例宫颈癌患者均为II_b、III_b期，安康欣胶囊联合放疗组（18 例）可抑制放疗引起的白细胞及血红蛋白下降，对造血功能有保护作用。安康欣胶囊联合放疗组 CD3/CD4 明显高于对照组（$P<0.01$），说明该药能增强放疗中机体的免疫功能，是一种有效的免疫增强剂[1]。

参 考 文 献

[1] 姚志伟，杨晓霞，安凤伟．安康欣胶囊配合放疗治疗宫颈癌疗效观察．医药论坛杂志，2004，21：33，35.

安替可胶囊

【药物成分】蟾皮、当归。

【制剂性状】本品为胶囊剂，内容物为灰黄色粉末；气清香，味甘、苦，有麻感。

【药理作用】

1. 增强机体免疫功能　①提高巨噬细胞吞噬功能。安替可胶囊能明显提高碳粒廓清率，提高环磷酰胺免疫抑制鼠腹腔巨噬细胞的吞噬功能及胸腺和脾脏的重量。安替可胶囊及其组分当归可诱导巨噬细胞释放 TNF。②增强小鼠自然杀伤细胞（NK）和淋巴细胞活性。安替可胶囊在 200mg/kg、400mg/kg 的剂量下可明显增强 T、B 淋巴细胞和 NK 细胞活性。500mg/kg 的剂量下安替可胶囊组小鼠 NK 细胞杀伤率为 73.39%。③促进血清溶血素及抗体形成细胞生成。安替可胶囊 400mg/kg 可使环磷酰胺免疫抑制小鼠的血清溶血素及抗体形成细胞恢复至接近正常。④增强 IL-2 活性。安替可胶囊及其组分蟾皮和当归都可显著增强 IL-2 活性，这些实验提示安替可胶囊对小鼠非特异性、体液和细胞免疫具有促进作用[1]。

2. 抑瘤作用　安替可胶囊及其组分蟾皮和当归对 H22 移植瘤的瘤重抑制率分别为 45.05%，43.95%，27.79%，抑瘤作用明显但不及 5-FU（55.79%）。安替可胶囊对人瘤细胞及人瘤细胞裸鼠移植瘤都有明显的抑制作用。人瘤细胞对安替可胶囊的敏感性顺序依次为 Mgc803\Eca109＞SMMC7721\HeLa＞SPCA21，提示安替可对人胃癌、食管癌和肝癌具有较好的疗效[2]。

3. 抗氧化作用　安替可胶囊及其组分当归可显著增加血中过氧化氢酶(CAT)、谷胱甘肽过氧化物酶(GSH-Px)和组织中超氧化物歧化酶(SOD)含量,使清除 O_2 和 H_2O_2 增强,能减少(防止)原初氢氧自由基(OH·)和单线态氧(O_2)的产生,引起细胞分裂抑制,最终抑制肿瘤细胞[3]。

4. 放疗增敏作用　实验研究表明,蟾皮和当归两种中药配伍应用,可增加放射线对肾癌细胞的杀伤力,增加肾癌细胞放射后的凋亡百分比,提高肾癌细胞的放射敏感性[4]。

【功能主治】具有软坚散结、解毒定痛、养血活血的作用。用于食管癌瘀毒证,与放疗合用可增强对食管癌的疗效。用于食管癌、肝癌、胃癌、肺癌、肾癌等。

【用法用量】口服每次 2 粒,每日 3 次,饭后服用。疗程 6 周。或遵医嘱。

【不良反应】少数患者使用后可出现恶心、血象降低。过量、连续久服可致心慌。

【注意事项】心脏病患者慎用;孕妇忌服;注意观察血象;注意掌握服用剂量。

【药品规格】胶囊剂,0.22g/粒。

【临床经验】主要用于消化道肿瘤的治疗,可以配合放化疗应用于各期消化道肿瘤。对于不适宜放疗、化疗的患者,可以单独应用或与中药注射剂等联合应用,以增强治疗力度。Ⅱ、Ⅲ期临床研究资料显示[5]:

1. 安替可胶囊与放疗联合使用的增敏

作用　放疗与安替可胶囊联合治疗晚期消化道肿瘤，CR33％，PR39％，总缓解率（CR＋PR）72％；而放疗对照组中，CR12.5％，PR21.9％，总缓解率（CR＋PR）34.4％。治疗组总缓解率比对照组明显提高（$P<0.01$）[6]。安替可胶囊与放疗联用治疗Ⅱ～Ⅳ期鼻咽癌，还可加快肿瘤消退速度及提高颈淋巴结的完全消退率。鼻咽癌完全消退所需的平均放射剂量比较安替可治疗组与对照分别为（41.6±8.9）Gy 和（50.7±9.2）Gy，两组比较差异有显著性（$P=0.000$）。颈淋巴结完全消退所需的平均放射剂量分别为（47.4±10.3）Gy 和（56.2±9.7）Gy，两组比较差异也有显著性（$P=0.0011$）[7]。这些结果都表明安替可胶囊具有显著的放射增敏作用。

2. 安替可胶囊增强介入治疗原发性肝癌的疗效　治疗后 2 个月近期疗效评价中，治疗组 126 例中 CR 为 9.5％，PR 为 41.2％；明显优于对照组（CR4.5％，PR27.2％）。且治疗组所有患者甲胎蛋白（AFP）均下降，其中 64 例转阴，也明显优于对照组。安替可胶囊还可缓解介入治疗引起的胃肠道反应，增加体重，减轻疼痛，提高生活质量，同时减轻化疗所致的骨髓抑制[8]。

3. 改善临床症状　安替可胶囊能改善肿瘤患者吞咽困难、疼痛、恶心、呕吐等临床症状。临床试验显示该药止痛作用显著，且对吞咽困难的缓解作用、增加体重和提高生存质量的作用非常显著。还有保护血象和降低癌胚抗原（CEA）等作用。

4. 单独应用安替可胶囊治疗中晚期肿瘤，有效率（CR＋PR）6.7%，稳定率（SD）76.6%，除10%出现上腹饱胀感外，未见其他不良反应，且能明显改善临床症状，提高生活质量[9]。

参考文献

[1] 王四旺，谢艳华，王晓娟，等．安替可胶囊对小鼠免疫功能的影响[J]. 西北药学杂志，1997，12(3)：119-120.

[2] 王四旺，谢艳华，朱玲珍，等．安替可胶囊对人癌细胞抑制的作用[J]. 第四军医大学学报，1996，17(4)：283-286.

[3] 王四旺，谢艳华，朱玲珍．安替可胶囊抗肿瘤作用的机理[J]. 第四军医大学学报，1997，18(4)：368-372.

[4] 孙凌飞，孙颖，申文江，等．蟾皮当归合剂对肾癌细胞的放射敏感性的影响及作用机制探讨[J]. 中国肿瘤临床与康复，2000，7(4)：1-3.

[5] 王四旺，谢艳华，李予蓉，等．安替可胶囊抗肿瘤作用及对晚期消化道肿瘤的近期疗效[J]. 世界华人消化杂志，1999，7(3)：236-239.

[6] 王四旺，朱玲珍，林洪生，等．复方蟾皮胶囊对晚期消化道肿瘤近期疗效的观察[J]. 第四军医大学学报，1996，17(2)：97-100.

[7] 谢方云，黄惠英，胡家柱，等．安替可胶囊联合放射治疗鼻咽癌的疗效观察[J]. 中国中西医结合杂志，2001，21(12)：888-890.

[8] 刘寒春，程智，李建良，等．安替可与介入治疗联合治疗原发性肝癌的临床分析[J]. 中国现代医学杂志，

2000,10(4):61.

[9] 潘敏求,蒋益兰,潘博,等.安替可胶囊治疗中晚期恶性肿瘤 30 例临床观[J].中国中医药科技,1999,6(1):50-51.

博尔宁胶囊

【药物成分】黄芪、光慈菇、重楼、龙葵、紫苏子、僵蚕、大黄等。

【制剂性状】胶囊剂,内容物为棕黄色的粉末;气香,味微咸,微辛苦。

【功能主治】扶正祛邪,益气活血,软坚散结,消肿止痛。本品为癌症辅助治疗药物,可配合化疗使用,有一定的减毒增效作用。

【用法用量】口服,1 次 4 粒,1 日 3 次,或遵医嘱,2 个月为 1 个疗程。

【不良反应】孕妇,哺乳期妇女禁用。个别病例用药后轻度恶心、腹泻。

【药品规格】每粒装 0.15g。

【临床经验】主要用于各种肿瘤的治疗,可以配合化疗应用于各种肿瘤。对于晚期不能进行放化疗的肿瘤患者,可以单独应用,在改善症状、提高生活质量和免疫力方面有一定作用。

1. 与化疗联用提高疗效,减轻毒副作用。HEP 方案(羟基喜树碱、足叶乙苷、顺铂)联合博尔宁胶囊治疗高龄晚期非小细胞肺癌,发现患者 12 个月生存率联合组为 56.5%,单纯 HEP 组为 11.6%[1]。试验结果提示 KPS 评分稍差的患者选择博尔宁胶囊作为辅助用药，疗效好，且能提高患者的生活质量。博尔宁胶囊能明显改善接受FOLFOX4化疗等结肠癌患者生活质量，在增加体重方面FOLFOX4组及联用博尔宁胶囊组分别为60%、10.2%，差异明显。博尔宁胶囊组患者WBCⅡ度以上血液学毒性发生率及Ⅲ度以上感觉性神经病变发生率明显下降，在减少化疗相关毒副作用方面具有肯定意义[2]。

2. 博尔宁胶囊与TACE联合应用，能改善免疫抑制状态，提高Th1型细胞因子含量及活性[3]。与TACE单独治疗组比较，博尔宁胶囊组IL-2、INF-γ、IL-18明显升高($P<0.05$)，说明博尔宁胶囊可促进机体细胞免疫抗肿瘤功能的恢复，进一步促使Th1型细胞因子的释放，逆转原发性肝癌患者免疫抑制状态。

3. 博尔宁胶囊单用对晚期肝癌、胃癌患者近期有效率13.3%，虽不及FAM(5-FU、ADM、MTM)动脉灌注的化疗组(20%)，但在改善症状、提高生活质量和免疫力方面有一定优势，且无毒副作用[4]。

参考文献

[1] 刘巍，冯威建，吕雅蕾，等. 博尔宁胶囊联合HEP方案治疗高龄晚期非小细胞肺癌的临床观察[J]. 中国肿瘤临床，2004，31(16)：953-954.

[2] 刘平，刘剑辉，朱道奇，等. 博尔宁胶囊联合FOLFOX4方案治疗结肠癌的临床观察[J]. 中国肿瘤临

床,2007,34(2):89-91.

[3] 殷飞,曹凤,姚树坤,等. 博尔宁对原发性肝癌患者肝动脉插管化疗栓塞术后 Thl/Th2 型细胞因子的影响[J]. 中国中医基础医学杂志,2008,14(3):218-219.

[4] 罗湘江,王宁菊,刘明放,等. 博尔宁胶囊治疗晚期肝癌、胃癌 30 例临床观察[J]. 西北药学杂志,1998,13(6):262.

慈丹胶囊

【药物成分】莪术、山慈菇、鸦胆子、蜂房、人工牛黄、制马钱子、黄芪、当归、僵蚕、丹参、冰片等。

【制剂性状】本品为胶囊剂,内容物为棕褐色粉末或颗粒;具特异香气,味苦、微辛。

【药理作用】抑瘤作用[1]:慈丹胶囊对白血病细胞 K562 和 HL-60、胃癌 FGC85、肝癌 SMMC7721 均有直接抑制作用,半数抑制量(IC_{50})是 5.61～11.8mol 生药/ml。本品 1.6g/kg 连续 10～14 日灌服时,对小鼠肉瘤 S180 的最高抑瘤率是 62.89%,小鼠宫颈癌 U14 是 56.22%,小鼠 Lewis 肺癌 49.78%,小鼠黑色素瘤是 41.84%。

【功能主治】化瘀解毒、消肿散结、益气养血。用于原发性肝癌、肺癌、消化道肿瘤或经手术或放、化疗后患者的辅助治疗。

【用法用量】口服,1 次 5 粒,1 日 4 次,1 个月为 1 个疗程,或遵医嘱。

【不良反应】偶见服药后恶心。孕妇禁服。本品含有马钱子、鸦胆子等，不可超量服用。

【药品规格】0.27g×60粒/盒。

【临床经验】慈丹胶囊用于原发性肝癌等恶性肿瘤经手术及放、化疗后的辅助治疗，能够提高病灶缓解率。

1994年10月至1997年8月以北京中医药大学东直门医院为组长单位的七家卫生部指定医院对慈丹胶囊进行临床研究[2]，对325例原发性肝癌患者采用随机单盲对照方法，分为慈丹组125例，慈丹+化疗组100例，化疗组100例。结果提示：慈丹+化疗组肿瘤缓解稳定率为87%，单纯慈丹组为72.2%，单纯化疗组为57%。服用慈丹胶囊过程中未见明显毒副作用。3年生存率随访，中药加化疗组生存率（36%）明显高于中药组（19.2%）和单纯化疗组（2%）（$P<0.01$），中药组亦高于化疗组；中药组和中药加化疗组有较好的降低血中AFP水平的作用。

陈平等[3]将128例胃癌晚期患者随机分为两组，治疗组用慈丹胶囊联合ELF化疗方案治疗，对照组予以ELF方案治疗。治疗3个周期后，对照组缓解率52.9%，中位生存期8个月；治疗组缓解率65.6%，中位生存期9.2个月。两组比较有显著性差异（$P<0.05$）。毒副反应主要为胃肠道反应、末梢神经炎、骨髓抑制，但治疗组骨髓抑制明显低于对照组（$P<0.05$）。

参考文献

[1] 郑伟达．国家级抗癌新药慈丹胶囊抗肿瘤作用研究概况[J]. 光明中医,2004,19(6):1001.

[2] 王俊显,周超凡,郑伟达．应用慈丹胶囊治疗原发性肝癌325例临床疗效观察[J]. 中国肿瘤临床,2005,32(21):1255-1256.

[3] 陈平,郑伟达,高红兰,等．慈丹胶囊联合ELF方案治疗晚期胃癌临床分析[J]. 世界中西医结合杂志,2007,2(3):167-169.

复方斑蝥胶囊

【药物成分】斑蝥、人参、黄芪、刺五加、三棱、半枝莲、莪术、山茱萸、女贞子、熊胆粉、甘草等。

【制剂性状】本品为胶囊剂,内容物为黄绿色至棕褐色的粉末;味微苦。

【药理作用】

1. 抑瘤作用　与模型组比较,复方斑蝥胶囊各剂量组瘤重都明显减轻,且抑瘤率和小鼠带瘤生存时间与剂量呈正相关,复方斑蝥胶囊用药剂量达3g/kg时,抑瘤率可达56.21%,同时小鼠带瘤生存时间明显延长,生命延长率达34.5%。可见复方斑蝥胶囊有明显的抑瘤作用,可以延长荷瘤小鼠的生存时间[1]。实验证明斑蝥素能抑制肝癌细胞,并可诱导其调亡[2],还可诱导高转移卵巢癌细胞HO-9810PM的调亡[3]。斑蝥素可以抑制癌细胞RNA和DNA合成,继而影响蛋白质的合成,最终抑制癌细胞的分裂[4]。斑蝥素处理HL-

60 细胞 24 小时后，G_2/M 期细胞增加，G_0/G_1 期细胞减少，G_0/G_1 期峰前有亚二倍体峰出现，说明斑蝥素能够诱导 HL-60 细胞凋亡[5]。斑蝥素促进肿瘤细胞的凋亡还与斑蝥素是蛋白磷酸酶抑制剂有关[6]。血清药理学研究发现，复方斑蝥胶囊含药动物血清对人肝癌细胞 SMMC-7721 增殖具有一定的抑制作用，并具有剂量依赖性。其中以 3 倍临床等效剂量含药血清的抑制率最高；而临床等效剂量组中给药后 3 小时含药血清的抑制率最高[7]。还有研究显示，复方斑蝥胶囊无论在体内或是体外，对不同靶细胞敏感性都不同，如对小鼠移植性肝癌 H_{22} 的抑瘤作用都比对小鼠白血病细胞 L_{1210} 作用明显，说明复方斑蝥胶囊的抑瘤作用对不同的肿瘤细胞有一定的选择性[8]。

2. 抑制新生血管形成　复方斑蝥胶囊在 300mg/ml 的浓度下，能明显抑制鸡胚绒毛尿囊膜血管生成[9]，这可能是其抗肿瘤作用的又一重要机制。

【功能主治】破血消瘀，攻毒蚀疮。用于原发性肝癌、肺癌、直肠癌、恶性淋巴瘤、妇科恶性肿瘤（卵巢癌、子宫内膜癌、绒毛膜癌）等。

【用法用量】口服，1 次 3 粒，1 日 2 次。

【注意事项】糖尿病患者及糖代谢紊乱者慎用。

【药品规格】每粒装 0.25g。①每盒装 12 粒，每件装 200 盒。②每盒装 36 粒，每件装 60 盒。

【临床经验】主要用于各种恶性肿瘤，与化疗联合能协同增效。临床资料显示：复方斑蝥胶囊联合化疗治疗大肠癌术后肝转移，能协同增效，改善患者的生活质量，降低骨髓抑制的发生，并且不增加其他不良反应[10]。

参考文献

[1] 夏恪迪，张赢予，张馨木，等．复方斑蝥胶囊体内抗肿瘤作用的实验研究[J]．药物研究，2007，16(15)：13-14.

[2] Zhang JP，Ying K，Xiao ZY，et al. Analysis of gene expression on profiles in human HL-60 cell exposed to cantharidin using eDNA microarray[J]. Int J Cancer，2004，108(2)：212-218.

[3] 金伟，王亚威，周宗祥，等．斑蝥素对 HL-60 细胞和 QCY7703 细胞的研究[J]．中医药学报，2001，29(4)：42-43.

[4] 刘健，高建辉，刘晓秋．斑蝥素及其衍生物的研究进展[J]．中药材，2003，26(6)：453-455.

[5] Chu L，Norota I，Ishii K，et al. Inhibitory action of the phosphatase inhibitor cantharidin on the endothelin-1 induced and the carbachol-induced negative inotropic effect in the canine ventricular myocardium[J]. J Cardiovasc Pharmacol，2003，41(1)：89-92.

[6] Wang CC，Wu CH，Hsiseh KJ，et al. Cytotoxic effects of cantharidin on the growth of normal and carcinoma cell[J]. Toxicology，2000，147(2)：77-87.

[7] 杨军，丁敏，张太君，等．血清药理学方法观察复方斑蝥胶囊对人肝癌细胞 SMMC-7721 增殖的影响[J]．中国药房，2005，16(4)：262-264.

[8] 张葳,梁小军,朴晋华,等. 复方斑蝥胶囊体内外抗肿瘤作用的实验研究[J]. 山西中医学院学报,2003,4(2):17-19.

[9] 王淑美,徐晓玉,陈伟海,等. 26 种活血化瘀中药对鸡胚绒毛尿囊膜血管生成的影响[J]. 重庆医科大学学报,2006,31(3):401-403,407.

[10] 谭晓云,龚红卫. 康赛迪胶囊联合化疗治疗大肠癌术后肝转移 36 例[J]. 中西医结合肝病杂志,2006,16(4):248-249.

复方菝葜颗粒

【药物成分】红土茯苓(菝葜)、鱼腥草、猫爪草、土鳖虫、款冬花、枸杞子、大枣(去核)、鲜鳢鱼等。

【制剂性状】有较强的引湿性;气香,味苦、甘。

【药理作用】研究发现复方菝葜颗粒具有抑瘤作用。用复方菝葜颗粒含药血清培养非小细胞肺癌细胞株 A549,48 小时后,复方菝葜颗粒组细胞数明显少于正常对照组,细胞核及胞体体积缩小,染色质凝聚成块靠边,凋亡小体形成,细胞凋亡率明显高于正常对照组(23.85% : 7.52%)。因此认为复方菝葜颗粒具有减慢非小细胞肺癌细胞株 A549 增殖速度,诱导细胞凋亡的作用[1]。进一步研究发现:非小细胞肺癌 A549 细胞存在 Bcl-2(B-cell lymphoma gene 2)高表达及 Bax 低表达情况,复方菝葜颗粒干预后可使 Bax 表达量显著增加,Bcl-2 表达及 Bcl-2/Bax 比例显著降低,这可能是复方菝葜颗粒对

A549 抑制增殖，诱导凋亡的作用机制之一[2]。一些实验还证明复方菝葜颗粒可明显抑制动物瘤株[3]。

【功能主治】清热解毒、软坚散结、滋阴益气。可作为肺癌、子宫颈癌化疗时的辅助用药，改善咳嗽、胸痛、带下异常等症状。

【用法用量】开水冲服，1 次 20g，1 日 3 次。

【药品规格】每袋装 20g。

【临床经验】复方菝葜颗粒具有清热解毒、消肿散结、润肺益气、止咳化痰等功效，临床用于治疗原发性支气管肺癌，取得一定的疗效，对改善症状，控制瘤体扩大，提高患者生活质量，延长患者生存期均有一定的作用[4]。还有研究发现复方菝葜颗粒用于治疗Ⅲ～Ⅳ期非小细胞肺癌，治疗有效率、患者生存期及生存质量与化疗组相比无显著差异，故认为复方菝葜颗粒对中晚期非小细胞肺癌具有一定的临床疗效。

参 考 文 献

[1] 李广诚，胡灿红，董克礼．复方菝葜颗粒诱导非小细胞肺癌 A549 细胞凋亡的实验研究[J]. 中国医学工程，2006，14(6)：579-582.

[2] 李广诚，董克礼，胡灿红．复方菝葜颗粒对非小细胞肺癌 A549 细胞 Bcl-2 和 Bax 基因表达的影响[J]. 中南大学学报，2007，32(2)：312-315.

[3] 文朝阳，王学江，丰平，等．复方菝葜抑瘤作用的实验研究[J]．中华实用中西医杂志，2002，2(15)：561-565.

[4] 徐琳兰，董克礼．复方菝葜口服液治疗原发性支气管肺癌 51 例[J]．湖南中医药导报，1995，1(3)：12-16.

复方蟾酥丸

【药物成分】蟾酥、活蜗牛、麝香、乳香、没药、铜绿、胆矾、白矾、寒水石、朱砂、雄黄、轻粉。

【制剂性状】本品为棕黄色至深黄色的水丸；气香，味苦、麻舌。

【功能主治】消解疮毒。用于痈疽、疔疮。

【用法用量】口服，用葱白汤或温开水送服，1 次 5～15 粒，1 日 1～2 次；外用，研细，醋调，敷患处。

【注意事项】本品含毒剧药，不可过量服用；孕妇忌服。患处已溃疡者不宜外敷。

【药品规格】每 33 粒重 1g。

复方红豆杉胶囊

【药物成分】南方红豆杉、铁包金、白花蛇舌草、黄芪、玄参、柴胡等。

【制剂性状】本品为胶囊剂，内容物为浅棕黄色至棕褐色的颗粒及粉末；气芳香，味苦涩。

【药理作用】药效学研究表明[1]：复方红豆杉胶囊能显著抑制小鼠 S180 实体瘤和肝癌 H22 实体瘤的生长，增强荷瘤小鼠网状内皮系统的吞噬功能和迟发超敏反应，增加小鼠半数溶血值，延长荷瘤小鼠耐常压缺氧的生存时间，对抗环磷酰胺引起的小鼠体重下降。

【功能主治】祛邪扶正、通络散结。用于气虚痰湿、气阴两虚、气滞血虚所致的中晚期肿瘤的治疗。

【用法用量】口服，1次2粒，1日3次。21天为1个疗程。

【不良反应】10％的患者可出现轻度胃肠道反应，表现为恶心欲吐；可出现轻度的白细胞降低，一般不低于3000；偶见肌肉酸痛，加服维生素B_6可消除神经肌肉症状，不影响继续治疗。

【注意事项】服药后如有口干现象，宜多饮水。

【禁忌】对本品过敏者禁用。

【药品规格】0.3g×12粒×1板/盒。

【临床经验】适用于乳腺癌、卵巢癌、肺癌、宫颈癌、直肠癌、肝脏肿瘤、头部肿瘤、白血病等中晚期癌症的治疗；尤其是难以承受放化疗的患者。

1. 联合放化疗增效减毒　安凤君[2]应用复方红豆杉胶囊配合放射治疗老年人肺癌，随机分为放射加复方红豆杉胶囊30例（治疗组），单纯放射治疗30例（对照组）。近期疗效显示：治疗组CR3例，PR16例，总有效率为63.3％（19/30）。对照组CR2例，PR12例，总有效率为46.6％（14/30）。两组对比差异有显著性（$P<0.05$）。钟鸣等[3]将120例肺癌患者随机分为两组，治疗组60例（常规放、化疗方案加用复方红豆杉胶囊），对照组60例（常规放、化疗方案）。结果显示：治疗组有效率83.1％，明显优于对照组

(68.3%)；两组患者治疗后 KPS 评分均增加，治疗组更为明显($P<0.01$)；未发现骨髓抑制及其他副作用。滕红丽等[4]将 120 例肝癌患者随机分为两组，治疗组 60 例除按常规化疗方案治疗外，加服复方红豆杉胶囊，对照组 60 例按常规化疗方案治疗。结果显示：两组近期疗效总有效率分别为 81.67% 和 68.33%，治疗组显著优于对照组($P<0.05$)；治疗后两组患者 KPS 评分均有增加，但治疗组更为明显($P<0.01$)。未发现骨髓抑制及其他副作用。

2. 单独应用抑制肿瘤生长、改善患者生活质量、延长生存期　谭永忠等[5]采用复方红豆杉胶囊治疗 70 例中晚期恶性肿瘤，均为不适合手术或拒绝手术及术后复发和转移病例，结果显示：CR2 例，PR26 例，总有效率(CR+PR)40.0%；中位生存期 8 个月，不良反应为轻度骨髓抑制，一般均可耐受；治疗后 KPS 评分提高 40 分者占 4.3%(3/70)，30 分者占 12.9%(9/70)，20 分占 17.1%(12/70)，10 分占 40%(28/70)；体重增加 74.3%(52/70)。

参 考 文 献

[1] 钟鸣，李茂，余胜民，等. 复方红豆杉胶囊抗肿瘤药效学实验研究[J]. 中国实验方剂学杂志，2002，8(5)：46-47.

[2] 安凤君. 复方红豆杉胶囊配合放疗治疗老年人肺癌临床观察[J]. 中国医师杂志，2002 增刊：282.

[3] 钟鸣，滕红丽，余胜民，等. 复方红豆杉胶囊治疗

肺癌近期临床疗效观察[J]. 广西中医药,2002,25(4):11-12.

[4] 滕红丽,李珪,钟鸣,等. 复方红豆杉胶囊治疗肝癌60例临床研究[J]. 中医杂志,2006,47(4):277-279.

[5] 谭永忠,李静,李忠友,等. 复方红豆杉胶囊治疗中晚期恶性肿瘤临床观察[J]. 重庆医学,2002,31(6):525-526.

复方鹿仙草颗粒

【药物成分】鹿仙草、九香虫(炒)、黄药子、土茯苓、苦参、天花粉等。

【制剂性状】本品为黄棕色至棕褐色的颗粒;味苦、甜。

【药理作用】抑瘤作用[1]:有研究应用拉曼光谱研究不同浓度的鹿仙草溶液与肝癌细胞SMMC-7721的相互作用,通过对药物作用前后细胞的光谱变化进行分析,结果表明,鹿仙草可能插入DNA碱基对之间,使DNA复制受到抑制,导致细胞DNA含量下降,引起DNA单、双链的断裂;蛋白质二级结构以及侧链氨基酸的环境均发生了改变;鹿仙草对细胞的作用效果随浓度增加逐步增强。

【功能主治】疏肝解郁,活血解毒。用于肝郁气滞、毒瘀互阻所致的原发性肝癌等。

【用法用量】口服,1次5g,1日3次。

【不良反应】尚不明确。

【注意事项】

1. 服用本品期间,忌食鹅蛋和豆腐。

2. 若需配合其他中西药物进行治疗时，两者服用时间需间隔半小时。

3. 定期复查肝功能。

【药品规格】每袋装 5g，15 袋/盒。

参考文献

[1] 张金彦，郭建宇，蔡炜颖，等．拉曼光谱研究复方鹿仙草颗粒对 SMMC-7721 肝癌细胞的作用[J]．光谱学与光谱分析，2008，28(11)：2574-2578.

复方木鸡颗粒

【药物成分】云芝提取物、山豆根、菟丝子、核桃楸皮等。

【制剂性状】褐色颗粒；味微苦。

【药理作用】抗肿瘤活性：本品对小鼠肉瘤、小鼠肝癌有显著的抑制作用，能增强荷瘤小鼠的细胞免疫功能[1]。

【功能主治】具有抑制甲胎蛋白升高的作用，用于肝炎、肝硬化、肝腹水、肝癌。对早期肝癌有较好的治疗作用，在化疗、介入疗法及手术后配合服用，可起到保护肝脏，减轻症状，缓解疼痛，延长生存时间的作用。手术后患者服用有助于控制肝癌的复发。

【用法用量】口服，1 次 10g，1 日 3 次，饭后服。

【药品规格】每袋 10g，每盒 10 袋；复合膜包装。

【临床经验】复方木鸡颗粒临床用于肝癌的辅助治疗，可降低甲胎蛋白（AFP），在一定程度上对肝癌前期具有阻断性治疗作用。王丽等[2]将126例伴血清肝纤维化指标异常的慢性乙型病毒性肝炎患者，随机分为治疗组与对照组，前者给予复方木鸡颗粒治疗，后者给予大黄䗪虫丸治疗，两组疗程均为6个月。结果显示，复方木鸡颗粒有较好的抗肝纤维化、降低甲胎蛋白和改善肝功能的作用。

参 考 文 献

[1] 曹颖林，金和筠，王玉坤．复方木鸡口服液抑瘤作用的研究[J]．中成药，1996.18(8)：30-32.

[2] 王丽，宋玉荣．复方木鸡颗粒治疗乙肝肝纤维化疗效观察[J]．辽宁中医杂志，2009，36(3)：408-409.

复方天仙胶囊

【药物成分】白花蛇舌草、冰片、胆南星、黄芪、龙葵、没药、人参、人工牛黄等。

【制剂性状】本品为胶囊剂，内容物为棕褐色粉末；味苦、涩。

【功能主治】清热解毒、活血化瘀、散结止痛。适用于消化道肿瘤如食管癌、胃癌等实体癌肿的治疗；配合放疗、化疗可提高疗效。尚可试用于病毒感染性疾病的治疗。

【用法用量】口服，1次2～3粒，1日3次。饭后半小时用蜂蜜水或温水送下（吞咽困难者可将药粉倒出服用)。1个月为1个疗程。停药3～7天再继续服用。

【不良反应】少数患者可见口干、恶心。前列腺肥大者服药后有短暂尿潴留,减量可逐渐消失。

【注意事项】

1. 严重青光眼及心脏病患者慎用,不宜与洋地黄类药物同用。

2. 本品杀伤癌细胞具有浓度依赖性和时间依赖性的双重特点,作用时间较短。因此,临床给药时在毒性允许范围内应尽量增加药物浓度,间隔用药时间不宜太长。

3. 孕妇忌服。

4. 忌凉、硬、腥、辣食物。

【药品规格】每粒装0.25g。

【临床经验】复方天仙胶囊主要用于肺癌、食管癌、胃癌等多种肿瘤放化疗的辅助治疗,还可逆转胃、食管癌前病变。

1. 联合化疗,减毒增效　复方天仙胶囊与化疗药物合用治疗恶性肿瘤60例,对胃癌、非小细胞肺癌、非霍奇金淋巴瘤的近期疗效有效率明显高于单纯化疗组(分别为62.5%∶30%,42.9%∶12.5%,75%∶66.6%),且复方天仙胶囊组NK细胞活性明显高于单纯化疗组(30.12%∶23.32%),两组毒性反应相似[1]。复方天仙胶囊联合化疗治疗中晚期食管癌,缓解率明显高于单纯化疗组(45.7%∶33.3%)[2],复方天仙胶囊组生活质量改善,KPS评分明显高于单纯化疗组。

2. 逆转癌前病变 复方天仙胶囊治疗胃、食管癌前病变，取得了良好的近期疗效，有效率较维酶素对照组明显提高(96.3%∶52%)[3]。

参考文献

[1] 李如军，张勃. 复方天仙胶囊对恶性肿瘤的治疗作用[J]. 肿瘤防治杂志，2002，9(3)：339-340.

[2] 周月芬，朱月娇. 复方天仙胶囊加联合化疗治疗中晚期食管癌疗效观察[J]. 浙江中西医结合杂志，1999，9(2)：77-78.

[3] 韩敏，徐心诚. 复方天仙胶囊逆转胃、食管癌前病变的近期疗效观察[J]. 河南肿瘤学杂志，1999，12(4)：321-322.

复方万年青胶囊

【药物成分】虎眼万年青、半枝莲、虎杖、郁金、白花蛇舌草、人参、丹参、黄芪、全蝎、蜈蚣。

【制剂性状】本品为胶囊剂，内容物为深棕色的颗粒或粉末；气微，味苦、酸。

【药理作用】主要成分虎眼万年青皂苷(OSW-1)对肺癌、肝癌、胃癌等有明显的抑制，经体外实验表明，OSW-1 的抗癌活性是常见抗癌药物喜树碱、阿霉素、紫杉醇的 10～100 倍。

【功能主治】解毒化瘀，扶正固本。适用于肺癌、肝癌、胃癌化疗合并用药，具有减毒增效的作用。

【用法用量】口服，1 次 3 粒，1 日 3 次。

【注意事项】孕妇禁服，忌与藜芦同服。

【药品规格】0.4g×36 粒/盒。

复生康胶囊

【药物成分】蒲葵子、喜树果、莪术、绞股蓝、柴胡、黄芪、香菇、甘草。

【制剂性状】本品为胶囊剂，内容物为棕色至棕褐色粉末；味辛，微苦。

【功能主治】活血化瘀、消积止痛、补气健脾，能增强机体免疫功能。用于积证、胃癌、肝癌。

【用法用量】口服，1 次 4 粒，1 日 3 次；4 周为 1 个疗程。

【注意事项】本品宜在医师指导下服用；使用期间注意检查血象。孕妇禁服。

【药品规格】0.38g×36 粒/盒。

肝复乐片

【药物成分】党参、鳖甲（醋制）、重楼、白术（炒）、黄芪、陈皮、土鳖虫、大黄、桃仁、半枝莲、败酱草、茯苓、薏苡仁、郁金、苏木、牡蛎、茵陈、木通、香附（制）、沉香、柴胡。

【制剂性状】白色薄膜衣片，除去包衣后，显棕褐色；气香，味苦、微酸。

【药理作用】

1. 抑瘤作用　体内实验显示，肝复乐对小鼠实体型肝癌有显著抑制作用，抑制率为 35.2%～43.62%；对乳腺癌的抑制率为 38.0%；对 H22 腹水瘤生命延长率为 39.5%；对 EAC 腹水瘤生命延长率为74.0%。体外实验表明，肝复乐对H22腹水瘤细胞和Lewis肺癌细胞均有杀伤作用，主要是阻断DNA的合成，其作用主要来源于化瘀软坚药。

2. 免疫调节作用 肝复乐对荷肝癌小鼠的NK细胞、IFN、IL-2、Mφ细胞、LAK细胞（淋巴因子激活的杀伤细胞）均有促进作用。

3. 对实验性肝损伤的保护作用 肝复乐对对乙酰氨基酚所致的小鼠肝损伤有保护作用；能改善四氯化碳致肝纤维化大鼠肝功能，使血清ALT、AST下降；减轻肝脏纤维化的病理组织学改变[1]；对D-半乳糖胺所致小鼠肝损伤有一定的保护作用[2]。

【功能主治】健脾理气，化瘀软坚，清热解毒。适用于肝瘀脾虚为主证的原发性肝癌，症见上腹肿块，胁肋疼痛，神疲乏力，食少纳呆，脘腹胀满，心烦易怒，口苦咽干等。对于属上述证候的乙型肝炎肝硬化患者的肝功能及肝纤维化血清学指标有改善作用。

【用法用量】口服，1次6片，1日3次，或遵医嘱。

【不良反应】少数患者服药后出现腹泻，一般不影响继续治疗，多可自行缓解。

【注意事项】有明显出血倾向者慎服。孕妇忌服。

【药品规格】0.5g×60片/盒。

【临床经验】肝复乐片可用于肝癌的辅助治

疗,临床多联合介入或射频消融治疗肝癌。陈世平等[3]通过随机对照临床试验研究肝复乐联合介入治疗中晚期原发性肝癌85例,肝复乐组CR+PR共27例(60%),而单纯TACE组为13例(32.5%);乏力、食欲减退、腹胀、恶心、肝区疼痛症状改善率84.4%,明显优于对照组(50%);2年、3年生存率分别为44.4%、22.2%,优于对照组(30%、12.5%)。刘思德等[4]选取单个病灶且最大直径在3~5cm范围内的41例原发性肝癌患者,随机分为两组:单纯射频治疗组(A组)20例和射频+肝复乐治疗组(B组)21例,B组肝复乐片连续服用6个月。随访6个月、9个月、12个月两组复发情况分别为0∶0,5例(26.32%)∶3例(15.79%),8例(42.10%)∶4例(21.05%)。结果提示,肝复乐可一定程度减少射频消融术后的肿瘤复发。

参 考 文 献

[1] 马德坤,戴敏. 肝复乐对四氯化碳致大鼠肝纤维化作用的影响[J]. 安徽卫生职业技术学院学报,2007,6(1):71-72.

[2] 徐琳本,陈莉萍,陈立峰,等. 肝复乐对D-半乳糖胺所致小鼠肝损伤的影响[J]. 中药药理与临床,2007,17(1):28-30.

[3] 陈世平,黄瑞文. 肝复乐配合介入治疗中晚期原发性肝癌85例疗效观察[J]. 疑难病杂志,2004,3(4):225-226.

[4] 刘思德,白杨,郭文,等. 应用肝复乐片降低射频

治疗后肝癌局部复发的随机对照研究[J]. 南方医科大学学报,2007,27(3):263-264.

附:肝复乐胶囊

【制剂性状】本品为胶囊剂,内容物为棕褐色的颗粒或粉末;气香,味苦、微酸。

【用法用量】口服,1次6粒,1日3次。Ⅱ期原发性肝癌疗程2个月,Ⅲ期原发性肝癌疗程1个月,或遵医嘱。

【药品规格】铝塑包装,0.5g×12粒×5板/盒。

宫颈癌片

【药物成分】掌叶半夏乙醇提取后的水溶性浸膏粉。

【制剂性状】本品为糖衣片,除去糖衣后显黑褐色;味酸、微苦。

【功能主治】化痰、镇惊、软坚散结、消肿。用于子宫颈癌。

【用法用量】口服,1次2～3片,1日3次,饭后服。

【药品规格】每片重0.3g(以干浸膏计)。

宫瘤消胶囊

【药物成分】牡蛎、香附(制)、土鳖虫、三棱、莪术、白花蛇舌草、仙鹤草、牡丹皮、党参、白术、吴茱萸。

【制剂性状】本品为胶囊剂，内容物为灰棕色至棕褐色的颗粒及粉末；气香，味苦。

【药理作用】宫瘤消胶囊能升高大鼠血清中睾酮水平约 8%，使雌二醇水平降低约 23%。对小鼠能促进其凝血、止血并抑制肝素的抗凝作用，能抑制醋酸引起的小鼠扭体反应，能明显抑制鹿角菜胶所致小鼠足跖肿胀，宫瘤消胶囊 12g/kg 时对大鼠肉芽组织增生抑制率达 19%。实验表明：宫瘤消胶囊有抗凝止血，消炎止痛的药理作用，还能调节机体激素水平[1]。

【功能主治】活血化瘀、软坚散结。用于子宫肌瘤属气滞血瘀证者。症见月经量多，夹有大小血块，经期延长，或有腹痛，舌黯红，或边有紫点、瘀斑，脉细弦或细涩。

【用法用量】口服，1 次 3～4 粒，1 日 3 次，1 个月经周期为 1 个疗程，连续服用 3 个疗程。

【注意事项】经期停服，孕妇忌服。

【药品规格】每粒装 0.5g。

【临床经验】宫瘤消胶囊主要用于子宫肌瘤的治疗。在两个临床实验中，宫瘤消胶囊分别治疗子宫肌瘤 50 例[2]和 60 例[3]，总有效率分别达到 94%和 93.3%，取得了较好的临床疗效。

参考文献

[1] 杨帆，陆益，蒙子卿．宫瘤消胶囊药效学研究[J]．中药药理与临床，2000，16(2)：27-28.

[2] 谷郁婷，宫关，张桂荣，等．宫瘤消胶囊治疗子宫

肌瘤50例体会[J]. 黑龙江医学,2008,32(4):313.

[3] 叶腾辉,陈敬康. 宫瘤消胶囊治疗子宫肌瘤病60例[J]. 四川中医,2002,20(1):53-54.

臌症丸

【药物成分】皂矾(醋制)、甘遂、大枣(去核炒)、木香等。

【制剂性状】本品为糖衣水丸,除去糖衣后显褐色;味酸、涩。

【功能主治】利水消肿,除湿健脾,用于各种肿瘤引起的腹水、胸水,症见胸腹胀满,四肢浮肿,大便干结,小便短赤等。

【用法用量】饭前服,1次10粒,1日3次,儿童酌减。

【注意事项】不可与甘草同服,忌食盐及荞麦面。

【药品规格】每10粒重1.3g,90粒×2瓶/盒。

华蟾素片

【药物成分】干蟾皮。

【制剂性状】本品为肠溶糖衣片,除去包衣后显黄色;气微香,味苦。

【功能主治】解毒、消肿、止痛。用于中晚期肿瘤,慢性乙型肝炎等。

【不良反应】口服初期偶有腹痛、腹泻等胃肠道刺激反应。如无其他严重情况,无需停药,继续使用，症状会减轻或消失。

【用法用量】口服，1次3～4片，1日3～4次。

【注意事项】避免与剧烈兴奋心脏的药物配伍。

【药品规格】每片(底片)重0.3g。

附：华蟾素口服液

【制剂性状】本品为黄色或橙黄色的澄清液体；气腥，味咸。

【用法用量】口服，1次10～20ml，1日3次；或遵医嘱。

【注意事项】沉淀物无妨，摇匀后口服。

【药品规格】每支10ml。

鹤蟾片

【药物成分】仙鹤草、干蟾皮、猫爪草、浙贝母、生半夏、鱼腥草等。

【制剂性状】本品为糖衣片，除去糖衣后显棕褐色；味微酸、涩。

【药理作用】抑制肿瘤细胞增殖，促进肿瘤细胞凋亡：30%的鹤蟾片含药血清作用于人肺腺癌细胞株(LAC)72小时后TUNEL法检测细胞凋亡率为12.3%，明显高于空白血清组和空白对照组(5.7%和1.2%)；LAC细胞S期和G_2～M期细胞数减少，低于空白血清组和空白对照组；故认为鹤蟾片可通过抑制LAC细胞DNA的合成和分裂，将细胞周期阻滞于 $G_0 \sim G_1$ 期，促进 LAC 肿瘤细胞的凋亡等机制，抑制 LAC 肿瘤细胞增殖[1]。

【功能主治】解毒除痰，凉血祛瘀，消癥散结，用于原发性支气管肺癌、肺部转移癌、喉癌及鼻咽癌。能够改善患者的主观症状和体征，增强患者体质。

【用法用量】口服，1 次 6 片，1 日 3 次。

【不良反应】温宗秋[2]观察鹤蟾片治疗中晚期非小细胞肺癌，发现口服鹤蟾片后部分患者出现轻度消化道反应，表现为胃区不适、恶心、烧灼感、腹胀，可能与鹤蟾片的应用有关，经对症治疗可好转；2 例既往高血压病史患者，服药后出现心悸、心前区不适，ECG 显示阵发性房扑、阵发性房颤，经对症治疗后缓解。

【药品规格】36 片/瓶，90 片/瓶。

【临床经验】鹤蟾片临床主要用于肺癌的治疗，为配合化疗的辅助治疗。陆真权等[3]研究鹤蟾片联合盖诺、顺铂治疗晚期非小细胞肺癌，纳入研究 66 例，联合治疗组有效率高于单用化疗组（40%∶32%），未达统计学差异。但鹤蟾片组治疗后患者咳嗽、咳痰、盗汗、倦怠及食欲下降等症状改善明显好于对照组（$P<0.05$），Ⅲ～Ⅳ级白细胞减少明显少于对照组（$P<0.05$）。结果显示鹤蟾片联合盖诺、顺铂治疗晚期非小细胞肺癌能改善症状，减轻化疗的毒性反应，提高生存质量。

参考文献

[1] 朱华宇，周岱翰，戴馨仪．鹤蟾片含药血清对人肺腺癌细胞株增殖和凋亡的影响[J]．广州中医药大学学报，2006，23(4)：325-328.

[2] 温宗秋．鹤蟾片治疗中晚期非小细胞肺癌临床研究[D]．广州：广州中医药大学，2008.

[3] 陆真权，陈焕伟．鹤蟾片合盖诺、顺铂治疗晚期非小细胞肺癌的研究[J]．现代中西医结合杂志，2006，15(13)：1730-1731.

槐耳颗粒

【药物成分】槐耳菌质。

【制剂性状】本品为黄棕色至棕色颗粒；气腥，味甜、微苦。

【药理作用】

1. 抑瘤作用　①槐耳颗粒原料槐耳清膏既可抑制人直肠癌 HR8348 细胞的生长，又可诱导它的凋亡；进一步研究还发现，这种诱导凋亡作用与升高 Bak/Bcl-2、Bax/Bcl-xl 比值的作用有关；槐耳颗粒在 4.0mg/ml 时可引起突变 p53 蛋白表达显著增强，同时显著诱导人 HR8348 细胞凋亡，提示诱导凋亡作用也可能与上调基因 p53 的表达有关[1]。②槐耳清膏体外可抑制血管生成，浓度为 0.1～10g/L 时可明显抑制血管内皮生长因子(VEGF)诱导的内皮细胞增殖。它对人脐静脉内皮细胞(HUVECS)的细胞周期有影响。可特异性阻止内皮细胞由 S 期进入 G_2/M 期，产生

S 期阻滞[2]。③逆转多药耐药。0.01mg/ml 的槐耳颗粒能显著降低化疗药物 ADM 对人乳腺癌耐药细胞株 MCF-7 的 IC_{50}(3.95μg/ml)，与逆转前耐药细胞株 MCF-7/A 的 IC_{50}(17.67μg/ml)相比显著下降，其逆转倍数为 4.5 倍，耐药倍数为 21.7 倍。低毒剂量和非细胞毒性剂量的槐耳颗粒使 MCF-7/A 细胞的耐药基因 MDR-1 表达水平明显下调[3]。

2. 增强机体免疫功能　用二乙基亚硝胺制备大鼠肝癌模型，同时给大鼠灌服槐耳，20 周后免疫组化检测发现 IL-2R 阳性细胞数增多，刺激体内细胞免疫增强[4]。槐耳颗粒对原发性肝癌术后 Th1/Th2 漂移也有明显的改善作用，与单纯手术切除组比较，槐耳颗粒组术后 40 天 Th1 型细胞因子 mRNA 表达明显增高[5]。

【功能主治】扶正活血。用于不宜手术治疗和化疗的原发性肝癌的辅助治疗，有改善肝区疼痛、腹胀、乏力等症状的作用。

【用法用量】口服，1 次 20g，1 日 3 次。1 个月为 1 个疗程；或遵医嘱。

【不良反应】偶见恶心、呕吐；偶见白细胞下降，但尚未证实与本品有关。

【药品规格】每粒装 20g。

【临床经验】槐耳颗粒用于各种恶性肿瘤的辅助治疗，可配合放化疗联合应用，也可单独应用于晚期肿瘤患者。

1. 单用于晚期肿瘤　槐耳颗粒治疗中晚期

原发性肝癌 98 例，所有病例均服药 1 个月以上，最长服药时间 38 个月。治疗期间未用其他抗癌药物。肿瘤完全缓解 0 例，部分缓解 2 例，无变化 24 例，病变进展 72 例。瘤体稳定率为 24.49%。Ⅱ期患者中 6 个月、1 年、3 年生存率分别为 94.74%、73.68%、10.53%。Ⅲ期患者中 6 个月、1 年、3 年生存率分别为 68.66%、16.67%、1.67%。槐耳颗粒对患者的疼痛、纳呆、失眠症状有不同程度的改善[6]。

2. 与放化疗联合应用　槐耳颗粒与丝裂霉素和替加氟(MF)治疗 126 例Ⅲ期胃癌根治术后患者，发现槐耳颗粒与 MF 联用可降低 MF 化疗后骨髓抑制、肝功能损伤等不良反应。促进手术及化疗后机体免疫功能的恢复，显著提高 5 年生存率(46.7%∶31.8%)，从而提高胃癌患者的化疗耐受性及延长生存时间[7]。槐耳颗粒与放疗联合应用，治疗乳腺癌 43 例，槐耳颗粒对放疗疗效无明显影响，但放疗 5 周时，全身乏力、面色苍白、纳差、恶心等情况槐耳颗粒组明显好于单纯放疗组，在放疗过程中白细胞减少与血小板减少也明显少于单纯放疗组，槐耳颗粒组谷丙转氨酶升高患者明显少于单纯放疗组，说明其能减少肝细胞损伤，促进肝细胞功能恢复[8]。

3. 改善症状，提高生活质量　39 例恶性肿瘤患者在常规化疗的基础上加用槐耳颗粒口服，治疗后主要临床症状改善率明显高于单纯化疗组(91.17%∶35.14%)，患者的体力状况计分提高率也明显高于单纯化疗组(58.82%：10.81%)，NK细胞提高率也有显著差异(35.29%：27.03%)[9]。

参 考 文 献

[1] 程若川，汤礼贵，兰丽琴．槐耳清膏诱导人直肠癌HR8348细胞凋亡的实验研究[J]. 中国肿瘤，2003，12(2)：122-124.

[2] 许戈良，荚卫东，马金良，等．槐耳清膏体外抑制血管生成的实验研究[J]. 中国药理学通报，2003，19(12)：1410-1412.

[3] 张玉宝，张国强，王劲松，等．槐耳颗粒在乳腺癌综合治疗中的作用及其机制[J]. 中国肿瘤临床与康复，2004，11(6)：512-515.

[4] 陆鹏，陈莉，陆正鑫．实验性肝癌中比较槐耳与IL-2对PTEN和IL-2R阳性细胞的影响[J]. 现代中西医结合杂志，2004，13(15)：1982-1985.

[5] 王晓伟，杨丽君，邱法波，等．槐耳颗粒对原发性肝癌术后Th1/Th2漂移的影响[J]. 中国现代药物应用，2008，2(9)：7-9.

[6] 蒋梅，周岱翰．槐耳冲剂治疗中晚期原发性肝癌98例[J]. 上海中医药杂志，2004，38(6)：21-22.

[7] 姚建高，韩少良，朱冠宝，等．Ⅲ期胃癌术后联合化疗与金克的疗效[J]. 中国肿瘤，2003，12(10)：606-608.

[8] 木妮热，木沙江，陈惠，等．槐耳颗粒在乳腺癌放疗中的应用[J]. 肿瘤学杂志，2005，11(6)：641-642.

[9] 何斌，蔡明明，吴燕波．槐耳颗粒对化疗患者生活质量及免疫功能影响的临床研究[J]. 辽宁中医杂志，2007，34(7)：943-944.

加味西黄丸

【药物成分】牛黄、乳香(制)、没药(制)、麝香、蟾酥(制)。

【制剂性状】本品为褐色至深褐色的水丸;气芳香,味微苦,具微麻辣感。

【功能主治】解毒散结,消肿止痛。用于痈疽疮疡,多发性脓肿,淋巴结炎,寒性脓肿。

【用法用量】口服,1 次 3～6g,1 日 1 次。

【注意事项】孕妇忌服。

【药品规格】3g×3 袋/盒。

金复康口服液

【药物成分】黄芪、北沙参、麦冬、女贞子(酒制)、山茱萸、绞股蓝、淫羊藿等。

【制剂性状】本品为棕红色至棕褐色液体;味甜、微苦。

【药理作用】

1. 抑瘤作用　①抑瘤率和转移抑制率:金复康口服液有一定的抑瘤及抗转移作用,给 Lewis 肺癌荷瘤小鼠灌胃金复康口服液,15g/kg、30g/kg、60g/kg 三个剂量抑瘤率和转移抑制率分别为 28.02%、43.28%、33.94%及 38.82%、54.12%、43.53%[1]。金复康口服液对小鼠肝癌 HAC 和接种于裸鼠的人体肝癌 QGY 有一定的抑制作用[2]。18.75g/kg、37.5g/kg、75g/kg 三个剂量对小鼠肝癌 HAC 和人体肝癌 QGY 抑瘤率分别为

29.34%、38.02%、54.13%以及16.15%、25.46%、32.92%。②诱导凋亡：金复康口服液有诱导肿瘤细胞凋亡的作用，可降低Bcl-2基因蛋白表达，增加Bax和Fas基因蛋白表达[3]。

2. 增强机体免疫功能　金复康口服液能明显提高小鼠体内脾淋巴细胞增殖、IL-2和NK细胞的活性，有增强免疫功能的作用[1]。以金复康15g/kg、30g/kg、60g/kg的不同剂量灌胃，荷瘤小鼠脾CTL细胞杀伤活性分别较模型对照组提高14.58%、33.10%、21.01%。

3. 抗肿瘤耐药[4]　金复康口服液低剂量能够逆转A549/DDP对DDP的耐药，逆转耐药倍数为3.45倍，与DDP合用有明显的协同增效作用；金复康口服液低剂量能够降低A549/DDP膜转运蛋白LRP、MRP的mRNA表达，可能通过降低耐药肿瘤细胞膜转运蛋白的表达而逆转肿瘤多药耐药。

4. 改善癌前病变　利用基于氯甲酸乙酯衍生、GC-MS技术的代谢组学方法，发现金复康能有效逆转二甲肼(DMH)诱导的大肠癌癌前病变大鼠代谢谱的偏移[5]；采用肠腺微分离技术，在DMH诱导后，给予金复康可以起到显著抑制大鼠肠腺细胞增殖和促进凋亡的作用[6]。

【功能主治】益气养阴、清热解毒。用于治疗原发性非小细胞肺癌气阴两虚证不适合手术、放疗、化疗的患者，或与化疗并用，有助于提高化疗效果，改善免疫功能，减轻化疗引起的白细胞下降等副作用。

【用法用量】口服，每次 30ml，1 日 3 次，30 天为 1 个疗程，可连续使用 2 个疗程，或遵医嘱。

【不良反应】个别患者服药后可出现轻度恶心、呕吐或便秘。

【注意事项】本品有少量轻摇易散的沉淀，一般不影响使用。

【药品规格】10ml×10 支。

【临床经验】

1. 随机对照研究中金复康口服液治疗非小细胞肺癌 271 例，结果治疗有效率中药组为 81.10%，中药加化疗组为 87.50%，明显优于单纯化疗组（71.88%），并有显著抑制肺癌远处转移的作用。中药组治疗后 1 年、2 年、3 年及 4 年生存率分别为 73.09%、32.01%、13.18%及 13.18%，中位生存期为 397 天。延长生存期，提高生命延长率，改善症状和生活质量，表明金复康口服液是治疗非小细胞肺癌的有效药物[7]。

2. 金复康口服液还能调节肺癌患者的免疫功能，使 NK、LAK、CD3、CD4/CD8、IL-2 等多项免疫指标均较治疗前显著提高，降低 IL-10 水平及可溶性白介素 2 受体（sIL-2R）水平[8]，提高 IFN-γ 水平，一定程度上改善肺癌 Th1、Th2 失衡的免疫状态[9]。金复康口服液 $CD8^+CD28^+$ 杀伤性淋巴细胞（CTL）百分率及其在 $CD8^+$ T 细胞中的比值显著上升，说明金复康治疗肺癌能促进患者 CTL 的活化及其杀伤功能[10]。

参考文献

[1] 孙钢,刘嘉湘．金复康对肺癌小鼠杀伤性淋巴细胞功能的影响[J]. 湖南中医杂志,2007,23(2):92-93.

[2] 李和根,陈秀华,姚玉龙,等．金复康治疗肝癌的实验研究[J]. 中草药,2000,31(7):533-534.

[3] 孙建立,刘嘉湘．金复康口服液对裸鼠人肺腺癌细胞凋亡相关基因表达的影响[J]. 上海中医药杂志,2007,41(10):69-71.

[4] 孙建立,孙玺媛,刘嘉湘．金复康口服液对耐药人肺腺癌 A549/DDP 膜转运蛋白 LRP、MRPmRNA 表达的影响[J]. 辽宁中医药大学学报,2009,11(7):210-213.

[5] 邱云平,苏明明,吴大正,等．金复康对大鼠大肠癌癌前病变的改善作用及尿液代谢物研究[J]. 中国中药杂志,2008,33(22):2653-2657.

[6] 董立,战光绪,吴大正．金复康对二甲肼诱导的大鼠结直肠癌癌前病变的抑制作用[J]. 中成药,2007,29(7):1061-1063.

[7] 刘嘉湘,施志明,赵丽红,等．益肺抗瘤饮治疗271 例非小细胞肺癌临床观察[J]. 上海中医药杂志,2001,(2):4-6.

[8] 林静．金复康口服液治疗非小细胞肺癌的临床研究[J]. 江西中医药,2003,34(2):19-21.

[9] 孙钢,刘嘉湘．金复康对肺癌患者 IL-10 和 IFN-γ 的影响[J]. 山东中医杂志,2001,20(12):721-722.

[10] 孙钢,刘嘉湘．金复康对肺癌患者外周血 T 细胞抗原表达的影响[J]. 辽宁中医杂志,2001,28(5):279-280.

金龙胶囊

【药物成分】鲜守宫、鲜金钱白花蛇、鲜蕲蛇等。

【制剂性状】胶囊剂，内容物为淡黄色粉末，气微腥。

【药理作用】

1. 抑癌作用 ①对大鼠瓦氏肉瘤(W256)、小鼠肉瘤(S180)、肝癌(H22)的平均抑瘤率分别为39.10%、36.50%、44.90%；②诱导凋亡：金龙胶囊可抑制HL-60细胞的生长，诱导HL-60细胞发生凋亡，将细胞阻滞于G_0/G_1期，使S期细胞减少，这种作用呈剂量和时间依赖性。③抑制新生血管形成：金龙胶囊能抑制鸡胚尿囊膜新生血管网络形成，从而抑制肿瘤复发、转移[1]。

2. 抗复发、转移作用 对小鼠子宫颈癌(U14)术后局部肿瘤复发两次抑制率分别为54.80%和66.30%；对转移抑制率分别为50.00%和54.00%。金龙胶囊对癌瘤术后的复发与转移有显著抑制作用。其作用机制包括促进肿瘤细胞分化和促进肿瘤细胞间通讯[2,3]。

3. 免疫调节作用 从整体水平(DTH抗体分泌细胞)，细胞水平(T、B细胞增殖)，分子水平(TNF)均可明显增强正常动物和荷瘤动物的免疫功能，并呈双向调节作用[4]。

4. 其他 利用荧光偏振技术与核磁共振研究表明：金龙胶囊可影响细胞膜流动性和细胞内

钠离子浓度。实验研究表明，金龙胶囊可改善慢性心力衰竭大鼠的心脏收缩功能，增强左室与主动脉压，并具有降低肺动脉压、肺血管阻力指数及右心负荷的作用，提示其可改善慢性心衰大鼠的心功能。金龙胶囊对大肠杆菌内毒素及干酵母所诱导的家兔发热反应均有显著的抑制作用，提示其具有退热作用。

【功能主治】破瘀散结，解郁通络。用于原发性肝癌血瘀郁结证，症见右胁疼痛，神疲乏力，腹胀、纳差等。可用于多种中晚期恶性肿瘤的单独治疗；恶性肿瘤术前、术后的辅助治疗；恶性肿瘤放化疗的辅助治疗，缓解放化疗的毒副作用。

【用法用量】口服，1 次 4 粒，1 日 3 次。

【不良反应】偶有过敏反应发生。

【注意事项】服药期间出现过敏者，应及时停药，并给予相应的治疗措施。妊娠及哺乳期妇女禁用。

【药品规格】每粒装 0.25g。

【临床经验】金龙胶囊可联合放化疗用于多种肿瘤，尤其是消化道肿瘤的辅助治疗，另外，金龙胶囊也可单独用于晚期肿瘤的姑息治疗。

1. 单独用于晚期肿瘤的姑息治疗　由上海中医药大学曙光医院牵头，中国医学科学院肿瘤医院、中国中医研究院广安门医院、卫生部中日友好医院等单位，进行了Ⅱ期（包括Ⅲ期）临床试验，系统观察了 300 例中、晚期原发性肝癌，与已知的有效中成药作对照。结果，总有效率为 74.50%

(其中Ⅱ期肝癌 76.32%，Ⅲ期肝癌 72.58%)，癌灶缓解率(CR+PR)为 17.50%[5]。治疗组的症状改善率为 74.50%，生存质量有效率 74.00%，生存期有效率 75.00%[6]。1998～2003 年，经过 5 年、13 个省市、30 余家大中型医院、2660 例 10 余种恶性肿瘤的Ⅳ期临床观察结果表明：金龙胶囊单纯治疗原发性肝癌 202 例，有效率 69.17%，癌灶缓解率 19.17%；卵巢癌 176 例，有效率 75.40%，癌灶缓解率 33.50%；胃癌 233 例，有效率 75.11%，癌灶缓解率 20.17%；非霍奇金淋巴瘤 165 例，有效率 83.21%，癌灶缓解率 47.50%；食管癌总有效率 84.78%，癌灶缓解率 26.09%；乳腺癌临床总有效率为 82.50%；子宫颈癌 114 例，有效率为 45.70%，癌灶缓解率 34.20%；大肠癌 186 例，有效率为 84.88%，癌灶缓解率 31.40%。配合化疗治疗非小细胞肺癌 541 例，有效率 73.33%，癌灶缓解率 46.89%，与单纯化疗组比较，差异非常显著($P<0.05$)。单独应用金龙胶囊可提高肿瘤患者生存质量，配合放、化疗可以保护血象，减轻肿瘤自身和放、化疗引起的免疫抑制。术后肿瘤患者配合应用金龙胶囊，具有一定的抑制肿瘤术后复发、转移，延长生存期的作用。

2. 与放化疗联合应用　金龙胶囊联合放化疗治疗恶性肿瘤 81 例，较单纯放化疗组有效率和生活质量改善率明显提高(64.2%、69.1% ∶ 42.9%、46.8%)；白细胞减少发生率金龙组较单纯放化疗组明显降低(53.1%∶75.3%)。金龙组放化疗前后淋巴细胞亚群无明显变化,而单纯放化疗组 CD3、CD4 及 CD4/CD8 均降低,可见在恶性肿瘤放化疗过程中并用金龙胶囊能增强机体免疫功能,促进肿瘤消退,改善患者生活质量,且不增加骨髓抑制[7]。金龙胶囊联合化疗治疗非小细胞肺癌 49 例,NK 细胞活性明显提高(32∶24),故认为金龙胶囊能增强晚期非小细胞肺癌患者的免疫水平[8]。

3. 安全性 经急性、长期毒性实验以及Ⅱ期(包括Ⅲ期)临床试验均未发现明显不良反应。上市后,根据循证医学要求,总结分析了 1998～2003 年以来,13 省市 30 多家大中型医院 2660 例的临床观察,少数患者服用后出现上腹部不适、恶心、大便稀,个别轻度腹泻,暂停服药可以自动缓解。未见明显心、肝、肾功能、血象损害[9]。

参 考 文 献

[1] 赵冬梅,石永进,关大创,等."金龙胶囊"抑制 HL-60 细胞生长并诱导细胞凋亡[J]. 中国医药学报,2002,17(6):346-348.

[2] 刘玉琴,高进,李建生. 金龙胶囊抗肿瘤复发、转移的实验研究[J]. 北京医学,2005,27(9):554-557.

[3] 刘玉琴,高进,赵雪梅,等. 金龙胶囊抑制细胞转移及复发的实验观察[J]. 中国肿瘤生物治疗杂志,2001,8(1):65-66.

[4] 郝仙娣. 现代鲜药金龙胶囊研究与作用机制探讨[M]//中国癌症研究基金会,《中国肿瘤临床年鉴》编辑

委员会．中国肿瘤临床年鉴．北京：中国铁道出版社，2005：301-306.

［5］张丽英，孙桂芝，林红生，等．金龙胶囊Ⅱ期临床总结［J］．中国肿瘤临床与康复，1998，5（增刊）：18.

［6］高益民．对治疗癌症新药金龙胶囊上市后的再评价［J］．首都医药，2005，12（1）：44-46.

［7］陈建祥，张鸿未．放化疗联合金龙胶囊治疗恶性肿瘤临床疗效观察［J］．浙江医学，2007，29（7）：650-652.

［8］林显敢，谢德荣，姚和瑞，等．金龙胶囊对晚期非小细胞肺癌患者CD4/CD8和自然杀伤细胞活性的影响［J］．新医学，2003，34（4）：8-9.

［9］李杰．金龙胶囊上市后Ⅳ期临床试验2660例总结［M］//中国癌症研究基金会，《中国肿瘤临床年鉴》编辑委员会．中国肿瘤临床年鉴．北京：中国铁道出版社，2003：368-371.

金蒲胶囊

【药物成分】金银花、蒲公英、蟾酥、蜈蚣、穿山甲、半枝莲、莪术、白花蛇舌草、苦参等。

【制剂性状】本品为胶囊剂，内容物为棕黄色粉末；气弱，味苦、辛、麻。

【功能主治】清热解毒，消肿止痛，益气化痰。适用于晚期胃癌、食管癌等患者痰湿瘀阻及气滞血瘀证。

【用法用量】口服每次3粒，1日3次，饭后温开水送服。疗程6周或遵医嘱。

【不良反应】用药早期偶有恶心，可自行缓解。过量服用，少数患者可见恶心、纳差。

【注意事项】孕妇忌服，不能随意增大剂量。

【药品规格】每粒装 0.3g。

【临床经验】金蒲胶囊主要用于消化道肿瘤的治疗。作为术后放、化疗患者的辅助治疗，对患者生活质量和白细胞水平有显著提高，因此提高了放化疗的耐受性，减轻了放化疗的副作用，各项情况中以精神状态、消化道反应、疼痛、食欲、睡眠改善最明显[1]。作为晚期肿瘤患者的治疗，金蒲胶囊可稳定瘤体，改善症状，提高生存质量[2]。

参考文献

[1] 刁宗盛，江立静，阎磊，等．金蒲胶囊对消化系统肿瘤术后放、化疗作用的临床观察[J]．安徽卫生职业技术学院学报，2003，2(3)：32-34.

[2] 赵永斌．金蒲胶囊治疗晚期食管贲门癌与胃癌的近期疗效观察[J]．山西职工医学院学报，2007，11，17(4)：45-46.

抗癌平丸

【药物成分】珍珠菜、半枝莲、白花蛇舌草、蛇莓、藤梨根、蟾酥、香茶菜等。

【制剂性状】本品为黑褐色的浓缩微丸；味苦。

【药理作用】

1. 抑瘤作用　抗癌平丸能诱导消化系统癌细胞发生细胞周期阻滞，抑制肿瘤细胞分裂增殖，促使其分化；通过选择性抑制 Na^{+}-K^{+} ATP 酶的活性，下调癌基因表达，诱导肿瘤细胞凋亡[1]。许正新等[2]观察抗癌平丸对S180、H22荷瘤小鼠和大鼠W256的抑瘤率分别为26%～47%、18%～47%、13%～43%，与CTX、CDDP等化疗药配伍有增效作用。

2. 调节免疫[1]　本品通过增加CD4+/CD8+的比值，刺激网状内皮系统增生，增强吞噬细胞活力，提高免疫系统功能。

3. 其他[2]　保护骨髓造血功能，对大剂量CTX引起的白细胞减少的毒副作用有对抗作用，使外周血白细胞和骨髓有核细胞显著回升。

【功能主治】清热解毒、消肿止痛。用于热毒瘀血壅滞而致的胃癌、食管癌、贲门癌、直肠癌、胆囊癌、胰腺癌等消化系统肿瘤。并适用于放、化疗后引起严重的胃肠道反应，如恶心、呕吐及吞咽困难等。对年老、体弱、晚期转移癌等不适宜手术治疗或放化疗的患者尤为适用。

【用法用量】口服，1次0.5～1g，1日3次，饭后半小时服，或遵医嘱。

【注意事项】初服时可由少到多，逐步增加，如胃部有发胀感，可酌情减量；服药期间忌食霉菌类食物。

【药品规格】每瓶装1g。

【临床经验】抗癌平丸是配合化疗及腹腔灌注治疗的肿瘤科辅助治疗药。临床上与化疗或腹腔灌注化疗联合用于消化道肿瘤，可在一定程度上改善症状，稳定体重，防治血象下降[3,4]；通过降低胃肠道恶性肿瘤患者免疫抑制物 sIL-2R 水平，对机体细胞免疫功能有改善作用[5]。

参 考 文 献

[1] 柴瑞震．抗癌平丸治疗消化系统肿瘤药理实验与临床研究[J]. 中医药学刊，2003，21(12)：1999-2001.

[2] 许正新，刘晓梅，廖正根．抗癌平丸抗肿瘤作用的实验研究[J]. 中国药理通讯，2003，20(1)：176.

[3] 孙敏．抗癌平丸治疗消化道肿瘤的临床观察[J]. 海南医学，2004，15(2)：64.

[4] 张米玲，苟小林，宁瑜．抗癌平丸配合腹腔灌注治疗消化道肿瘤的临床观察[J]. 现代中医药，2007，27(4)：41-42.

[5] 张家骅，孙敏，郭永章．抗癌平丸对胃肠道恶性肿瘤患者细胞免疫功能的影响[G]//第七届全国中西医结合普通外科临床及基础研究学术会议论文汇编．2001：257-258.

康复新液

【药物成分】美洲大蠊干燥虫体提取物。

【制剂性状】本品为淡棕色的液体；气微腥臭，味甜。

【药理作用】康复新液主要成分 WHF(多元醇类、表皮生长因子)具有促进新生肉芽组织生长、修复溃疡及创面的功效[1]，成分中的黏糖氨酸具有增加人体免疫、抗炎、消除炎性水肿等作用，对非特异性免疫功能细胞起活化作用[2]。

【功能主治】通利血脉，养阴生肌。内服：用于瘀血阻滞，胃痛出血，胃、十二指肠溃疡；以及阴虚肺痨、肺结核的辅助治疗。外用：用于金疮、外伤、溃疡、瘘管、烧伤、烫伤、褥疮之创面。

【用法用量】口服，1 次 10ml，1 日 3 次，或遵医嘱。外用，用纱布浸透药液敷于患处，对深部创面需清创后再用本品冲洗，并用浸透本品的纱布填塞。

【药品规格】100ml/瓶；50ml/瓶。

【临床经验】康复新液用于减轻放疗引起的皮肤黏膜损伤，促进放疗后伤口愈合。管晓芸等[3]将 60 例头颈部肿瘤患者随机分为试验组、对照组，两组均采用美国瓦里安直线加速器照射，每天 2Gy，每周 5 次，直至肿瘤根治剂量 70Gy 结束；自放疗开始使用压缩雾化吸入机雾化吸入。实验组给予康复新 2ml＋维生素 B_{12} 0.5mg＋0.9%生理盐水 5ml。对照组给予庆大霉素 8 万 U＋维生素 B_{12} 0.5mg＋0.9%生理盐水 5ml。雾化时间每次 8min，1 日 2 次。结果显示：康复新雾化吸入组在吞咽困难和口腔黏膜反应方面优于含庆大霉素配方药，在疼痛和味觉改变方面的疗效无显著差别。郑远达等[4]将 108 例恶性肿瘤患者分成治疗组和对照组，前者在放疗的同时予康复新液 5～10ml 含漱，1 日 3 次，对照组给予生理盐水漱口，常规口腔护理。结果：治疗组中 2 例患者始终未观察到口腔黏膜急性放射损伤，其余发生的放射损伤多为 1 级（77.4%），严重放射损伤（3 级＋4 级）发生率低（1.6%）；对照组发生的放射损伤多为2级(52.1%),严重放射损伤发生率较高(19.5%)。可见治疗组口腔黏膜急性放射损伤较对照组明显轻($P<0.01$)。马兆明等[5]将53例后程加速超分割放射治疗的食管癌患者随机分成两组,治疗组在放射治疗的同时予康复新液口服,对照组不用。结果提示治疗组放射性食管炎的发生率及程度均较对照组低。

参 考 文 献

[1] 申文江,王绿化. 放射治疗损伤[M]. 北京:中国医药科技出版社,2001:71.

[2] 罗志宏,占汉章,李艳红,等. 中药"康复新"在头颈部恶性肿瘤治疗中的作用观察[J]. 中国中西医结合耳鼻喉科杂志,1998,6(3):132.

[3] 管晓芸,邓若云,丁振华. 康复新雾化吸入对促进放疗后口腔黏膜损伤愈合效果初探[J]. 实用临床医药杂志,2005,9(12):67.

[4] 郑远达,闻强,季永领. 康复新液防治放疗患者口腔黏膜急性放射损伤的观察[J]. 华西药学杂志. 2006,21(4):404.

[5] 马兆明. 康复新液治疗后程加速超分割放疗引起放射性食管炎的临床应用观察[J]. 齐齐哈尔医学院学报. 2009,30(22):2766-2767.

康莱特胶囊

【药物成分】薏苡仁油,甘油三酯。

【制剂性状】本品为软胶囊剂,内容物为淡黄色或黄色的油状液体;气微、味淡。

【药理作用】动物实验结果提示：本品对移植B16黑色素瘤小鼠肺转移，小鼠HAC肝癌、Lewis肺癌、S_{180}肉瘤、裸鼠人体肝癌有一定的抑瘤作用。

【功能主治】益气养阴，消瘀散结。适用于手术前及不宜手术的脾虚痰湿型、气阴两虚型原发性非小细胞肺癌。

【用法用量】口服，1次6粒，1日4次。宜联合放、化疗使用。

【药品规格】每粒装0.45g。

康力欣胶囊

【药物成分】阿魏、九香虫、大黄、姜黄、诃子、木香、丁香、冬虫夏草。

【制剂性状】本品为胶囊剂，内容物为棕黄色至棕褐色的粉末；气香特异，味辛。

【药理作用】

1. 抑瘤作用[1]　采用体外细胞培养法检测康力欣胶囊对肺癌、口腔鳞癌、宫颈癌、胃腺癌和肝癌等5种细胞的抗肿瘤活性。采用肝癌腹水小鼠模型观察康力欣胶囊对模型小鼠生存时间的影响。结果显示：康力欣胶囊有明显的体外抗肿瘤活性，康力欣胶囊（20g/kg）灌胃给药10天能够延长肝癌腹水小鼠的生存期。

2. 提高免疫[2]　采用碳粒廓清法研究康力欣胶囊对小鼠网状内皮系统的吞噬功能，结果显示：康力欣胶囊（0.375～1.125g/kg）均能增强小鼠网状内皮系统的吞噬功能，康力欣胶囊(0.75～1.125g/kg)能够增加小鼠的胸腺系数和脾系数。

【功能主治】扶正祛邪，软坚散结，用于头颈部恶性肿瘤及肝癌、胃癌、肠癌、宫颈癌、乳腺恶性肿瘤、肺恶性肿瘤见血瘀诸证者。

【用法用量】1 日 3 次，1 次 2～3 粒，或遵医嘱。

【药品规格】铝塑包装，0.5g×12 粒×3 板/盒。

【注意事项】孕妇禁服。

参 考 文 献

[1] 温先敏，杨缅南，段为钢，等．康力欣胶囊抗肿瘤活性的实验研究[J]．云南中医中药杂志，2009，30(1)：48-49.

[2] 温先敏，杨缅南，段为钢，等．康力欣胶囊对小鼠免疫功能的促进作用[J]．云南中医中药杂志，2008，29(9)：45-46.

莲芪胶囊

【药物成分】半枝莲、败酱草、莪术、三棱、浙贝母、白术、薏苡仁、水蛭、黄芪、人参、当归、女贞子等。

【制剂性状】本品为胶囊剂，内容物为棕黄色至棕褐色的粉末；气微腥，味微苦。

【功能主治】解毒化瘀，扶正祛邪。用于肺癌，肝癌，食管癌属毒蕴血瘀兼正虚证患者放、化疗时的合并用药，可以减轻放、化疗引起的免疫功能低下及白细胞降低，并具有一定的增效作用。

【用法用量】口服，1次3粒，1日3次。

【注意事项】

1. 请在医生指导下使用。

2. 有出血倾向者慎用。

【药品规格】每粒装0.25g。

芦笋胶囊

【药物成分】鲜芦笋提取物。

【制剂性状】本品为胶囊剂，内容物为棕色或棕黄色颗粒；具芦笋特异香气，味微苦。

【功能主治】益气生津。用于癌症的辅助治疗及放、化疗后口干舌燥、食欲不振、全身倦怠患者。

【用法用量】口服，1次3粒，1日3次。

【药品规格】每粒装0.3g，60粒/瓶。

楼莲胶囊

【药物成分】白花蛇舌草、天葵子、水红花子(炒)、重楼、水蛭等二十味中药。

【制剂性状】本品为胶囊剂，内容物为棕褐色的颗粒；味苦、微咸。

【药理作用】本品具有抑瘤作用，以楼莲胶囊灌胃荷人肝癌细胞的裸小鼠，动物瘤体明显缩小，抑瘤率达90%，与5-FU抑瘤率相近[1]。

【功能主治】行气化瘀，清热解毒。主要用于原发性肝癌、肝硬化、肝腹水、胃癌、肺癌、妇科肿瘤、血管瘤。对乙肝有一定的疗效。

【用法用量】口服，1 次 6 粒，1 日 3 次，饭后半小时温开水送服，疗程 6 周或遵医嘱。

【不良反应】偶见恶心、轻度腹泻。

【禁忌】孕妇禁用。

【药品规格】每粒装 0.25g。

【临床经验】楼莲胶囊临床多单独或与化疗联合应用于各种恶性肿瘤晚期的治疗。中国中医研究院、吉林大学医学部等 6 家临床医院应用楼莲胶囊治疗 305 例原发肝癌，单独应用组有效率(CR＋PR)达 4.95％；与化疗联合应用组有效率(CR＋PR)可达 33.01％，较单纯化疗组(15.49％)明显提高[1]。楼莲胶囊配合化疗治疗中晚期消化道恶性肿瘤 37 例，近期疗效较单纯化疗组有所提高，但无统计学意义(有效率 32.4％∶29.4％)；但楼莲胶囊加化疗组在临床症状改善方面(63.5％)明显高于对照组(41.1％)。而且化疗毒副反应(白细胞下降和肝肾功能损害发生率)治疗组也明显低于对照组。因此，认为楼莲胶囊对化疗具有增效、减毒作用[2]。

参 考 文 献

[1] 王仁术，王医林，蒋红球．楼莲胶囊治疗肝癌的疗效观察[J]. 中国社区医师，2008，8(18)：86.

[2] 陈乃杰，金源，赖义勤．楼莲胶囊配合化疗治疗中晚期消化道恶性肿瘤的临床观察[J]. 福建医药杂志，1999，21(6)：42-43.

马蔺子素胶囊

【药物成分】马蔺子甲素。

【制剂性状】本品为硬胶囊，内容物为黄色粉末。

【功能主治】放射增敏。与放疗合用，治疗头颈部肿瘤、肺癌、食管癌等恶性肿瘤。

【用法用量】140mg/m^2，每日分 2 次饭后口服，分别于放疗前、后服用。小儿酌减。本品应在接受放疗前 2～3 日开始服用，连续服用直至放疗结束。

【不良反应】部分患者有轻度胃肠道反应，如恶心、呕吐、腹泻等，其发生率较单纯放射治疗时高，一般不影响继续用药，个别反应重者可减量或对症治疗，饭后服用可减少胃肠道反应。另外，部分患者可有轻度的骨髓抑制、白细胞下降等。

【注意事项】

1. 本品宜避光保存。

2. 在放疗期间应持续服药，以免影响疗效。

3. 因本药可引起恶心、呕吐、腹泻，建议从小剂量开始服用(1 日 1～2 粒)；若出现以上反应可对症治疗，对症治疗药物不影响马蔺子素的疗效。

4. 本药宜饭后服用，以减少胃肠反应发生。

【药品规格】55mg/粒(以马蔺子甲素和马蔺子乙素总量计)。

【临床经验】马蔺子素胶囊主要用于放疗增效。对鼻咽癌、头颈肿瘤、食管癌及肺癌等肿瘤的放疗都具有增敏效果。鼻咽癌、头颈癌患者的原发灶增敏比范围为1.06～1.28；在肺癌和食管癌患者中原发灶半量放疗有效率明显提高(67.52%：45.58%和52.32：25.31%)。全量放疗结束时完全缓解率明显提高(36.04%：10.23%和50.77%：23.13%)。马蔺子素140mg/m²，1日2次，能加速病灶的缩小[1]，提高局部完全缓解率及1、2、3年生存率。且马蔺子素在对肿瘤增敏时，正常组织的晚期放射反应未见增加[2]。马蔺子素胶囊110mg/m²，1日2次，结果马蔺子素组完全消退率明显提高(53.33%：26.67%)，放疗后3个月完全消退率也明显提高(73.33%：46.67%)。按照40Gy及60Gy剂量病变消退情况计算的增敏比分别为1.68和1.27。试验组出现的临床反应主要为恶心、呕吐和腹泻，发生率为56.6%，高于对照组的30%，但患者均可耐受[3]。

参考文献

[1] 张力，毛志达，张恩罴，等．马蔺子素胶囊增敏的临床研究[J]．癌症，1999.18(2)：52-55.

[2] 袁翎，郭燕，郭洪涛，等．马蔺子素合并放射治疗食管癌疗效观察[J]．中国肿瘤临床，1999，26(6)：457-458.

[3] 于甬华，陈延条，于金明，等．马蔺子素在食管癌放疗中增敏作用的临床研究[J]．中华放射医学与防护杂志，1999，19(5)：313-315.

内消瘰疬丸

【药物成分】夏枯草、玄参、大青盐、海藻、浙贝母、薄荷、天花粉、蛤壳（煅）、白蔹、连翘、熟大黄、甘草、地黄、桔梗、枳壳、当归、玄明粉。

【制剂性状】本品为灰黄色的水丸；气微香，味咸苦。

【功能主治】软坚散结。用于瘰疬痰核或肿或痛。

【用法用量】口服，1 次 9g（1 瓶），1 日 1～2 次。

【不良反应】尚不明确。

【注意事项】

1. 疮疡阳证者慎用。

2. 孕妇慎用。

【药品规格】9g/瓶。

平消片

【药物成分】郁金、仙鹤草、五灵脂、白矾、硝石、干漆（制）、枳壳（麸炒）、马钱子粉。

【制剂性状】糖衣片，除去包衣后显深灰色至黑灰色；气微香，味苦、涩。

【药理作用】

1. 抑瘤作用　平消片（0.25g/kg、0.5g/kg）灌胃 10 天，S180 实体肿瘤重量明显低于生理盐水组，抑瘤率可达 42.99％及 47.15％[1]。

2. 增强机体免疫功能　平消片（0.1g/kg、0.2g/kg、0.4g/kg）能增强荷瘤小鼠的抗体效价，提高其吞噬率和淋巴细胞转化率，抑制脾脏重量的减轻和肿瘤的生长。因此认为平消片能显著增强荷瘤小鼠的免疫功能[2]。

3. 止痛作用　平消片(0.21g/kg、0.42g/kg)灌胃能明显延长小鼠热板法疼痛反应潜伏期,减少醋酸扭体实验中小鼠扭体次数。

4. 毒理　平消片按 373mg/kg、746mg/kg、1492mg/kg 剂量给大鼠连续经口给药 63 天,1492mg/kg 剂量组动物出现发绀、精神委靡等症状,4 只动物于前 3 周内死亡。但实验结束后,三组动物的脏器、血液生化指标、血常规检查、体重增长情况均未有变化,据此认为平消片对大鼠最大无损害作用剂量为 373mg/kg,但临床用药时应严密注意马钱子中毒的发生[3]。

【功能主治】活血化瘀、止痛散结、清热解毒。用于肺癌、鼻咽癌、胃癌、食管癌等,对不同部位的中晚期癌瘤和可能癌变的良性疾患有一定疗效,可配合放疗、化疗及手术治疗。

【用法用量】口服,1 次 4~8 片,1 日 3 次。

【不良反应】服药后偶有胃部不适,但不影响继续用药。部分患者可出现皮疹,停药后可消失。

【注意事项】可与手术治疗、放疗、化疗同时进行。运动员慎用。临床用药时应严密注意马钱子中毒的发生。

【药品规格】片剂,0.23g×100 片/瓶。

【临床经验】平消片临床既可配合放化疗应用,也可单独或联合其他中成药用于多种晚期癌症的治疗。

食管癌进行放疗的同时加用平消片,较单纯

放疗组1、3、5年生存率均明显提高(分别为49%,32.1%,18.9%和39.6%,17.0%,9.4%)[4]。还有报道,食管癌放疗及放疗后3个月以上持续用平消片,1、2、3年生存率治疗组较单纯放疗组明显提高(分别为68.6%,50.7%,37.9%和55.7%,37.1%,19.3%),局部复发、颈部淋巴结转移、远处转移的情况,平消片组较单纯放疗组显著降低(分别为52.1%,11.4%,5.7%和70%,25.7%,13.6%)[5]。可见平消片提高了生存率与生存质量,局部复发和转移降低。

参考文献

[1] 程嘉艺,阎醒予,刘守义,等. 平消片主要药效学研究[J]. 中成药,2008,30(3):350-353.

[2] 杨军英,程体娟,马建秀. 平消片对荷瘤小鼠免疫功能的影响[J]. 中药药理与临床,2001,17(2):32-33.

[3] 张玉敏,段志文,李海山,等. 平消片对大鼠的长期毒性研究[J]. 沈阳医学院学报,2002,4(2):71-73.

[4] 刘荣华,叶敬东,李长青. 抗癌中成药平消片加放射治疗食管癌106例随机分析[J]. 肿瘤防治研究,1995,225;316.

[5] 王冬果,刘建军,刘金安. 平消片合并放射治疗食管癌疗效观察[J]. 现代肿瘤医学,1996,4(3):136-137.

附:平消胶囊

【制剂性状】胶囊剂,内容物为深灰色至黑灰色颗粒;气微香,味苦、涩。

【用法用量】口服,1次4～8粒,1日3次,必要时可将胶囊打开，加糖冲服。

【药品规格】胶囊剂：72 粒/瓶、100 粒/瓶、120 粒/瓶。

清肺散结丸

【药物成分】灵芝、冬虫夏草、阿胶、珍珠、牛黄、绞股蓝等。

【制剂性状】本品为棕黑色或黑褐色的微丸；味苦。

【功能主治】清肺散结、活血止痛、解毒化痰。临床主要用于肺癌的治疗。

【用法用量】口服，一次 3g，1 日 2 次；或遵医嘱。

【不良反应】尚不明确。

【注意事项】服药后如有口干现象，宜多饮水。

【药品规格】3g×12 瓶/盒。

去甲斑蝥素

【药物成分】人工合成的斑蝥素衍生物，化学名称：外-1：2-顺-3，6-氧桥-六氢化邻苯二甲酸酐。分子式：$C_8H_8O_4$。分子量：168.15。

【制剂性状】糖衣片或薄膜衣片，除去包衣后显白色。

【药理作用】

1. 抑瘤作用　①抑制增殖：去甲斑蝥素在浓度 10mg/L、时间 6 小时时即对人胆囊癌 GBC-SD

细胞生长有抑制作用,随浓度升高、时间延长作用增强,呈剂量-时间效应关系;半数抑制浓度(IC_{50})为 60mg/L;去甲斑蝥素也能抑制人 GBC-SD 细胞增殖细胞核抗原(PCNA)、增殖相关基因蛋白(Ki67)的表达[1]。用 10mg/L 去甲斑蝥素处理乳腺癌 MCF-7 细胞,发现其对乳腺癌细胞也有杀伤效应,具有时间和剂量依赖性,并对乳腺癌细胞的生长有明显的增殖抑制作用[2]。去甲斑蝥素还可抑制人肝癌细胞 SMMC-7721、人胃癌细胞 SCC-901、人肝癌 HepG2、卵巢癌 3AO 和 AO 细胞、结肠癌等肿瘤细胞的生长[3]。动物实验中,去甲斑蝥素也能明显抑制荷瘤裸鼠胆囊癌移植瘤的增殖和生长,对荷瘤鼠的半数致死量(LD_{50})为 139.96mg/kg。应用 1/5LD_{50} 即可使裸鼠移植瘤明显缩小,抑瘤率增高(42.63%);移植瘤细胞周期中 S 期细胞明显减少,凋亡率上升[4]。②诱导凋亡:不同浓度去甲斑蝥素在不同时间作用于宫颈癌 HeLa 细胞系后,发现其对 HeLa 细胞的细胞毒作用呈明显的时间依赖性。在去甲斑蝥素作用下,细胞形成典型的凋亡小体,琼脂糖凝胶电泳时出现明显的 DNA 梯带,从而证明去甲斑蝥素可诱导 HeLa 细胞发生凋亡[5]。去甲斑蝥素通过诱导癌细胞凋亡,阻滞其生长,使之停滞于细胞周期的 G_0/M 期,抑制 DNA 合成从而抑制包括人肝癌细胞 BEL7402、人红白血病细胞 K562、人早幼粒白血病细胞 HL-60、卵巢癌 3AO 和 AO 细胞、乳腺癌细胞 MCF-7 等多种肿瘤细胞的生长[6,7]。

2. 抑制转移 体外培养人胆囊癌 GBC-SD 细胞，去甲斑蝥素在 5mg/L 时即可抑制 GBC-SD 细胞的体外侵袭、运动能力，其作用呈剂量-时间效应关系。体内实验表明，去甲斑蝥素除了直接抑制人胆囊癌细胞的侵袭和运动能力外，还可能通过抑制胆囊癌细胞表达或分泌基质金属蛋白酶-2(MMP-2)，增加胆囊癌细胞表达 nm23 和金属蛋白酶组织抑制物-2(TIMP-2)，降低细胞外基质(ECM)和基底膜(BM)的降解和破坏，从而发挥抑制癌细胞侵袭和转移的作用[8]。

3. 抑制血管形成 去甲斑蝥素对体外培养的人脐静脉内皮细胞生长有抑制作用，给药 48 小时后各剂量组抑制细胞生长作用显著，并随着药物浓度增加及作用时间延长，生长抑制效果更加明显[9]。

4. 升白作用 去甲斑蝥素尚可缩短白细胞的骨髓成熟、释放时间；并有促进骨髓造血干细胞(CFU-S)向粒-单核系祖细胞(CFU-GM)分化的作用[10]。

【功能主治】用于原发性肝癌、食管癌、胃及贲门癌等肿瘤以及白细胞低下症；亦用于联合化疗中以治疗各种肿瘤，可拮抗其他抗癌药物的骨髓抑制并提高其疗效。

【用法用量】口服，1 次 5～15mg，1 日 3 次，由小剂量开始逐渐增量，晚期患者可用较高剂量，儿童酌减，疗程为 1 个月，一般可维持用药 3 个疗程;本品可与去甲基斑蝥酸钠注射液交替使用,但不宜同时联合用药。

【不良反应】部分患者可出现恶心、呕吐、头晕等症状,停药减量或对症处理可自行消失。

【注意事项】每日口服用量若超过 45mg,或注射量超过 20mg,部分患者会出现恶心、呕吐等症状,停药对症处理可自行消失。

【药品规格】片剂:1mg、2mg、5mg;注射剂:5mg/2ml。

【临床经验】去甲斑蝥素临床可用于原发性肝癌的治疗,既可与介入化疗联合使用,减毒增效,特别是能有效防治化疗引起的血象下降;也可单独用于晚期肝癌的治疗,能改善症状,延长生存期,提高生活质量。

去甲斑蝥素单独用于原发性肝癌的治疗:在我国肝癌高发地区 6 所医疗单位治疗原发性肝癌 244 例,治后食欲增加者占 46%,腹胀减轻或消失者占 24%,肝区疼痛减轻或消失者占 39%,甲胎蛋白(AFP)转阴者占 8%,有不同程度下降者占 27.9%,且下降者的生存期明显延长,肝脏回缩者占 37.1%,有效率为 58.6%。治疗效果在各型肝癌之间无明显差别,但早、中期效果较佳,治后的中位生存期为 7 个月,平均生存期为 11.1 个月,一年生存率为 30%[11]。

参 考 文 献

[1] 范跃祖,傅锦业,赵泽明,等. 去甲斑蝥素对人胆

囊癌 GBC-SD 细胞系生长的影响及其机制探讨[J]. 肿瘤,2004,24(4):358-361.

[2] 戎煜,粱福佑,陈莉,等. 去甲斑蝥素对人乳腺癌细胞系的凋亡诱导作用及 bcl-2 基因的表达[J]. 癌症,2000,19(12):1077-1081.

[3] Chen YN, Cheng CC, Chen JC, et a1. Norcantharidin-induced apoptosis is via the extracellular signal-regulated kinase and c-Jun-NH2-terminal kinase signaling pathways in human hepatoma HepG2 cells[J]. Br J Pharmacol, 2003, 140(3): 461-470.

[4] 范跃祖,赵泽明,陈春球,等. 去甲斑蝥素对荷瘤裸鼠胆囊癌移植瘤增殖和凋亡的体内干预实验[J]. 中华普通外科杂志,2005,20(7):438-441.

[5] 安巍巍,王敏伟,龚显峰,等. 去甲斑蝥素通过半胱氨酸天冬氨酸酶诱导 HeLa 细胞凋亡[J]. 中国病理生理杂志,2005,21:417-421.

[6] 成浩,范跃祖. 去甲斑蝥素对人胃癌 SGC-7901 细胞增殖的影响及其机制探讨[J]. 现代肿瘤医学,2008,16(4):527-530.

[7] 孙震晓,魏育林,赵天德,等. 斑蝥素及去甲斑蝥素诱导人红白血病 K562 细胞凋亡的细胞学研究[J]. 解剖学报,2000,31(1):56-60.

[8] Fan YZ, Fu JY, Zhao ZM, et a1. Effect of norcantharidin on proliferation and invasion of human gallbladder carcinoma GBC-SD cells[J]. World J Gastroemerol, 2005, 11(16): 2431-2437.

[9] 莫日根,牛建昭,王继峰,等. 去甲斑蝥素对人脐静脉内皮细胞株的细胞毒作用[J]. 北京中医药大学学报,2001,24(6):25-28.

[10] 黄松音,曹开源. 去甲斑蝥素抗肿瘤作用基础

与临床研究进展[J]. 国际检验医学杂志,2007,28(3):235-237.

[11] 王广生,仲怀玉,黄谨逵,等. 去甲基斑蝥素治疗原发性肝癌244例[J]. 药学通报,1986,21(2):90.

软坚口服液

【药物成分】白附子、人参、三棱、黄芪、山豆根、重楼等。

【制剂性状】本品为棕红色液体,味微苦。

【药理作用】动物试验结果提示,本品对小鼠S180瘤株(实体及腹水型)和艾氏腹水瘤有一定的抑制作用,能延长小鼠的生命。对环磷酰胺抑制肿瘤有增效作用,并对延长动物生命有明显的辅助作用。体外试验证明,本品能抑制人肝癌、胃癌细胞的生长。同时,本品对荷瘤鼠的免疫功能具有一定的调节作用。

【功能主治】化瘀、解毒、益气。适用于肝癌患者证属瘀毒气虚型的治疗。同时应用于放化疗有协同增效作用。并可提高机体免疫功能,缓解癌性疼痛及消除肝癌腹水。对胁肋疼痛、腹痛、纳呆、腹胀、神疲乏力等症状有明显改善作用。

【用法用量】口服,1次20ml,1日3次,摇匀后服用,或遵医嘱。30～60天为1个疗程。

【注意事项】孕妇忌用,阴虚患者慎用。注意观察血、尿常规及肝、肾功能。

【药品规格】①10ml;②100ml;③250ml。

参蟾消解胶囊

【药物成分】人参、雄黄、蟾酥(酒制)、西红花、牛黄、麝香等。

【制剂性状】本品为胶囊剂,内容物为棕黄色的粉末;气清香,味苦。

【功能主治】化瘀解毒,豁痰消肿。用于肺癌、胃癌、食管癌。

【用法用量】口服,饭后1次1粒,1日3次。连用1周后无恶心、呕吐现象,可1次2粒,1日3次,或遵医嘱。

【不良反应】个别脾胃弱的患者服后有轻微胃部不适,甚至恶心、呕叶,减量服用或停药后即可消失。

【注意事项】饭后服用;孕妇禁服;运动员慎用。

【药品规格】0.3g×12粒/盒。

参红祛瘀散结胶囊

【药物成分】人参、红花、黄芪、党参、当归、鸡血藤、黄连、天花粉等。

【制剂性状】本品为胶囊剂,内容物为淡黄色至棕褐色的粉末,有较强的引湿性;气香,味苦、甘。

【功能主治】益气养血,活血化瘀。气虚血瘀证的癌症患者化疗时的辅助用药。

【用法用量】口服,1次2～4粒,1日3次,儿童酚减或遵医嘱。

【药品规格】每粒装 0.3g。

参莲胶囊

【药物成分】苦参、山豆根、半枝莲、防己、三棱、莪术、丹参、补骨脂等。

【制剂性状】本品为胶囊剂，内容物为棕褐色的颗粒；气微香，味苦。

【药理作用】参莲胶囊具有抗肿瘤转移、促进TNF表达的药理作用。肿瘤患者体内TNF活性明显降低，而血清中可溶性TNF受体（sTNFR）的表达量增高。服用参莲胶囊后TNF活性明显增强，而sTNFR含量明显减少[1]。

【功能主治】清热解毒、活血化瘀、软坚散结。用于气血瘀滞、热毒内阻所致的中晚期肺癌、胃癌的治疗。

【用法用量】口服，1次6粒，1日3次。

【不良反应】少数患者服药后出现恶心，不影响继续用药。有报道本品与乳癖消同服导致肝损害2例，停药并对症治疗后肝功能恢复正常[2]。

【药品规格】铝塑包装，0.5g×60粒/盒。

【临床经验】参莲胶囊临床常配合化疗用于治疗肺癌、鼻咽癌、肝癌等各种恶性肿瘤。

有临床研究参莲胶囊联合肝动脉插管化疗栓塞治疗32例具有血瘀证症状的继发性肝癌患者，肝区疼痛、腹胀、烦躁、苔黄根腻等症状改善明显，KPS评分80～70分的患者明显较多，生活质量优于单纯化疗组；介入治疗后的毒副反应和并发症与单纯化疗组比较也有所减轻[3]。

参 考 文 献

[1] 吕俊华，张连同，张立新．参莲胶囊对肿瘤坏死因子基因表达调控作用研究[J]. 医学研究通讯，2003，32(10)：32-33.

[2] 贾毅婕，林晓兰．参莲胶囊与乳癖消片同服致肝损害两例[J]. 首都医药，2001，8(1)：43.

[3] 周月芬．参莲胶囊配合介入疗法治疗继发性肝癌的临床观察[J]. 中国中西医结合脾胃杂志，1998，6(4)：212-214.

参芪十一味颗粒

【药物成分】人参(去卢)、黄芪、当归、天麻、熟地黄、泽泻、决明子等。

【制剂性状】本品为棕褐色的颗粒，气芳香，味微苦。

【功能主治】补气养血，健脾益肾。适用于癌症应用放、化疗所致白细胞减少及因放、化疗引起的头晕、倦怠乏力、消瘦、恶心呕吐等症。

【用法用量】口服，1 次 2g，1 日 3 次。

【药品规格】2g×12 袋/盒。

参一胶囊

【药物成分】人参皂苷 Rg3。

【制剂性状】本品为胶囊剂，内容物为白色粉末；味微苦。

【药理作用】

1. 抑瘤作用和抗肿瘤转移作用　对小鼠移植性黑色素瘤、Lewis 肺癌、S180 肉瘤有抑制作用[1]。对裸鼠移植人体 B16 黑色素瘤实验转移、Lewis 肺癌自发转移、Lovo 人体肠癌转移、MGC 人体胃癌转移模型有抑制作用[2]。Rg3 能明显抑制小鼠腹水肝癌细胞(MM1)、B16-FE7 黑素瘤、人小细胞肺癌(OC-10)和人胰腺癌细胞(PSN-1)的单层浸润,其机理主要是通过剂量依赖性抑制油酰磷酯醇(LPA)导致的细胞内钙离子的上升,从而抑制癌细胞的单层细胞浸润[3]。

2. 放化疗减毒增效　5.0μg/ml 及 10μg/ml 的 Rg3 都能显著提高放疗的疗效,黑色素瘤细胞 B16 细胞存活率明显降低,细胞凋亡率均明显增加[1]。

3. 逆转多药耐药　低毒和无毒剂量的 Rg3 可明显提高 K562/ADM 细胞内的阿霉素(ADM)浓度,而且随 Rg3 浓度的升高,细胞内的 ADM 浓度增大[4]。Rg3 还能通过阻断或抑制能量依赖性药物外排泵的功能,使肿瘤细胞重新获得对药物的敏感性。Rg3 能促进耐药 KBV20C 细胞内的 Rh123 的聚积,逆转细胞对阿霉素、秋水仙碱(COL)、长春新碱(VCR)、依托泊苷(VP-16)的耐药性。Rg3 不是通过抑制 MDR1 基因的表达和吞噬细胞糖蛋白(Pgp)的水平来发挥作用的,而是与抗肿瘤药物竞争性结合 Pgp,从而阻止药物被泵出[5]。

4. 增强机体免疫功能 ①人参皂苷 Rg3 可以提高小鼠碳粒廓清速率、免疫器官重量、血清溶血素含量、脾淋巴细胞转化和 NK 活性。其中 3.0mg/kg 剂量组对增加碳粒廓清速率影响最大;在影响免疫器官重量方面,6.0mg/kg 剂量组的胸腺指数和 3mg/kg 剂量组的脾指数增加最明显;3.0mg/kg 剂量组对提高 NK 细胞活性效果最好[6]。②研究 Rg3 对肿瘤化疗肠道黏膜损伤的影响,发现 Rg3 与环磷酰胺联合组瘤重与环磷酰胺组比较无显著差异,但 Rg3 可明显改善环磷酰胺对肠道集合淋巴结(PP 结)面积的影响,并使荷瘤和环磷酰胺作用下显著减少的固有层淋巴细胞中的 CD4 细胞百分比显著增加,但对 CD8 细胞百分比无明显影响[7]。

5. 抑制肿瘤血管生成 本品能通过降低血管内皮生长因子(VEGF)水平而发挥抗肿瘤和抗转移的作用[8]。

【功能主治】培元固本,补益气血。与化疗配合使用,治疗原发性肺癌、肝癌,有助于提高化疗疗效,可改善肿瘤患者的气虚症状,提高机体免疫功能。

【用法用量】饭前空腹口服,1 次 2 粒,1 日 2 次。

【不良反应】

1. 少数患者服药后可出现口干、口舌生疮,如果过量服用,还可能出现咽干、咽痛、头晕、耳鸣、鼻中血丝、胸闷、多梦等。

2. Ⅰ期临床试验中个别受试者用药期间出现肝功能异常，但尚不能确定是否与服用本品有关。

【禁忌】

1. 具有火热证或阴虚内热者忌用。

2. 有出血倾向者忌用。

【药品规格】每粒 10mg。

【临床经验】参一胶囊临床用于各种恶性肿瘤放化疗的辅助治疗，有减毒增效作用。2006 年 NCCN 肿瘤学临床实践指南（中国版）推荐本品与化疗联合用于非小细胞肺癌复发和转移患者 PS 评分 0～2 时的一线治疗方案[9]。

1. 恶性肿瘤放化疗减毒增效　参一胶囊治疗非小细胞肺癌Ⅱ期临床试验，应用参一胶囊配合化疗治疗肺癌 120 例，单纯化疗 31 例，结果参一胶囊能提高化疗疗效，肺癌试验组有效率明显增高（33.3％∶12.9％），且参一胶囊能改善气虚证临床症状，试验组对气虚证临床症状改善的有效率明显高于单纯化疗组。NK 细胞比例也明显提高（54.1％∶9.7％％）。参一胶囊还能提高患者的生存质量，KPS 评分试验组明显优于对照组。上述研究表明，参一胶囊与化疗联合使用，对气虚证肿瘤患者有增效减毒作用，能够改善气虚症候，提高免疫功能和生存质量，增加体重，是安全有效的中药一类新药[10]。参一胶囊与低剂量环磷酰胺联用治疗晚期非小细胞肺癌，结果肿瘤微血管密度和外周血 VEGF 表达显著下降[11]。随机对照观察参一胶囊辅助长春瑞滨＋顺铂（NP

方案）治疗晚期非小细胞肺癌的疗效，106 例患者中参一胶囊加化疗组近期有效率显著提高（33.3%：14.5%）；中位生存期也明显延长（10月：8月）。可见，参一胶囊辅助化疗能提高患者的近期疗效和生存期[12]。

2. 免疫增强作用 分离纯化肿瘤放疗患者外周血淋巴细胞后，加入不同浓度的 Rg3 培养 48 小时或 72 小时，用流式细胞仪进行检测，发现 Rg3 可以增强 ConA 诱导的淋巴细胞增殖，增加 HLA-DR，HLA-ABC，CD3，CD56，CD16 等分子表达，使 CD4/CD8 及 Th1/Th2 向免疫增强的方向漂移，表明其特异性免疫和非特异性免疫均得到增强，从而说明 Rg3 能增强肿瘤放疗患者外周血淋巴细胞的特异性和非特异性免疫功能[13]。人参皂苷 Rg3 与 IL-2 联合应用可明显加快移植后患者的细胞免疫重建。联合治疗可显著提高患者外周血中 CD3、CD4 和 CD4/CD8 的水平，提高患者的淋巴细胞刺激指数。但尚未观察到两者联合治疗对体液免疫有促进作用[14]。

参 考 文 献

[1] 孙宝胜，刘林林，刘晓岚，等．参一胶囊对 X 射线照射所致黑色素瘤细胞凋亡及细胞周期进程的影响[J]．中华放射医学与防护杂志，2004，24(5)：432-433.

[2] Mochizuki M，Yoo YC，Matsuzawa K，et al. Inhibitory effect of tumor metastasis in mice by saponins，ginsenoside-Rb2，20(R)-and 20(S)-ginsenoside-Rg3 of

red ginseng [J]. Biol Pharm Bull, 1995, 18(9): 1197-1202.

[3] Shinkai K, Akedo H, Mukai M, et al. Inhibition of in vitro tumor cell invasion by ginsenoside Rs3[J]. Jpn J Cancer Res, 1996, 87(4): 357-362.

[4] 高船舟,杨佩满,吕广艳,等. 20(R)-人参皂苷Rg3逆转K562/ADM细胞MDR及诱导其凋亡的研究[J]. 解剖科学进展,2002,8(1):31-35.

[5] Kim SW, Kwon HY, Chi DW, et al. Reversal of P-glyeoprotein mediated multidrug resistance by ginsenoside Rg3 [J]. Biochem Pharmaeol, 2003, 65(1): 75-82.

[6] 王庭富,孟正木. 人参皂苷Rg3对免疫功能的影响[J]. 中国药科大学学报,1999,30(2):133-135.

[7] 吴皓,林洪生,裴迎霞,等. 人参皂苷Rg3对荷瘤及环磷酰胺化疗小鼠黏膜免疫力影响[J]. 中国肿瘤,2006,15(6):369-371.

[8] 董光同,蒋成榜,高元兴,等. 参一胶囊对食管癌患者血清中血管内皮细胞生长因子影响作用的研究[J]. 现代中西医结合杂志,2008,17(4):509-510.

[9] NCCN非小细胞肺癌临床实践指南(中国版). 2006.

[10] 林洪生,朴炳奎,李树奇. 参一胶囊治疗肺癌Ⅱ期临床试验总结[J]. 中国肿瘤临床,2002,29(4):276-279.

[11] 李洪滨,刘玮璐,张清媛,等. 低剂量环磷酰胺联合人参皂苷Rg3治疗晚期非小细胞肺癌疗效分析[J]. 实用肿瘤学杂志,2006,20(1):18-20.

[12] 孙燕,林洪生,朱允中,等. 长春瑞滨合并顺铂(NP)加参一胶囊或安慰剂治疗晚期非小细胞肺癌的多中

心双盲随机临床研究报告[J]. 中国肺癌杂志,2006,9(3):254-258.

[13] 张仲苗,江波,郑筱祥. 人参皂苷 Rg3 对肿瘤放疗患者外周血淋巴细胞的体外免疫增强作用[J]. 中国药学杂志,2004,39(4):261-264.

[14] 王华庆,张会来,姚智,等. 人参皂苷 Rg3 促进自体外周血干细胞移植后免疫重建的临床观察[J]. 中华微生物学和免疫学杂志,2006,26(6):508-509.

食道平散

【药物成分】西洋参、三七、白矾、冰片、珍珠等多种名贵中药材组成。

【制剂性状】本品为棕色的粉末;有清凉香气,味咸、辛凉。

【药理作用】

1. 诱导消化系统癌细胞发生细胞中期阻滞,抑制肿瘤细胞分裂增殖及分化,阻碍肿瘤生长,使瘤体缩小或消失。

2. 刺激网状内皮细胞及吞噬细胞的活性,提高免疫系统功能。

3. 通过消化系统癌细胞内信号传导系统,选择性抑制 Na^{+}-K^{+} ATP 酶活性,下调癌基因表达,诱导肿瘤细胞凋亡。

4. 控制原发病的转移及转移灶的继续扩散,明显缓解临床症状,提高生命质量。

5. 增强机体免疫功能,消除体内病毒和类病毒物质。其机理主要是通过增强单核巨噬细胞系统的吞噬廓清能力,提高 NK 细胞的杀伤作用,促使其他静止淋巴细胞分裂，提高淋巴细胞数量和促进淋巴细胞的转化作用来提高机体细胞免疫水平，从而起到抑制肿瘤细胞的生长和转移的作用。

【功能主治】降逆止呕、涤痰解毒、凉膈消积。适用食管癌、贲门癌、贲门痉挛、食道狭窄梗阻等。

【用法用量】口服，1 次 0.3～0.5g，1 日 3～5 次；饭前用凉开水服下或含化，服药后挺胸深呼吸 5～7 次，服药几分钟后便可吃较干硬的食物，也有少数人两三天后见效。1 个月为 1 个疗程，或遵医嘱。

【注意事项】

1. 有食道溃疡、糜烂、胃溃疡者慎服，可先以小剂量试服或含化，或请遵医嘱；如服药后有吐黏痰现象，属正常反应；若有微痛或烧灼感，或减量或含化或饭后服，也可间歇几天再服，仍疼痛不止者停服并请教医师。

2. 本品含有马兜铃科植物细辛，宜在医生指导下服用，定期复查肾功能。

【禁忌】忌食葱蒜、辛辣、生冷、浓茶、海味、凉甜食物。有出血现象者及孕妇禁服。

【药品规格】10g/瓶。

【临床经验】临床主要用于中、晚期食管癌引起的食道不适、吞咽困难、滴水不下、噎嗝、反涎及各种食道疾患，也可用于放化疗的配合治疗。

天蟾胶囊

【药物成分】夏天无、制川乌、蟾酥、祖司麻、白屈菜、秦艽、白芷、川芎、甘草。

【制剂性状】本品为胶囊剂,内容物为棕褐色颗粒;气香,味苦。

【药理作用】

1. 镇痛作用　天蟾胶囊对小鼠醋酸扭体反应、小鼠热板法致痛反应、大鼠甩尾致痛反应都有显著抑制作用,可提高大鼠三叉神经痛阈,给药起效时间约30分钟,作用峰值在给药后120分钟,天蟾胶囊的镇痛效果随剂量的加大而增强,但该药的早期作用(药后15～60分钟)弱于哌替啶[1]。

2. 药理试验表明,本品与环磷酰胺合用可提高对荷瘤S180小鼠的抑瘤率,延长艾氏腹水癌小鼠的存活时间;连续用药证明本品无耐受性。

【功能主治】行气活血,通络止痛。用于肺癌、胃癌、肝癌等引起的轻、中度癌性疼痛属气滞血瘀证者。

【用法用量】口服,1次3粒,1日3次,5天为1个疗程。

【不良反应】用药过程中偶见嗜睡、口干、恶心呕吐、食欲不振、便秘、背部灼热。

【禁忌】孕妇、哺乳期妇女禁用。

【注意事项】请在医生指导下使用本药;心脏病患者慎用;饭后服用为宜。

【药品规格】0.5g×24粒/盒。

【临床经验】天蟾胶囊行气活血、通络止痛,临床用于癌性疼痛,中医辨证属于气滞血瘀型患者的治疗。由5家医院进行的Ⅱ期临床试验表明,天蟾胶囊对中度癌痛患者的镇痛总有效率为

83%，对照组氨酚待因的总有效率为85%，两者无显著性差异；平均起效时间2.8小时，主要不良反应为恶心和呕吐。说明天蟾胶囊治疗中度癌性疼痛安全有效[2]。

参 考 文 献

[1] 颜博，王尊荣，张永斌，等．天蟾胶囊镇痛作用的实验研究[J]．中国新药杂志，2003，12(8)：660-663.

[2] 魏琳，杨晨光，苗文红．天蟾胶囊治疗癌性疼痛Ⅱ期临床研究[J]．中国新药杂志，2003，12(8)：663-665.

柘木糖浆

【药物成分】柘木。

【制剂性状】本品为棕黑色的黏稠液体；味甜、微苦涩。

【功能主治】抗肿瘤药。用于食管癌、胃癌、贲门癌、肠癌的辅助治疗。

【用法用量】口服，1次25ml，1日3次。

【不良反应】尚不明确。

【禁忌】对本品过敏者禁用。

【注意事项】

1. 孕妇及过敏体质者慎用。

2. 药品性状发生改变时禁止使用。

3. 请将此药品放在儿童不能接触到的地方。

【药品规格】聚酯瓶，①每瓶装250ml；②每瓶装25ml，每盒装10瓶。

【临床经验】柘木糖浆临床主要作为肿瘤放、

化疗辅助药物，有减毒增效作用，常用于消化道肿瘤的治疗。

1. 阻断逆转胃癌前病变　临床报道治疗57例胃癌前病变（胃黏膜肠腺上皮化生、不典型增生、幽门螺杆菌感染），显效22例，有效31例，有效率93%。而病理改善率达76.9%[1]。另一报道中，用柘木糖浆治疗活动期慢性胃炎71例，观察其对临床症状和胃黏膜肠腺化生的疗效。结果发现治疗2周后就显著改善慢性胃炎的上腹痛和嗳气症状，治疗第8周时上腹痛、腹胀、反酸和嗳气等症状均有显著缓解（各症状有效率分别为83.9%，91.7%，87.2%，86.3%），病理检查发现，胃窦肠化、胃体肠化和胃黏膜炎症均显著改善，有效率分别为70.42%、83.78%和50.88%，而改善腺体萎缩的有效率稍低，达43.33%。上述研究表明柘木糖浆能够有效缓解慢性胃炎的各项临床症状，同时逆转胃黏膜的肠腺化生，并且临床未见不良反应[2]。

2. 配合化疗，减毒增效　柘木糖浆能明显地降低进展期胃肠道肿瘤手术后化疗患者的CEA、CA50和CA19-9等血清肿瘤标志物水平；且能减轻化疗药物对患者细胞免疫的抑制作用，提高CD4、CD4/CD8和NK等细胞免疫指标水平，有利于患者免疫功能的及时恢复[3]。

参考文献

[1] 王佩芳，沈辉，唐红敏．柘木糖浆对胃癌前病变

阻断逆转作用的疗效观察[J]. 中华医学实践杂志,2003,2(1):57-58.

[2] 孙菁,袁耀宗,郑舜华,等. 柘木糖浆治疗活动期慢性胃炎及胃黏膜肠腺化生的疗效观察[J]. 中成药,2005,27(5):附12-附14.

[3] 杜卫东,沈达明,宋晓华,等. 柘木糖浆对胃肠道肿瘤手术后化疗病人肿瘤标记物和细胞免疫的影响[J]. 临床医药杂志,2004,17(3):11-14.

威麦宁胶囊

【药物成分】以云南野生植物金荞麦为主要原料,主要抗癌活性物质为缩合单宁类成分。表儿茶素含量0.7mg/粒,总鞣质含量达到0.12g/粒,最大吸收峰在280nm±2nm之间。

【制剂性状】胶囊剂,内容物为褐红色无定形粉末;味涩、苦、微酸。

【药理作用】

1. 增强机体免疫功能 ①提高小鼠巨噬细胞的吞噬功能[1],显著提高正常小鼠和荷瘤小鼠网状内皮系统的吞噬指数,而且能对抗化疗药物氟尿嘧啶和环磷酰胺诱导的小鼠网状内皮系统吞噬功能低下的副作用[2]。②增强小鼠NK细胞活性。威麦宁在400mg/kg的剂量下可使荷瘤小鼠的LAK细胞恢复至接近正常并产生较好的抑瘤率(46%)[3]。③保护胸腺,促进T细胞发育增殖。亚硝胺(DENA)类药物所诱发的肺癌小鼠,经威麦宁(48mg/kg、80mg/kg)灌胃后,小鼠胸腺损伤较轻,产生T细胞并使其功能发育较健全、完善[4]。

2. 抑制肿瘤细胞增殖　缩合单宁类物质具有多靶点的抗肿瘤效应，主要是与癌细胞 DNA 发生嵌合效应，抑制 DNA 的合成代谢，抑制癌细胞信号转导变异通道中的蛋白激酶 PTK（酪氨酸激酶），抗肿瘤血管生成，从而阻碍癌细胞的增殖。①体外实验：Chan PK[5]研究显示，金荞麦明显抑制人肝癌细胞（HepG2）、白血病细胞（K562）、肺癌细胞（H460）、肠癌细胞（HCT116）和骨癌细胞（U20S）的增殖，对这些细胞作用的 IC_{50} 为 25～40μg/ml；而对前列腺癌细胞（DU145）和脑神经胶质瘤（T98G）作用的 IC_{50} 大于 60μg/ml；对宫颈癌细胞（HeLa）和卵巢癌细胞（OVCAR-3）的抑制作用差，其 IC_{50} 大于 120μg/ml；相反对乳腺癌细胞（MCF-7）有刺激增殖作用，其原因可能是因为金荞麦含有植物类固醇成分，可与 MCF-7 细胞的荷尔蒙受体相互作用。②体内实验：金荞麦 E 能显著抑制小鼠移植性肉瘤 S180、子宫颈癌 U14 及 Lewis 肺癌的生长，最大抑瘤率分别为 56.44%、48.22%、55.48%[6]。金荞麦提取的抗癌有效成分 Fr4 对肉瘤 S180、肝癌 H22 实体瘤均有明显抑制作用，抑制率分别为 41.4%、68.3%，Fr4 对 S180 腹水型小鼠无生命延长作用[7]。

3. 抑制肿瘤细胞侵袭、转移　通过抑制癌细胞分泌Ⅳ型胶原酶，抑制人高转移肺癌细胞（PG）与血管内皮细胞（HUVEC）的黏附，从而抑制肿瘤细胞的血液转移及癌细胞的侵袭和自发性转移。

【功能主治】具有祛邪扶正，清热解毒，活血化瘀的功效。用于肺癌的辅助治疗。

【用法用量】饭后口服，1 次 6～8 粒，1 日 3 次，2 个月为 1 个疗程。

【不良反应】偶有恶心等消化道症状。

【药品规格】片剂：0.4g×60 粒/瓶。

【临床经验】威麦宁胶囊主要用于肺癌的治疗，可以在肺癌的各期、各治疗阶段长期应用。对于不适宜放疗、化疗的肺癌患者，可以选用中药注射剂，联合威麦宁胶囊以增强治疗力度。

1. 不适宜放疗、化疗的肺癌患者，可单独应用威麦宁胶囊控制病情。在Ⅲ期临床试验中 961 例患者的临床资料显示[8]：有效率（CR＋PR）为 8.21％，稳定率（SD）为 74.25％，大多数患者服用后，咳痰、发热、咯血及胸痛等症状改善，症状改善总有效率 83.58％，生活质量提高，KPS 评分提高率 40.67％。

2. 威麦宁胶囊与放疗联合使用，在增效的同时，能减轻放疗引起的骨髓抑制等不良反应。在北京大学第一医院牵头的威麦宁联合放疗的Ⅲ期随机对照临床研究中[9]，共 159 例肺癌患者（Ⅲ、Ⅳ期占 82.4％），威麦宁联合放疗组有效率（CR＋PR）71.23％，明显优于单纯放疗组（43.02％），对放疗的增益系数为 1.66。

3. 威麦宁胶囊与化疗联合使用，有增效减毒作用。联合治疗有效率（40.00％）明显高于单用化疗(24.32%),对化疗引起的白细胞减少有治疗作用[8]。

参考文献

[1] 高倬,孟凡虹．野荞根素对四种人癌细胞克隆形成能力的影响[J]. 中国中药杂志,1993,18(8):498-500.

[2] 杨体模,荣祖元,吴友仁．金荞麦 E 对小鼠网状内皮系统吞噬功能的影响[J]. 四川生理科学杂志,1992,14(1):9-12.

[3] 徐国晖,合天惠,周贵华．金荞麦根的抗癌实验研究[J]. 中草药,1982,13(2):48.

[4] 董玉宁,于曦,段丹丽,等．威麦宁抑制 DENA 诱发小鼠肺肿瘤发生的实验研究[J]. 四川肿瘤防治,1995,9(1):5-8.

[5] Chan PK. Inhibition of tumor growth in vitro by the extract of fagopyrum cymosum (fago-c) [J]. Life Sciences, 2003, 72: 1851-1858.

[6] 杨体模,荣祖元,许世跃,等．金荞麦 E 药理作用的研究[J]. 中国药理通讯．1988,5(3):24.

[7] 陈晓峰,顾振纶,梁中琴．金荞麦 Fr4 对荷瘤小鼠的抗肿瘤作用研究[J]. 苏州医学院学报,2001,21(1):23-25.

[8] 林洪生．威麦宁胶囊Ⅲ期临床试验总结(总结报告资料,非公开发表文献).

[9] 申文江．威麦宁胶囊与放疗联合治疗中晚期肺癌的临床研究[G]//中国临床肿瘤学教育专辑(2002):中国抗癌协会第六届临床肿瘤协作中心(CSCO)学术年会论文集．2002:96-100.

夏枯草膏

【药物组成】夏枯草。

【制剂性状】为黑褐色稠厚的半流体；味甜、微涩。

【功能主治】清火，明目，散结，消肿。用于头痛，眩晕，瘰疬，瘿瘤，乳痈肿痛，甲状腺肿大，淋巴结结核，乳腺增生症。

【用法用量】口服，1 次 9g，1 日 2 次。

【注意事项】

1. 忌辛辣、油腻及刺激性食物。

2. 体虚者慎用，感冒期间暂停服用。

3. 注意用药后可能出现过敏反应，一旦发现粟粒样丘疹，应立即停药。

【药品规格】200g/瓶。

仙蟾片

【药物组成】马钱子粉、半夏（制）、人参、仙鹤草、补骨脂、郁金、蟾酥、当归。

【制剂性状】本品为薄膜衣片，除去包衣后显棕色至棕褐色；气微香，味苦。

【药理作用】

1. 抑制或杀死癌细胞　仙蟾片中有效成分之一华蟾素已被证明对肿瘤细胞有明显的抑制作用；补骨脂素对小鼠肉瘤有高效杀灭作用；半夏各炮制品总生物碱对慢性髓性白血病细胞（K562）有抑制作用，能损伤悬浮生长的 K562 细胞形态，抑制其增殖；从当归中分离出一种多糖（AR-1）也有重要的抗肿瘤活性。

2. 抑制血管形成　新血管生成是肿瘤迅速增殖和转移的重要条件之一。仙蟾片中补骨脂素可有效抑制血管内皮分裂转移；人参中有效成分人参皂苷（Rg3）能明显抑制血管内皮生长因子（VEGF）和碱性成纤维因子（BFGF）蛋白质产生，抑制肿瘤血管内皮细胞的增殖生长和新血管的形成，抑制肿瘤复发、扩散和转移。

3. 增强机体免疫　人参、黄芪、补骨脂、郁金等均有明显增强网状内皮系统吞噬功能、脾脏杀菌能力以及升高白细胞的作用，其机理在于增强机体的非特异性免疫反应及特异性免疫反应。

【功能主治】化瘀散结，益气止痛，用于食管癌、胃癌、肺癌等癌症。

【用法用量】口服，1 次 4 片，1 日 3 次，或遵医嘱。

【药品规格】0.25g×12 片×5 板/盒。

【临床经验】2001 年 5 月～2002 年 5 月由第四军医大学附院组织实施，由西京医院、广州医学院第一附属医院共同参与完成了 200 例仙蟾片临床研究，其中胃癌 60 例，肝癌 120 例，鼻咽癌 81 例，食管癌 56 例。试验采取自身对照法，受试者给予仙蟾片每日 3 次，每次 4 片，45 天为 1 个疗程，连服 3 个疗程的治疗，试验结果显示仙蟾片对胃癌、肝癌、鼻咽癌、食管癌等消化系统及呼吸系统癌症均有较好的临床疗效。试验期间未发现明显的毒副作用，临床应用安全可靠。

消癌平片

【药物组成】乌骨藤。

【制剂性状】本品为薄膜衣片，除去糖衣后显棕褐色；气微，味苦。

【药理作用】

1. 增强机体的免疫力，直接杀灭多种肿瘤细胞，抑制肿瘤细胞扩散，延长荷瘤小鼠的生存期。周丹[1]等研究表明，消癌平片能抑制 S180 肉瘤增长，使移植胃癌 P388 小鼠的生存时间延长。罗氏[2]研究表明，消癌平片对 S180 和 H22 小鼠移植性肿瘤生长有明显的抑制作用。

2. 抗突变作用。罗氏[2]研究显示，消癌平片对环磷酰胺诱发的小鼠骨髓细胞微核发生和丝裂霉素诱发的小鼠睾丸细胞染色体畸变均有明显的抑制效果。

3. 消癌平片含有经现代工艺提取的有效成分“新 C12-甾体苷”，能诱导和促进微管蛋白聚合、微管装配与微管稳定，从而抑制肿瘤细胞的有丝分裂和增殖，促进肿瘤细胞凋亡。

【功能主治】抗癌、消炎、平喘。用于食管癌、胃癌、肺癌，对大肠癌、宫颈癌、白血病等多种恶性肿瘤亦有一定疗效，亦可配合放疗、化疗及手术后治疗，并用于治疗慢性气管炎和支气管哮喘。

【用法用量】口服，1次8～10片，1日3次。

【药品规格】片剂：每片重0.3g。

【临床经验】中国医学科学院、上海医科大学第二医院、北京西苑医院、广州中山大学附属医院等10余家医院对7000多例早、中、晚期肿瘤患者进行临床观察，结果显示消癌平片配合手术、放化疗进行治疗，能够起到不同程度的协同增效作用。在抑制肿瘤细胞的同时，还可提高机体自身免疫力。适用于食管癌、胃癌、肺癌、大肠癌、宫颈癌、白血病等恶性肿瘤的治疗。临床观察期间未见明显毒副作用。唐域[3]等采用消癌平片配合化疗治疗75岁以上的高龄非小细胞肺癌$Ⅲ_B$期患者，有效率30.6%，中位生存期11.5个月，免疫功能和体力状况改善，且无明显毒副反应。

参考文献

[1] 周丹，韩大庆，刘伟，等．消癌平片抗肿瘤作用研究[J]．吉林中医药，2002，22(1)：57-58.

[2] 罗崇彬．消癌平片抗突变和抗肿瘤作用研究[J]．现代医院，2007，7(9)：31-32.

[3] 唐域，高雅苓．高龄非小细胞肺癌的化疗49例临床分析[J]．实用肿瘤学杂志，2000，14(1)：36-37.

附：消癌平糖浆

【制剂性状】本品为棕褐色的黏稠液体；味甜、苦。

【用法用量】口服，1次10～20ml，1日3次。

【药品规格】每瓶装 10ml、20ml、100ml、200ml、500ml。

血尿胶囊

【药物组成】棕榈子、菝葜、薏苡仁。

【制剂性状】本品为胶囊剂，内容物为棕褐色；味微苦、涩。

【功能主治】清热利湿，凉血止血。用于急、慢性肾盂肾炎血尿，肾小球肾炎血尿，泌尿系结石及肾挫伤引起的血尿及不明原因引起的血尿，亦可作为治疗泌尿系统肿瘤的辅助药物。

【用法用量】口服，1 次 5 粒，1 日 3 次，饭后开水吞服或遵医嘱。

【注意事项】孕妇慎用。

【药品规格】0.42g×30 粒×1 板/盒。

鸦胆子油口服乳液

【药物组成】豆磷脂、鸦胆子油。

【制剂性状】本品为乳白色均匀乳状液体；味微苦。

【药理作用】经动物和人体实验[1~12]证实，本品对多种肿瘤有抑制作用，对癌细胞的 G_1、S、G_2 期均有一定的损伤或抑制作用，可见药液的小油滴与癌细胞有较好的亲和力，癌周黏附时间长，在体内有定向分布的作用，为其网状内皮系统的吞噬细胞所潴留，使肿瘤药物在该处有较高的浓度。主要成分油酸能通过血-脑脊液屏障，使脑内药物浓度较高。

1. 主要成分油酸能够抑制拓扑异构酶(TOPOⅡ)活性，从而抑制细胞DNA的合成及生长，阻断癌细胞的增殖。

2. 鸦胆子油乳对肿瘤癌细胞具有选择性，即选择性破坏癌细胞膜和线粒体等膜性系统，使癌细胞变性坏死，而对正常细胞无损害。

3. 鸦胆子油乳对肿瘤癌细胞具有靶向性，用药后药物浓度集中，并与癌细胞具有特异性紧密亲和力。

4. 对体液免疫和细胞免疫都有促进作用。

5. 具有促进骨髓干细胞的造血功能作用。

6. 抑制肿瘤细胞的黏附、侵袭及转移。

7. 诱导肿瘤细胞凋亡。

8. 逆转多药耐药。

【功能主治】用于肺癌、肺癌脑转移、消化道肿瘤及肝癌的辅助治疗。

【用法用量】口服，1日2～3次，1次20ml，30天为1个疗程。

【注意事项】

1. 本品无明显毒副作用，但少数患者用药后有油腻感、恶心、厌食等消化道不适反应。

2. 如有分层应停止使用。

【药品规格】每支装10ml、20ml、250ml。

【临床经验】本品多与化疗药物联合应用，能增强对癌细胞的生长抑制率。由于鸦胆子油口服乳液的主要成分油酸易透过血-脑脊液屏障，因而对脑肿瘤及脑转移瘤有较好疗效。此外，多项临床研究表明，鸦胆子油乳口服联合放疗对食管癌有较好的疗效。沙永慧等[13]采用随机对照临床研究，观察812例食管癌放疗患者，联合应用鸦胆子油乳能明显改善患者的吞咽困难等症状，近期疗效明显优于单纯放疗组，两组肿瘤消失、基本消失以及病灶缩小50%以上者分别为91.28%和87.8%。潘德键等[14]采用伽马刀联合鸦胆子油乳口服治疗70岁以上高龄食管癌患者22例，CR4例(18%)，PR9例(41%)，NC(无变化)8例(36%)，PD(进展)1例(5%)，中位生存期15个月，临床受益反应12/22(55%)。主要毒性反应是恶心、呕吐及白细胞下降。表明伽马刀联合鸦胆子油乳口服治疗不能耐受手术的高龄食管癌具有较好的耐受性和疗效。

参考文献

[1] 张晨，吕书勤，张亚妮，等．几种中药注射剂体外对肝癌细胞BEL-7402的杀伤作用[J]．浙江中医学院学报，2005，29(6)，93-95.

[2] 张秉鸿，郭旻，王庆堂，等．中药鸦胆子对前列腺癌细胞超微结构及PSA水平的影响[J]．西南国防医药，2007，17(4)，402-404.

[3] 朱宏建，南勋义，党建功，等．鸦油乳对前列腺增生动物模型的影响及机理研究[J]．中华泌尿外科杂志，1999，20(11)：680-682.

[4] 刘红耀，米振国，王东文，等．鸦胆子油乳介入治疗膀胱肿瘤的动物实验研究[J]．中华泌尿外科杂志，

2000,21(6):353-355.

[5] 曹玉,付招娣,刘红岩,等.鸦胆子油乳对小鼠黑色素瘤高转移细胞黏附、侵袭及转移能力的影响[J].中国新药杂志,2003,12(8):619-621.

[6] 王芳,曹玉,刘红岩,等.鸦胆子油乳诱导 HL-60 细胞凋亡的研究[J].中国中药杂志,2003,28(8):759-762.

[7] 俞丽芬,吴云林,章永平.鸦胆子油乳剂对人胃腺癌长春新碱耐药细胞株 MKN28/VCR 的逆转作用[J].世界华人消化杂志,2001,9(4):376-378.

[8] Xuan YB, Yasuda S, Shimada K, et al. Growth inhibition of the emulsion from to Brucea javanica cultured human carcinoma cells[J]. Gan To Kagaku Ryoho, 1994, 21(14): 2421-2425.

[9] 曾晓华.肝动脉内灌注中药鸦胆子油的动物实验研究和治疗原发性肝癌的临床应用[J].临床医学影像杂志,1994,5(3):145-147.

[10] 曾庆华,汤恢焕,李宜雄.鸦胆子油乳剂对大肠癌细胞影响的实验研究[J].中国现代医学杂志,2003,13(15):19-20.

[11] 崔勇志,张玲华,陆景明.中药鸦胆子油乳剂对人卵巢癌细胞株 CAOV3 的毒性作用[J].中国医科大学学报,1997,26(1):82-84.

[12] 汤涛,蒙凌华,陈陵际,等.鸦胆子油乳具有多药耐药逆转和拓扑异构酶Ⅱ抑制作用[J].中国药理学通报,2001,17(5):534-539.

[13] 沙永慧,孟广典,刘润森,等.鸦胆子口服乳剂合并放疗与单纯放射治疗食管癌 812 例随机分组的研究[J].中国放射肿瘤学.1990,4(2):113-114.

[14] 潘德键,王标,周锡建,等.伽玛刀联合鸦胆子

油乳口服在高龄食管癌患者中的疗效观察[J]. 实用肿瘤学杂志,2007,21(4):333-335.

噎膈丸

【药物组成】白果仁、大枣、甘草、核桃仁、黑芝麻、麻油、柿饼、小茴香。

【制剂性状】本品为棕褐色的大蜜丸;气香,味甜。

【功能主治】补益肺肾,润燥生津,通咽利膈。用于噎膈、咽炎、吞咽不利、咽哽干燥;亦可用于食管黏膜上皮不典型增生及食管癌的辅助治疗。

【用法用量】口服,1 次 1 丸,1 日 3 次,细嚼后徐徐咽下。

【药品规格】每丸重 9g。

益肺清化颗粒

【药物组成】黄芪、党参、白花蛇舌草、北沙参、麦冬、败酱草、仙鹤草等。

【制剂性状】本品为颗粒剂;味苦、微甜。

【药理作用】

1. 抑瘤作用　益肺清化颗粒对移植小鼠 S180 肉瘤有明显的抑制作用,并能明显抑制瘤细胞的增殖;对小鼠 Lewis 肺癌也有一定的抑制作用[1]。

2. 增强免疫作用　对小鼠腹腔巨噬细胞吞噬功能及细胞溶血空斑形成有明显促进作用。能提高荷瘤小鼠 IL-2 和 TNF 含量。抑制肿瘤患者

血栓素 B_2（TXB_2）和 6-酮前列腺素 F_{1a}（6-keto-PGF_{1a}）表达，减少肿瘤转移。通过上调树突状细胞(DC)与抗原递呈功能相关膜分子的表达，促进 DC 分泌 IL-12，调节 DC 抗原递呈功能，提高机体的抗肿瘤免疫监视功能[2]。

3. 抗肿瘤细胞侵袭、转移作用[3,4] 抑制血小板的活化，对血小板-血小板间，血小板-肿瘤细胞间的聚合有一定抑制作用；调节肿瘤细胞基质金属蛋白酶-9（MMP-9）和基质金属蛋白酶抑制剂-1(TIMP-1)的表达。

【功能主治】益气养阴、清热解毒、化痰止咳。适用于气阴两虚，阴虚内热型中、晚期肺癌的辅助治疗，症见气短、乏力、咳嗽、咯血、胸痛等，或兼有上述症状的放化疗无效及复发者。并能降低放化疗毒副反应，增强其疗效。

【用法用量】口服，1 次 20g，1 日 3 次，2 个月为 1 个疗程，或遵医嘱。

【不良反应】偶见恶心、腹泻，一般不影响继续治疗。

【药品规格】10g/袋，10g×12 袋/盒。

【临床经验】

1. 针对中晚期肺癌患者进行治疗，能够显著改善咳嗽、咯痰、胸痛、气短、乏力等症状，提高体力状况，对肿瘤病灶具有缓解和延缓发展的作用。有研究显示，益肺清化颗粒联合化疗时 CR＋PR＋NC 为 80％，明显优于单纯化疗组(46.67％)[5]。

2. 益肺清化颗粒具有免疫调节作用，对晚期肺癌患者有一定的延长生存期的作用[6,7]。

参 考 文 献

[1] 郑红刚，熊露，朴炳奎，等．肺瘤平膏及其拆方对Lewis 肺癌移植瘤的抑瘤作用及对 S-100 蛋白和 VEGF 表达的影响[J]．中国中医基础医学杂志，2007，13(5)：370-372.

[2] 郑红刚，朴炳奎，林洪生，等．肺瘤平膏及其拆方对树突状细胞抗原递呈功能影响的分子机制研究[J]．中华中医药学刊，2007，25(6)：1133-1136.

[3] 冯利，朴炳奎．肺瘤平Ⅱ号对 Lewis 肺癌小鼠瘤组织 MMP-9 及 TIMP-1 的 mRNA 表达的影响[J]．中国新药杂志，2005，14(10)：1162-1165.

[4] 张培彤，朴炳奎，孙桂芝，等．肺瘤平二号对中晚期肺癌患者血小板表面糖蛋白表达的影响[J]．中国中西医结合杂志，2000，20(1)：31-33.

[5] 冯利，花宝金，朴炳奎．肺瘤平Ⅱ号改善肺癌患者生存质量临床研究[J]．中国中医药信息杂志，2006，13(12)：12-13.

[6] 周雍明，朴炳奎，侯炜，等．肺瘤平膏改善肺小细胞肺癌患者免疫状态及预后的临床观察[J]．中国中医药信息杂志，2008，15(5)：78-79.

[7] 郑红刚，朴炳奎，林洪生，等．中药肺瘤平膏合并化疗对非小细胞肺癌患者树突状细胞亚型的影响[J]．中国肿瘤，2008，17(2)：113-115.

增生平片

【药物组成】山豆根、拳参、败酱草、夏枯草、白鲜皮、黄药子。

【制剂性状】糖衣片，除去糖衣后显棕褐色；味苦涩。

【药理作用】

1. 体外实验证明，增生平片具有明显的抗致突和抗促癌作用，能抑制 K562 癌细胞的体外增殖。

2. 动物试验结果表明，本品能够抑制致癌物质所诱发的食管上皮增生，抑制率在 50%以上，并对肿瘤转移有一定的抑制作用。

3. 增生平片通过增强网状内皮系统的吞噬功能、淋巴细胞转化的反应能力以及 NK 细胞的杀伤活力等，提高细胞和体液免疫功能[1]。

【功能主治】清热解毒、化瘀散结。用于食管和贲门上皮增生，具有呃逆、吞咽不利、口干、口苦、咽痛、便干、舌黯、脉弦滑等热瘀内结表现者。

【用法用量】口服，1 次 8 片，1 日 2 次。疗程 6 个月；或遵医嘱。

【不良反应】有增生平片致肝损害的临床报道[2]，考虑与配方中的黄药子有关，黄药子所含的黄独皂苷的 LD_{50} 为 1.438g/kg，引起肝损害的潜伏期及病情轻重与药物的剂量相关[3]。

【注意事项】

1. 偶见大便次数增多、恶呕、皮疹，一般停药后可缓解。

2. 肝功能异常、素体虚寒者及孕妇忌服。对长期使用者，应定期复查肝功能，发现肝功能异常应及时停药。

3. 用药期间定期复查肝功能;忌食辛辣。

【药品规格】每片片芯重 0.3g。

【临床经验】

1. 增生平片对食管、胃的炎症、增生以及癌前病变有良好的治疗作用,预防性应用可以降低癌症发病率。

(1)逆转肠上皮化生[4]:祝旭清等观察研究 99 例肠上皮化生患者,服用增生平片 12 个月后肠化生逆转有效率 59.6%,且不良反应发生率低(1.98%),患者依从性好。

(2)治疗食管上皮增生[5]:王俊显等采用随机单盲安慰剂对照,观察 144 例食管上皮增生患者,增生平片治疗组好转率导光镜检查为 43.5%,活检病理检查为 55.6%,明显优于安慰剂组(8.3%、25.0%)。

(3)治疗食管炎、胃炎[6]:前瞻性多中心双盲安慰剂对照的临床研究显示,采用增生平片治疗食管炎和胃炎,胃镜表现明显改善,与安慰剂比较,治疗组食管炎改善率 45.45%,活动期浅表性胃炎 29.41%,萎缩性胃炎 18.92%;黏膜活检改善情况食管炎为 27.27%,活动期浅表性胃炎 20.29%,萎缩性胃炎 18.92%,均明显优于安慰剂组。

(4)预防食管癌:中国医学科学院肿瘤研究所林培中等[7]自 1992 年在食管癌高发区河北省磁县 9 个乡进行食管癌前病变的药物阻断治疗研究,通过 40～65 岁人群的食管细胞学普查,检出食管重增3990例，轻增5346例，随机分为治疗组和对照组；重增和轻增治疗组分别服用增生平片和核黄素钙片，对照组均服用安慰剂。服药3年后食管细胞学复查显示，重增治疗组癌变相对危险度(RR)＝0.150，95％CI＝0.133～0.175，癌变率下降了49.19％，提示增生平片阻断食管癌前病变、预防食管癌的效果是肯定的。

2. 增生平片联合放射治疗食管癌具有增效作用[8]：采用随机对照临床研究观察196例食管癌患者，联合治疗组的病灶消退率优于单纯放疗组，1年、3年生存率分别为73.4％和38.8％，单纯放疗组分别为41.8％和21.4％，有显著性差异。

参考文献

[1] 王德昌，王德斌，张金生，等. 增生平片药理学作用及其作用机理的实验研究[J]. 中华肿瘤杂志，1994，16(6)：419-423.

[2] 张俊忠. 增生平片致肝损害[J]. 药物不良反应杂志，2007，9(3)：215.

[3] 王本祥. 现代中药药理与临床[M]. 天津：天津科技翻译出版公司，2004：1397.

[4] 祝旭清，徐三荣，王国祥. 增生平片治疗肠上皮化生的临床疗效观察[J]. 现代医药卫生，2005，21(1)：10.

[5] 王俊显，周而复，丁镇伟等. 增生平片治疗食管上皮细胞增生108例[J]. 中国实验方剂学杂志，1997，3(1)：28-30.

[6] 李虹义,刘端祺,张凤州. 增生平片治疗食管和胃疾患的临床多中心双盲对照观察[J]. 甘肃中医,1994,7(3):25-26.

[7] 林培中,陈志峰,候浚,等. 食管癌的化学预防[J]. 中国医学科学院学报,1998,20(6):43.

[8] 潘清辉,李艾恩,林玉宗. 增生平片在食管癌放疗中的应用[J]. 福建中医学院学报,2005,15(6):14.

珍香胶囊

【药物组成】珍珠、牛黄、血竭、三七、麝香、冰片、琥珀、沉香、天竺黄、川贝母等。

【制剂性状】胶囊剂,内容物为黄棕色粉末;具有冰片的特有香气,味微苦,凉。

【药理作用】抑瘤作用[1~3]:对裸鼠移植的人食管癌的抑瘤率可达75%;对人胃低分化腺癌SGC-7901的生命延长率为72%;在裸鼠可耐受的剂量下,"珍香胶囊"对裸鼠原位移植的人胃癌SGC-901以及人胃癌MKN-28均有明显的抗癌作用,其疗效随着剂量的增加而增强;通过抑制肿瘤细胞增殖、诱导凋亡而达到抗人宫颈癌作用。

【功能主治】清热解毒,活血化瘀,消痰散结。对于证属痰瘀凝聚、毒热蕴结的食管癌患者的放疗有协同作用。

【用法用量】口服,1次6粒,1日3次。

【注意事项】

1. 少数患者用药后发生恶心、便溏。

2. 孕妇忌服。

3. 可视病情在饭后1小时服用，宜温开水或蜜水送服。

4. 吞咽困难者，可去掉胶囊外壳，将胶囊中药物调蜜含服。

5. 配合放疗期间，注意复查外周血象。

【药品规格】0.4g×36粒/盒。

【临床经验】珍香胶囊对食管癌有较明确的疗效，多联合放疗应用，起到减轻放疗不良反应和放疗增效作用。对于痰瘀凝聚、毒热蕴结证，能够发挥攻邪而不伤正，扶正而不助邪的作用。Ⅱ期临床研究结果显示[4]：珍香胶囊联合放疗时完全缓解率（CR）显著高于单纯放疗组（37.5%：17.5%），能够有效缓解口干舌燥、大便干结等症状，并且有一定的增强T细胞免疫的功能。

参 考 文 献

［1］许锦阶，徐小虎，王德昌，曾宪明．珍香胶囊对人食管癌的抗癌作用及其机制研究[J]. 癌变·畸变·突变，2001，13(3)：147-151.

［2］许锦阶，徐小虎，杨善民，陈福．珍香胶囊对裸鼠原位移植的人胃癌的抗癌作用[J]. 癌变·畸变·突变，2001，13(2)：81-85.

［3］罗丽莉，于晓军，陈福．珍香胶囊抗人宫颈癌作用及其机制研究[J]. 中国热带医学．2007，7(1)：16-17.

［4］陈志坚，李东升，周明镇，等．珍香胶囊治疗食道癌Ⅱ期临床试验结果[J]. 中国肿瘤，2002，11(9)：535-536.

志苓胶囊

【药物组成】黄芪、女贞子、黄精（制）、北沙参、麦冬、党参、白术、茯苓、吲哚美辛、醋酸地塞米松、螺内酯、法莫替丁、地西泮等。

【制剂性状】本品为胶囊剂，内容物为棕褐色粉末，可见少量白点，气微味苦。

【药理作用】药效学试验显示：本品对小鼠子宫颈癌 U14，Lewis 肺癌及肝癌 HAC 的生长有明显抑制作用；可抑制角叉菜胶所致小鼠足跖肿胀、巴豆油所致的小鼠耳肿胀；减少小鼠醋酸腹腔注射引起的扭体次数；对角叉菜所致大鼠发热有明显解热作用；对环磷酰胺所致的小鼠白细胞、胸腺重量、脾指数、血清溶血素降低有改善作用。体外研究显示，志苓胶囊与人小细胞肺癌细胞系 NCI-H446 共培养后，细胞生长明显受抑制，细胞集落形成率明显降低，通过影响细胞线粒体跨膜电位水平、胱天蛋白酶 3（Caspase-3）活性和 Bcl-2 表达，诱导肿瘤细胞凋亡[1]。

【功能主治】益气健脾，滋阴润燥。用于缓解肺、食管、胃、肝、结肠、直肠、乳腺等晚期癌症出现的发热、疼痛、咳嗽、气喘、吞咽困难、食欲不振、失眠、神疲乏力、体重减轻等症状。

【用法用量】口服，1 次 3 粒，1 天 3 次，饭后服。老年人、消瘦、体弱者，根据实际情况每次剂量可改为 2 粒；如为镇痛，部分患者每次 3 粒仍难完全控制，可改为 1 次 3～4 粒，1 天 4 次。

【注意事项】

1. 偶有恶心，呕吐、便秘，口疮。个别患者服药后出现肝功能轻度异常、心动过速。

2. 糖尿病、高血压、活动性胃、十二指肠溃疡、胃出血、未经手术切除的胃癌、溃疡性结肠炎、癫痫、帕金森病、精神病患者或有严重的精神病史者禁用。

3. 对本品或阿司匹林过敏者，对其他非甾体类抗炎、镇痛药过敏者禁用。

4. 对肾上腺皮质激素类药物过敏者禁用。

5. 新近胃肠吻合手术后禁用。

6. 合并未控制的病毒、细菌、真菌感染患者禁用。

7. 肝肾功能不全者禁用。

8. 本品临床研究观察疗程为 14 天，长期应用需慎重，且一般不宜突然停药，如要停药，应在 1 周内逐渐减量后停用。

9. 本品针对的发热为癌性发热，不宜同时应用其他退热药。发热患者服用后会出汗，个别患者可大汗淋漓。如汗出过多，应补充足够的水和电解质。感染所致的发热不属本品适应证范围，应配合使用抗生素。

10. 小部分患者服药后出现面部轻度潮红、轻度浮肿、腹壁皮下脂肪增厚，不影响继续用药，停药后逐渐消退。

11. 服用本品期间，应定期检查肝肾功能、血象。

12. 对已治愈的胃、十二指肠溃疡患者，如需服用，应配合保护胃黏膜、抗溃疡药品。

13. 服用本品期间，应定期检查血糖及尿糖，如连续2次空腹血糖在6.5～7.0mmol/L范围，应减少服用量，给予降糖药治疗。如用降糖药血糖不降，即停服本品。

14. 服用本品后个别患者会出现困乏、嗜睡、下肢酸软、乏力，这与本药有镇静、安眠作用有关，极少数患者出现小腿肌肉痉挛(抽筋)的低钙症状，一般不必处理，较重者需补钙治疗。

15. 服用本品后出现消化道出血者，应静脉给予制酸剂等抗溃疡药治疗。如出现胃部不适或饥饿性胃痛，可配合服用抗溃疡药品。

16. 目前尚无孕妇、哺乳期妇女、儿童用药的临床研究资料。

【药品规格】每粒重0.43g(其中含化学药吲哚美辛11.11mg、醋酸地塞米松0.24mg、螺内酯5.55mg、法莫替丁6.5mg、地西泮0.55mg)，36粒/瓶。

【临床经验】志苓胶囊组方含有中药、西药两类成分，在辨证治疗的同时，注意西药成分的对症支持治疗作用，适用于晚期癌症患者。临床应用要严格掌握适应证，合理应用。本品对癌症患者主要起到缓解临床症状，提高生活质量的作用。潘云苓等[2,3]采用多中心随机双盲平衡对照的方法观察中晚期癌症患者，结果显示，志苓胶囊对癌症患者的疼痛、发热等临床症状的缓解率均在

70%以上，体重和 KPS 评分有所提高，不良反应主要有恶心、呕吐、便秘，发生率 3.4%。

参 考 文 献

[1] 陈英玉，潘云苓，刘庭波，等．志苓胶囊对人小细胞肺癌细胞系 NCI-H446 增殖抑制和诱导凋亡的影响[J]. 中国中西医结合杂志，2007，27(6)：531-534.

[2] 潘云苓，潘远志．志苓胶囊治疗 400 例多种中晚期癌症的疗效观察[J]. 中国中西医结合杂志，2007，27(9)：807-809.

[3] 潘云苓，潘远志．志苓胶囊治疗中晚期肺癌的疗效观察[J]. 中国中西医结合杂志 2006，26(7)：604-607.

肿节风片

【药物成分】肿节风；含琥珀酸、延胡索酸、黄酮苷、鞣质及树脂等。

【制剂性状】本品为糖衣片，除去糖衣后显棕褐色；气香，味苦、微涩。

【药理作用】

1. 肿节风片对小鼠 S180 肉瘤有明显抑制作用，并能明显延长 HepA 腹水瘤小鼠的存活期，在体外还能直接灭活 HepA 和 S180 瘤细胞[1]。

2. 增强巨噬细胞的廓清指数，提高非特异性免疫作用[1,2]。

3. 对金黄色葡萄球菌、大肠杆菌和绿脓杆菌等均有较强的抗菌作用。具有明显的抗菌、抗炎、镇痛作用[3,4]。

【功能主治】清热解毒，消肿散结。用于肺

炎、阑尾炎、蜂窝织炎属热毒壅盛证候者，并可用于癌症的辅助治疗。

【用法用量】口服，1 次 3 片，1 日 3 次。

【药品规格】250mg/片。

【临床经验】癌症患者合并感染时，在抗感染治疗的同时，辅助应用肿节风片，能起到一定的增效作用，同时对肿瘤有一定的抑制作用。

参考文献

[1] 蒋伟哲，孔晓龙，梁钢．肿节风片对恶性肿瘤和免疫功能的影响[J]．广西医科大学学报，2001，18(1)：39-41.

[2] 林剑，马继霞，刘兆乾．肿节风总黄酮苷对带瘤小鼠免疫功能的影响[J]．北京大学学报，1981，2：80-84.

[3] 蒋伟哲，孔晓龙，黄仁彬．肿节风片的抗菌和抗炎作用研究[J]．广西中医学院学报，2000，17(1)：50-52.

[4] 王靖，杜民．肿节风片与柴银、双黄连、祛痰口服液体外抑菌效果比较[J]．上海医药，2008，29(2)：80-82.

紫龙金片

【药物组成】黄芪、当归、白英、龙葵等。

【制剂性状】本品为椭圆形薄膜片，除去包衣后显深棕色；味微苦，气微香。

【药理作用】

1．抗肿瘤作用　本品通过调节信号通路，激活癌细胞内环腺苷酸/蛋白激酶 AⅡ型酶（促分化）信号通路的同时，抑制二酰基甘油/蛋白激酶 C-a 亚型酶（促癌变）信号通路，进一步激活抑癌基因（p53、p21、Rb）等，同时抑制原癌基因（c-myc、c-H-ras）的表达等，从而抑制细胞增殖。动物实验显示其对小鼠移植性肝癌（Heps）、Lewis肺癌及LA795肺癌有一定的抑制作用。

2. 免疫调节功能　具有增强小鼠迟发型超敏反应的作用，并能诱导活化人淋巴细胞杀伤肿瘤细胞。可提高T淋巴细胞的增殖能力。

3. 防治癌变　通过调节细胞周期引擎分子，抑制细胞周期蛋白（CyclinD）与细胞周期蛋白激酶（CDK4/6）的活性，同时激活细胞周期蛋白激酶抑制因子（P16、P15）等，从而阻滞细胞癌变。

【功能主治】益气养血，清热解毒，理气化瘀。本品为肺癌气血两虚兼瘀热证患者化疗的辅助用药，具有一定的改善临床症状，体力状况评分的作用，对免疫指标NK细胞、CD4细胞等有改善作用，可减少化疗所致的外周血象降低、肝肾功能损害及恶心呕吐、脱发等临床反应。

【用法用量】口服，1次4片，1日3次。与化疗同时使用。每4周为1个周期，2个周期为1个疗程。

【注意事项】孕妇禁用。

【药品规格】每片重0.65g，0.65g×16片×3板/盒。

【临床经验】紫龙金片为肿瘤化疗的辅助用药，能起到改善临床症状和免疫功能，减轻化疗不良反应，提高肿瘤患者生活质量的作用[1~3]。1998年至2000年由上海中医药大学药理临床基地负责，上海中医药大学附属龙华医院、天津医科大学附属肿瘤医院等开展的针对419例原发性支气管肺癌患者的多中心Ⅱ期临床试验结果表明，紫龙金片对中晚期肺癌患者肿瘤客观有效率22%（单纯化疗组9.09%），症候改善率92.43%（单纯化疗组13.04%）；KPS评分提高稳定率为94.4%（单纯化疗组38.26%）；免疫功能提高率为94.73%（单纯化疗组32.17%），并具有显著保护外周血象，降低化疗引起的白细胞减少，减少化疗所致的肝肾功能损害及恶心、呕吐、脱发等不良反应的作用。

参 考 文 献

[1] 束家和，吴丽英，周荣耀．紫龙金片对中晚期肺癌化疗减毒增效作用的临床观察[J]．中国肿瘤临床，2002，29(8)：593-594.

[2] 吴鸿彬，张洁．紫龙金片对原发性肺癌化疗增效减毒作用的临床观察[J]．天津药学，2006，18(6)：29-30.

[3] 汪江，颜维仁．紫龙金片配合化疗治疗中晚期非小细胞肺癌的研究[J]．现代中西医结合杂志，2008，17(1)：3-7.

安多霖胶囊

【药物成分】黄芪、鸡血藤等。

【制剂性状】本品为胶囊剂，内容物为棕黄色或绿褐色粉末；气微腥，味微苦。

【药理作用】

1. 增强机体免疫功能　安多霖胶囊对受环

磷酰胺抑制的非特异性免疫、细胞免疫和体液免疫均有明显改善作用。可使S180荷瘤小鼠受环磷酰胺抑制的碳廓清率显著提高，受抑制的脾淋巴细胞增殖速度明显加快，受抑制的迟发超敏反应水平明显提高以及受抑制的血清溶血素生成明显增加[1]。

2. 辐射防护功能　单细胞凝胶电泳显示，安多霖可防治受电磁辐射照射的大鼠骨髓细胞DNA损伤。安多霖组较模型组的骨髓细胞彗星长度明显缩短(50.03∶63.98)[2]。安多霖对小鼠全身照射引起的急性放射病有治疗和预防作用[3]，安多霖8g/kg、4g/kg、2g/kg三种剂量均能明显延长小鼠的平均寿命，使受^{60}Coγ射线照射的小鼠30天存活率提高65%，保护系数k值分别达1.73、1.73和1.65。

3. 抑瘤作用　经药理学试验表明，安多霖胶囊能明显延长肝癌腹水型小鼠的存活时间，对宫颈癌U14和S180荷瘤小鼠的瘤重也有抑制作用；当与放、化疗联合用药时能增强放、化疗的疗效。

【功能主治】益气补血，扶正解毒。主治气血两虚证，适用于放、化疗引起的白细胞减少、免疫功能下降、食欲不振、神疲乏力、头晕气短等症。对肿瘤放射治疗中因辐射损伤造成的淋巴细胞微核率增高等有改善作用，故可用于防治辐射损伤。

【用法用量】口服，1日3次，1次4粒。

【药品规格】0.32g×24粒/盒。

【临床经验】安多霖主要用于预防或减轻放疗所导致的辐射损伤。鼻咽癌及食管癌接受放疗的患者安多霖治疗14天后微核率明显降低(安多霖11.58‰:参芪片16.39‰)[4],机体对辐射损伤的修复能力提高[5]。

参 考 文 献

[1] 刘润东,刘韧. 安多霖对免疫功能影响的保护作用[J]. 海峡药学,2006,18(5):44-46.

[2] 张翠兰,刘润东,吕慧敏,等. 安多霖对高强电磁脉冲辐照大鼠DNA损伤的影响[J]. 中华放射医学与防护杂志,2006,26(6):628.

[3] 刘韧,刘润东,李兆雄,等. 安多霖对$^{60}Co\gamma$射线一次全身照射小鼠的保护作用[J]. 中华放射医学与防护杂志,1998,18(3):178-179.

[4] 潘建基,郑威,陈传本,等. 安多霖降低鼻咽癌和食道癌患者放疗后高微核率的临床研究[J]. 医学新知杂志,2000,10(3):128-129,131.

[5] 郑崴,陈传本. 安多霖对肿瘤放疗患者辐射损伤高微核率的预防作用[J]. 海峡药学,2002,14(5):80-81.

百令胶囊

【药物成分】发酵虫草菌粉,主要由虫草酸、甘露醇、甾体以及19种氨基酸等组成。

【制剂性状】胶囊剂,内容物为灰色至灰黄色粉末;气微腥。

【药理作用】

1. 调节机体免疫功能 ①百令胶囊具有双

向免疫调节作用，并与剂量相关。百令胶囊具有抗炎作用，通过抑制前炎症因子 IL-8、IL-6、IL-10，增加可溶性细胞间黏附分子-1（sICAM-1）表达，抑制白细胞及淋巴细胞增殖[1]。②百令胶囊不影响 DC 表型的表达及分化和成熟，对 DC 表面的共刺激分子没有下调的作用，但与百令胶囊提取液共同培养的 DC 对混合淋巴细胞反应的刺激能力明显低于 DC 对照组，并且表现为剂量依赖性[2]。

2. 防治早期肾小管间质纤维化，减轻肾小球硬化　百令胶囊可以诱导肝细胞生长因子（HGF）的表达，促进肾小管上皮细胞的增殖和修复，同时 HGF 又抑制转化生长因子-β_1（TGF-β_1）的表达和单核细胞浸润，使 TGF-β_1 表达减少，减轻纤维化作用[3]。百令胶囊能明显改善阿霉素尾静脉注射引起的大鼠低白蛋白血症、肾功能指标异常及肾性贫血，肾组织损害半定量积分明显低于硬化组，TGF-β 蛋白水平显著下降[4]。

3. 抗疲劳作用　百令胶囊使小鼠负重游泳时间（900.8s ∶ 491.5s）及常压耐缺氧时间（5.85min ∶ 3.15min）均显著延长；血尿素氮、血乳酸含量明显下降；肝糖原明显升高[5]。

【功能主治】补肺肾，益精气。适用于肺肾两虚引起的咳嗽、气喘、咳血、腰背酸痛等症，可用于治疗慢性气管炎、肾功能不全、肺癌、肾癌、肺纤维化等见上述症候者。

【用法用量】口服，1 次 5～15 粒，1 日 3 次。

【禁忌】凡阴虚火旺，血分有热，胃火炽盛，肺有痰热，外感热病者禁用。

【注意事项】

1. 忌油腻食物。

2. 本品宜饭前服用。

3. 按照用法用量服用，孕妇、小儿应在医师指导下服用。

4. 药品性状发生改变时禁止服用。

5. 儿童必须在成人监护下使用。

6. 如正在服用其他药品，使用本品前请咨询医师或药师。

【药品规格】每粒装 0.2g。

【临床经验】百令胶囊主要用于恶性肿瘤术后或化疗后的辅助治疗。临床上可改善胃肠道恶性肿瘤患者自汗盗汗、口干咽燥、五心烦热等气阴两虚症候、调节免疫功能，提高 NK 细胞比例(18.55∶10.33)[6]。

参 考 文 献

[1] 王苏娅，孟雪芹，陈江华，等．人工培养冬虫夏草(百令胶囊)免疫抑制作用细胞因子及可溶性细胞间黏附分子-1 调控机制探讨[J]．中国中西医结合杂志，2001，21(6)：152-153.

[2] 马麟麟，杨小勇，高居中．百令胶囊对小鼠树突细胞影响的实验研究[J]．中国中西医结合杂志，2007，27(10)：905-908.

[3] 李暖，陈新德，杨达胜，等．百令胶囊对大鼠肾小管间质纤维化的防治作用[J]．中国中西医结合肾病杂

志,2007,8(4):227-228.

[4] 陈海平,张启东. 百令胶囊对肾小球硬化大鼠肾组织中转化生长因子 β_1 的影响[J]. 中华实用中西医杂志,2007,4(10):1490-1493.

[5] 李雪芹,熊功友,龚帧,等. 百令胶囊抗小鼠体力性疲劳作用的实验研究[J]. 中国中医药科技,2004,11(5):288-289.

[6] 周荣耀,吴丽英,束家和. 百令胶囊在胃肠道恶性肿瘤手术和化疗后的应用[J]. 浙江中西医结合杂志,2002,12(7):406-407.

鼻咽清毒颗粒

【药物成分】野菊花、苍耳子、重楼、蛇泡筋、两面针、夏枯草、龙胆、党参。

【制剂性状】本品为浅棕黄色至棕褐色的颗粒,味先甜后苦。

【功能主治】清热解毒,化痰散结。用于热毒蕴结所致的鼻咽肿痛以及鼻咽部慢性炎症、鼻咽癌放射治疗后分泌物增多等症。

【用法用量】口服,1 次 20g,1 日 2 次,30 天为 1 个疗程。

【药品规格】10g×8 袋/盒。

【临床经验】鼻咽清毒颗粒临床主要用于减轻鼻咽癌放疗的毒副反应,是鼻咽癌放疗的辅助药物。鼻咽清毒颗粒对鼻咽癌急性放射性口咽炎有明显的防治效果,口咽放射反应症状及口咽黏膜反应明显减轻,鼻咽清毒颗粒对放射性口咽炎的疗效明显高于生理盐水对照组(85.1% :

58.5%)，且临床观察未发现有明显的毒副作用和不良反应[1]。郭长凯等[2]研究发现，鼻咽清毒颗粒联合鼻渊舒口服液对鼻咽癌患者放疗后 EB 病毒 VCA/IgA 滴度水平有明显的抑制作用，对其鼻咽部症状有较好的改善作用。

此外，有临床研究表明，鼻咽清毒颗粒加用鼻渊舒口服液对鼻咽癌高危人群 EB 病毒 VCA/IgA 滴度水平有明显的抑制作用，有助于降低鼻咽癌的发病率[3]。

参 考 文 献

[1] 张蓓，胡丕丽，黄国贤，等．鼻咽清毒颗粒防治鼻咽癌急性放射性口咽炎疗效观察[J]. 广东医学，2003，24(6)：658-659.

[2] 郭长凯，张松，孔维佳，等．鼻咽清毒颗粒合用鼻渊舒口服液治疗放疗后鼻咽癌患者的临床研究[J]. 中国肿瘤，2006，15(2)：113-115.

[3] 郭长凯，孔维佳，余青松，等．鼻咽清毒颗粒加鼻渊舒口服液抑制鼻咽癌高危人群 EB 病毒 VCA/IgA 的临床观察[J]. 中华肿瘤防治杂志，2006，13(10)：729-732.

复方阿胶浆

【药物成分】阿胶、红参、熟地黄、党参、山楂。辅料：蔗糖。

【制剂性状】本品为棕褐色的液体；具阿胶香气，味甜。

【药理作用】

1. 抑瘤作用　复方阿胶浆对荷 Lewis 肺癌

小鼠抑瘤率为20%左右，对荷S180肉瘤小鼠的抑瘤率在30%以上。复方阿胶浆的抑瘤作用虽不如环磷酰胺强(61.85%)，但能明显延长荷瘤小鼠的生存期，对Lewis肺癌荷瘤小鼠及S180荷瘤小鼠复方阿胶浆组较环磷酰胺组小鼠生存期均明显延长(分别为43.8天∶27.8天，42.7天∶21.6天)[1]。

2. 诱导肿瘤细胞凋亡　复方阿胶浆含药血清能够降低胃癌SGC7901细胞Bcl-2基因表达[2]；提高肺癌高转移细胞株PG细胞凋亡比率，阻滞细胞分裂停止于G_0期[3]。

3. 放化疗减毒增效作用　复方阿胶浆联合放化疗应用具有协同增效作用，联合应用抑瘤率较单用放疗提高30%，放疗增效率达到48.65%；较单用化疗提高16%，化疗增效率达24.46%[4]。

4. 生血作用　复方阿胶浆对皮下注射苯所致小鼠再生障碍性贫血模型各种血细胞状况及骨髓象均有较好的改善作用[5]

【功能主治】补气养血。用于气血两虚，头晕目眩，心悸失眠，食欲不振及白细胞减少症和贫血。

【用法用量】口服，1次20ml，1日3次。

【注意事项】

1. 服用本品的同时不宜服用藜芦、五灵脂、皂荚或其制剂；不宜喝茶或吃萝卜，以免影响药效。

2. 凡脾胃虚弱、呕吐泄泻、腹胀便溏、咳嗽痰多者慎用。

3. 感冒患者不宜服用。

4. 本品宜饭前服用。

5. 按照用法用量服用，小儿、孕妇、高血压、糖尿病患者应在医师指导下服用。

6. 服药2周或服药期间症状无改善，或症状加重，或出现新的严重症状，应立即停药并去医院就诊。

7. 药品性状发生改变时禁止服用。

8. 儿童必须在成人监护下使用。

9. 请将此药品放在儿童不能接触到的地方。

10. 如正在服用其他药品，使用本品前请咨询医师或药师。

11. 本品放置一定时间后，如有沉淀，不影响内在质量和疗效，可振摇后服用。

【药品规格】每瓶装20ml、200ml、250ml。

【临床经验】复方阿胶浆临床常与放化疗联合应用，有减毒增效的作用，尤其对放化疗所致的骨髓抑制有明显的保护作用。

复方阿胶浆联合顺铂类化疗方案治疗非小细胞肺癌，可缓解咳嗽、纳呆等症状，KPS评分显著提高，复方阿胶浆组未出现Ⅲ、Ⅳ期骨髓抑制，Ⅰ、Ⅱ期骨髓抑制也明显少于对照组；化疗后白细胞恢复正常所需时间也短于对照组[6]。进展期胃癌术后患者服用复方阿胶浆后化疗完成率明显高于单纯化疗组，且白细胞计数下降幅度低于单纯化疗组。因此认为复方阿胶浆作为胃癌术后化疗的辅助治疗，可预防和治疗化疗药物引起的白细胞减少[7]。

参考文献

[1] 刘培民，蔡宝昌，尤金花，等．复方阿胶浆对Lewis肺癌的抑瘤作用研究[J]. 中药药理与临床，2005，21(5)：44-45.

[2] 刘培民，郭建平，李龙华．复方阿胶浆含药血清对胃癌SGC7901细胞Bcl-2基因表达作用实验[J]. 辽宁中医杂志，2008，35(2)：185-186.

[3] 刘培民，田守生，尤金花，等．复方阿胶浆对体外培养人肺癌PG细胞的凋亡作用实验[J]. 时珍国医国药，2006，17(1)：40.

[4] 刘培民，秦玉峰，蔡宝昌．复方阿胶浆对S180肉瘤抑瘤增效延长生存期实验[J]. 中成药，2006，28(9)：1366-1367.

[5] 苗明三，周立华，陈纲领，等．贞芪扶正颗粒和复方阿胶浆干预再生障碍性贫血模型小鼠外周血及骨髓象的变化[J]. 中国组织工程研究与临床康复，2007，11(15)：2890-2892.

[6] 刘展华，史建文．复方阿胶浆对肺癌化疗增效减毒作用的临床观察[J]. 中华中医药学刊，2007，25(11)：2427-2429.

[7] 曾屈波，莫瑞祥，廖文胜．复方阿胶浆对胃癌术后化疗完成率及血象的影响[J]. 广西中医学院学报，2000，17(1)：11.

附：复方阿胶胶囊

【制剂性状】本品为胶囊剂，内容物为棕色或棕褐色的颗粒；气香，味甜。

【用法与用量】口服，1 次 6 粒，1 日 3 次。

【药品规格】每粒装 0.45g。

附：复方阿胶颗粒

【制剂性状】本品为棕色至棕褐色的颗粒；气香，味甜。

【用法用量】开水冲服，1 次 4g，1 日 3 次。

【药品规格】每袋装 4g。

复方扶芳藤合剂

【药物成分】扶芳藤、黄芪、红参。

【制剂性状】本品为红棕色的澄清液体；气芳香，味甜、微苦。

【药理作用】谢金鲜等研究发现复方扶芳藤合剂具有减慢心率的作用。复方扶芳藤合剂 15g/kg 及 7.5g/kg 均可明显降低自发性高血压大鼠（SHR 大鼠）的心率，与空白对照组比较有显著性差异（357.55/min、364.25/min ∶ 419.18/min）[1]。

【功能主治】益气补血，健脾养心。用于气血不足，心脾两虚证，症见气短胸闷，少气懒言，神疲乏力，自汗，心悸健忘，失眠多梦，面色不华，纳谷不馨，脘腹胀满，大便溏软，舌淡胖或有齿痕，脉细弱。适用于神经衰弱、白细胞减少症见上述症候者。

【用法用量】口服，1 次 15ml，1 日 2 次。

【注意事项】周岁以内婴儿禁服；外感发热患者忌服。

【药品规格】每支装 15ml（相当于原药材 15g）。

【临床经验】复方扶芳藤合剂能扶助正气，临床用于防治化疗所致的白细胞减少。大肠癌患者化疗的同时使用复方扶芳藤合剂，1 次 15ml，1 日 2 次，能明显减轻化疗过程中白细胞下降的程度[2]。

参 考 文 献

[1] 谢金鲜，李上球，李爱媛，等．复方扶芳藤合剂对 SHR 大鼠血压、心率和体重的影响[J]．中成药，2004，26(9)：764-765.

[2] 陈黎．复方扶芳藤合剂抗大肠癌术后化疗白细胞减少疗效观察[J]．广西中医药，2001，24(5)：297-298.

复方皂矾丸

【药物成分】皂矾、西洋参、海马、肉桂、大枣（去核）、核桃仁。

【制剂性状】本品为棕黑色至黑褐色的小蜜丸；气特异，味甜、微苦、微涩。

【药理作用】

1．化疗减毒　用复方皂矾丸治疗环磷酰胺引起的小鼠骨髓抑制，WBC、RBC、Hb、PLT 均较模型组明显升高[1]。

2．保护辐射损伤　1g/kg 复方皂矾丸溶液连用 3 天，可保护接受 ^{60}Co 5Gy 单次照射的小鼠，10 天后复方皂矾丸组 WBC、RBC、PLT 均明显升高，内源性 CFU-S 及 ^{3}H-TDR 掺入细胞 DNA 较模型组明显增加，其疗效接近泛细胞保护剂阿米福汀[2]。

【功能主治】温肾健髓，益气养阴，生血止血。用于再生障碍性贫血，白细胞减少症，血小板减少症，骨髓增生异常综合征及放疗和化疗引起的骨髓损伤、白细胞减少属肾阳不足、气血两虚证者。

【用法用量】口服，1 次 7～9 丸，1 日 3 次，饭后即服。

【不良反应】少数病例初服本品时有轻微消化道反应，减量服用数日，即可耐受。

【注意事项】忌茶水。

【药品规格】每丸重 0.2g。

【临床经验】复方皂矾丸与化疗、放疗同步应用，保护恶性肿瘤患者的骨髓免受化疗、放疗的损伤，对骨髓粒细胞系、红细胞系、巨核细胞系均有促进增殖的作用，能提高患者对放化疗的耐受性。

1. 与化疗联用　复方皂矾丸配合化疗含铂方案治疗非小细胞肺癌 36 例，化疗完成率为 91.6%，明显高于单纯化疗组（68.9%）。复方皂矾丸组未出现Ⅲ、Ⅳ期骨髓抑制，Ⅰ、Ⅱ期骨髓抑制也少于单纯化疗组，白细胞恢复正常所需时间也明显缩短，故认为复方皂矾丸的使用有助于化疗按时完成[3]。还有研究表明，在放化疗开始前 1 周，预防性使用复方皂矾丸，对骨髓功能的保护作用更强，能更大程度上减少骨髓抑制的发生。复方皂矾丸预防用药组、治疗用药组及空白对照组白细胞减少发生率分别为 5.6%、79%、75%[4]。临床观察还显示复方皂矾丸不仅具有防治白细胞减少的作用，对治疗血小板减少和贫血也有一定的效果[5,6]。

2. 与放疗联用　放疗联合复方皂矾丸治疗恶性肿瘤 60 例，放疗后白细胞和血小板均较利血生对照组明显增高（3.96∶2.86，145.26∶110.12），复方皂矾丸组骨髓抑制较利血生对照组明显减轻[7]。

参 考 文 献

[1] 苗明三，周立华，侯江红，等. 四种缓解化学药物治疗后骨髓抑制中成药对环磷酰胺所致小鼠血虚模型外周血和骨髓象的影响[J]. 中国组织工程研究与临床康复，2007，11(20)：3998-4000.

[2] 肖扬，李颂文，任玮玮，等. 复方皂矾丸对辐射损伤小鼠造血功能的影响[J]. 中药新药与临床药理，2004，15(6)：387-389.

[3] 刘展华，谭开基，余丽娟. 复方皂矾丸对非小细胞肺癌患者化疗后骨髓抑制的防护作用[J]. 广州中医药大学学报，2005，33(2)：98-100.

[4] 李明众，赵东利，王书文，等. 复方皂矾丸对恶性肿瘤病人放化疗骨髓保护及升白作用[J]. 西北药学杂志，1998，13(2)：80-81.

[5] 潘明，卢晓晖，李志林，等. 复方皂矾丸治疗化疗引起的血小板减少症临床疗效观察[J]. 华西医学，2002，

17(4):509.

[6] 刘玉龙,郭晓葵,胡勤芳,等．复方皂矾丸对恶性肿瘤化疗患者的骨髓造血保护作用的疗效观察[J]．中国血液流变学杂志,2003,(13)2:122-123.

[7] 崔桂敏,孟建彬,李志刚,等．复方皂矾丸治疗放疗引起的骨髓抑制疗效观察[J]．现代中西医结合杂志,2008,17(2):209-210.

葫芦素

【药物成分】葫芦科植物甜瓜瓜蒂提取物。

【制剂性状】本品为类白色的片;味苦。

【药理作用】

1. 抑瘤作用　体外实验表明,葫芦素 BE(CuBE)对人鼻咽癌细胞(KB)和人宫颈癌细胞(HeLa)、人口腔鳞癌细胞、肝、脑肿瘤及恶性黑素细胞瘤均有较强的抑制作用[1~5]。动物实验表明:CuBE(0.5mg/kg,ip)对小鼠 S180 肉瘤、艾氏腹水癌、小鼠肉瘤 37、小鼠 Lewis 肺癌和大鼠 Walkler 癌均有明显的抑制作用[1,2]。抑瘤作用机制主要为:①葫芦素 BE(CuBE)分子结构侧链上带有的 α、β 不饱和羰基,是高度亲电子中心的亲核基团,可使控制细胞分裂的酶烷化,从而抑制肿瘤细胞的生长。②CuBE 能与^{3}H-氢化可的松竞争癌细胞内的糖皮质激素受体,有类糖皮质类固醇样细胞毒作用。③CuBE 能作用于癌细胞的 M 期,阻止癌细胞分裂。④由于癌细胞的增殖与细胞膜通透性有关,癌细胞内环腺苷酸(cAMP)

降低，膜的通透性增加，营养物质能自由进入癌细胞而不断增殖。CuBE能增加cAMP含量，抑制癌细胞增殖。⑤CuBE能增强机体的细胞免疫能力，有利于杀伤癌细胞[2,6]。

2. 抗肝损害 研究表明[1,2,7,8]，CuBE可提高血浆cAMP水平、调节肝蛋白浓度，增加cAMP/cGMP(环鸟苷酸)比，使肝损害所致的谷丙转氨酶(ALT)异常改善，促进损害的肝细胞修复。CuBE能明显抑制肝组织内的纤维组织增生，防止肝脂肪变性以及肝硬化的形成和发展。

3. 提高机体免疫功能 小剂量的CuBE可显著增加机体的淋巴细胞转化率、玫瑰花环结合率和T细胞数；较大剂量时可提高巨噬细胞吞噬率。CuBE可逆转细胞免疫缺陷，有类似转移因子的作用，可激发细胞免疫，对体液免疫也有较强的作用[2,9,10]。

4. 其他作用[11] CuBE还有以下药理作用：①能抑制二十烷化合物的合成，具有抗炎作用。②能促进胃肠蠕动，有一定的催泻作用。③能增加毛细血管的通透性，对循环有促进作用。

【功能主治】解毒清热，利湿退黄。用于湿热毒盛所致迁延性肝炎、慢性肝炎及原发性肝癌的辅助治疗。

【用法用量】口服。迁延性肝炎、慢性肝炎，1次1～3片，1日3次，连服3个月为1个疗程，饭后服，儿童酌减。原发性肝癌，1次2～4片，1日3次或遵医嘱，连服3个月为1个疗程，饭后服。

极量:1 次 6 片。

【不良反应】服用 CuBE 后,部分病例可出现腹部不适、恶心、轻度腹泻等胃肠道反应,少数病例可出现短暂口干、头昏;超大剂量使用时,可引起严重贫血、频繁呕吐和腹泻,甚至呼吸、循环衰竭而死亡,但在治疗剂量内对血尿常规、肝肾功能和心电图均无影响;目前认为,CuBE 成人口服的有效安全剂量为每日 1.5～1.8mg;在应用 CuBE 的同时给予醋酸钠、葡萄糖维生素 C,可显著降低其毒副反应[11]。

【注意事项】服用剂量不得随意加大,孕妇及严重消化道溃疡患者忌服。

【药品规格】每片 0.1mg(含葫芦素 B 0.06mg)。

【临床经验】目前临床上 CuBE 主要用于治疗肝癌,对早、中期肝癌的疗效较好,单纯型总有效率为 80%、显效率 66%;硬化型总有效率 65%,显效率 28%[9]。为提高 CuBE 的疗效和生物利用度,增加靶向性,一些学者用聚乳酸为载体材料,以 CuBE 作为模型药物,合成了具有颈淋巴结靶向性的 CuBE 聚乳酸纳米微粒[12],对人口腔鳞癌颈淋巴结转移灶进行靶向治疗,疗效优于单纯用 CuBE[13]。

此外,由于本品有抗肝损害作用,临床上采用 CuBE 片治疗慢性活动性肝炎,总有效率为 69.9%。近年来,有些学者将含有有效成分 CuBE 的甜瓜蒂研成细末,经鼻黏膜给药治疗慢性乙型肝炎所致的顽固性黄疸，取得了良好疗效[14]。

参考文献

［1］吉宏．葫芦素及其药理学研究［J］．国外医学：中医中药分册，1996，18(6)：13-14.

［2］刘颖菊，刘文清．葫芦素的药理与临床应用［J］．中草药，1992，23(11)：605-608.

［3］Oh H，Mum YJ，Im SJ，et al. Cucurbitacins from Trichosanthes kirilowii as the inhibitory components on tyrosinase activity and melanin synthesis of B16/F10 melanoma cells［J］. Planta Med，2002，68(9)：832-833.

［4］梁荣能．王瓜根有效活性成分对鼻咽癌细胞的杀伤作用［J］．中药药理与临床，1995，5(4)：18-20.

［5］杨凯，温玉明，李超英，等．口腔鳞癌细胞系对葫芦素 BE 的敏感性研究［J］．临床口腔医学杂志，2001，17(1)：17-18.

［6］Ukiya M，Akihisa T，Yasukawa K，et al. Anti-inflammatory and anti-tumor-promoting effects of cucurbitane glycosides from the roots of Bryonia dioica［J］. J Nat Prod，2002，65(2)：179-183.

［7］Agil A，Miro M，Jimenez J，et al. Isolation of ani-hepatotoxic principle form the juice of Ecballium elaterium［J］. Planta Med，1999，65(7)：673-675.

［8］聂侃，聂荣海．中药及其有效成分抗病毒性肝炎的研究概况［J］．中草药，1994，25(7)：381-384.

［9］任芳璧，洪宓．葫芦素治疗肝炎、原发性肝癌的药理及临床研究近况．中西医结合杂志，1986，6(10)：633-635.

[10] Attard E, Brincat MP, Cuschieri A. Immunomodulatory activity of cucurbitacin E isolated from Ecballium elaterium[J]. Fitoterapia, 2005, 76(5): 439-441.

[11] 杨凯,郑刚. 葫芦素BE的药理作用研究进展. 国际中医中药杂志[J],2006,28(1):27-29.

[12] 杨凯,温玉明,李龙江,等. 颈淋巴结靶向葫芦素BE聚乳酸纳米微粒冻干针剂的研制[J]. 华西口腔医学杂志,2001,19(6):347-350.

[13] 杨凯,温玉明,王昌美,等. 葫芦素BE聚乳酸纳米微粒对口腔癌颈淋巴结转移灶靶向治疗的应用研究[J]. 华西口腔医学杂志,2003,21(6):447-450.

[14] 贾建伟,杨积明,袁桂玉,等. 甜瓜蒂经鼻黏膜给药治疗顽固性黄疸[J]. 天津医学,2004,32(6):345-346.

健脾益肾颗粒

【药物成分】党参、枸杞子、女贞子、菟丝子、白术、补骨脂(盐炙)。

【制剂性状】棕色颗粒;味甜、微苦。

【药理作用】健脾益肾颗粒具有防治多种肿瘤复发和转移的作用[1]。灌服健脾益肾颗粒的小鼠Lewis肺癌转移灶明显减少(10.5∶42.7)。健脾益肾颗粒可抑制胃癌术后转移,其作用机制之一在于改变机体T淋巴细胞,降低胃癌细胞的增殖能力,诱导胃癌细胞凋亡。健脾益肾冲剂可以提高胃癌细胞Fas蛋白的表达,启动Fas凋亡信号转导途径,继而活化胱天蛋白酶8(Caspase-8)和胱天蛋白酶3(Caspase-3),导致胃癌细胞凋亡;

还可以明显降低胃癌细胞线粒体膜电位，稳定细胞内活性氧水平。

【功能主治】健脾益肾。用于减轻肿瘤患者术后放、化疗副反应，提高机体免疫功能以及治疗脾肾虚弱引起的疾病。

【用法用量】开水冲服，1 次 10g，1 日 3 次。

【药品规格】每袋装 10g；复合膜，10 袋/盒。

【临床经验】健脾益肾颗粒是肿瘤科临床配合放化疗常用的辅助治疗药。

1. 术后抗转移，防止复发　健脾益肾颗粒治疗Ⅲ期胃癌术后患者，远期疗效观察 303 例，5 年、10 年生存率分别为 53.40%和 43.37%，且生存质量较好。我们承担的国家“六五”、“七五”支撑计划的研究结果表明，健脾益肾组胃癌术后患者 5 年生存率达 55.32%，肠癌患者 5 年生存率达 39%，均高于单纯西药治疗组，提示其具有预防肿瘤术后复发和转移的作用。健脾益肾颗粒还对宫颈癌淋巴转移有一定的抑制作用，健脾益肾组淋巴结转移率为 25%，而对照组为 55%。健脾益肾冲剂已成为临床上常用的预防肿瘤复发转移的方剂[2]。

2. 配合化疗，减毒增效　董海涛等[3]将 528 例肿瘤患者随机分为健脾益肾联合化疗组（治疗组 265 例）和单用化疗组（对照组 263 例）。结果显示：治疗组疗后 KPS 评分优于对照组（$P<0.01$），免疫功能疗后治疗组与对照组 NK 细胞活性、CD3+（%）、CD4+（%）、CD8+（%）、CD4+/

CD8+差异有统计学意义（$P<0.05$，$P<0.01$），治疗组不良反应发生率显著低于对照组（$P<0.01$）。提示健脾益肾颗粒能明显减轻化疗毒性，改善免疫功能，提高患者生活质量。此外，健脾益肾颗粒与化疗联合应用能减轻化疗导致的骨髓抑制，如化疗相关贫血[4]、白细胞减少[5]。

参 考 文 献

[1] 唐晓颇，孙桂芝，吴洁等．健脾补肾方对胃癌细胞系 MGC803 线粒体膜电位和细胞内活性氧的影响[J]. 中国实验方剂学杂志，2005，11(6)：61-64.

[2] 林洪生，李树奇，朴炳奎．中医复方对肺癌患者抑瘤抗转移作用的研究[J]. 中国中西医结合外科杂志．1998，4(5)：277-279.

[3] 董海涛，刘浩，关念波，等．健脾益肾颗粒减轻 528 例肿瘤患者化疗毒副作用的临床观察[J]. 中国中医药信息杂志，2008，15(9)：12-13.

[4] 刘杰，侯丽，陈信义．健脾益肾颗粒治疗肺癌化疗相关性贫血的临床研究[J]. 中医药学刊，2006，24(2)：277-278.

[5] 彭铁霞，张亚密，潘改燕．健脾益肾颗粒预防化疗后白细胞减少症的临床研究[J]. 湖北中医杂志，2009，31(5)：29-30.

健延龄

【药物成分】熟地黄、制何首乌、西洋参、珍珠等。

【制剂性状】胶囊剂，内容物为红棕色至棕褐色的微丸。

【功能主治】填精髓、养气血、调脏腑、固本元。用于精气虚乏、阴血亏损所致神疲乏力、食欲减退、健忘失眠、头晕耳鸣等(及放、化疗后白细胞减少症见上述证候者)。

【用法用量】口服,1次4粒,1日2次,疗程8周,或遵医嘱。

【注意事项】

1. 忌辛辣食物。

2. 重感冒伴发热、咳嗽等症者暂停服药,孕妇慎用。

3. 不宜和感冒类药物同时服用。

4. 服药期间出现食欲不振、恶心呕吐、腹胀便溏者应去医院就诊。

5. 按照用法用量服用,小儿及孕妇应在医师指导下服用。

6. 服药一周后症状未明显改善者,应到医院就诊。

7. 药品性状发生改变时禁止服用。

8. 儿童必须在成人监护下使用。

9. 请将此药品放在儿童不能接触到的地方。

10. 如正在服用其他药品,使用本品前请咨询医师或药师。

【药品规格】0.3g/粒(相当于原生药1g)。

【临床经验】健延龄胶囊临床主要用于恶性肿瘤放化疗所致的骨髓抑制。临床报道健延龄治疗恶性肿瘤放化疗所致的白细胞及中性粒细胞减少44例，有效率达84.1%，明显高于升白安加茜草双酯的疗效(60.5%)。且对放化疗后患者头昏目眩、四肢酸软、耳鸣气短、食欲不振等症状的改善作用亦较对照组为优。健延龄还可使恶性肿瘤患者sIL-2R明显下降，与对照组比较有显著差异[1]。

另外，临床报道健延龄对胆固醇(TC)、甘油三酯(TG)、胆固醇/高密度脂蛋白胆固醇(TC/HDL-C)、载脂蛋白B(ApoB)、ApoA(载脂蛋白A)/ApoB、脂蛋白a(Lp-a)都有显著调整作用。上述研究显示该药有较好的调脂作用[2]。

参考文献

[1] 金庆云，李汉冲．健延龄对放化疗后白细胞减少患者的疗效及免疫功能影响[J]．南京医科大学学报，2000，20(2)：155-156.

[2] 陆德澄，苏子杰，芮涛，等．健延龄对血清脂质和载脂蛋白及脂蛋白(a)水平的影响[J]．中国中西医结合杂志，1994，14(3)：142-144.

解毒降脂片

【药物成分】虎杖。

【制剂性状】糖衣片，除去糖衣后显棕黄色；气微，味微苦、涩。

【功能主治】清热解毒、利湿。有升高白细胞及降血脂作用。用于急慢性肝炎、慢性支气管炎及风湿性关节炎；可用于高脂血症，放化疗所致的白细胞减少症。

【用法用量】口服,1 次 2～3 片,1 日 3 次。

【注意事项】服用本品后,尿呈黄色或红色,有轻度腹痛、便稀等副作用,服药 2～3 天或停药后可恢复正常。

【药品规格】每片相当于原药材 2.1g,薄膜衣片每片重 0.18g。

金果饮咽喉片

【药物成分】薄荷油、蝉蜕、陈皮、地黄、麦冬、南沙参、胖大海、太子参等。

【制剂性状】浅棕色或棕色片剂;味甜,有清凉感。

【功能主治】养阴生津,清热利咽,润肺开音。用于慢性咽喉炎,也可用于放疗引起的咽干不适。

【用法用量】含服,大片 1 小时 2 片,小片 1 小时 4 片。

【注意事项】

1. 忌辛辣、鱼腥食物。

2. 外感风热引起的咽喉痛及声哑者慎用。

3. 服药期间不宜同时服用温补性中成药。

4. 服药七天后症状无改善,或出现咽喉痛及声哑加重或其他症状者,应及时去医院就诊。

5. 按照用法用量服用,儿童应在医师指导下服用。

6. 药品性状发生改变时禁止服用。

7. 儿童必须在成人的监护下使用。

8. 请将此药品放在儿童不能接触到的地方。

9. 如正在服用其他药物，使用本品前请咨询医师或药师。

【药品规格】每片重：大片 1g；小片 0.5g。

金菌灵胶囊

【药物成分】金针菇。

【制剂性状】胶囊剂，内容物为浅黄色粉末；气微，味稍咸。

【药理作用】金菌灵胶囊对 CCl_4 所致小鼠急性肝损伤 SGPT、STOT 活性升高均有显著的降低作用，对环磷酰胺引起的小鼠白细胞降低有显著对抗作用，对 S180、Heps、人肝癌 SMMC-7721 有显著的抑制作用[1]。

【功能主治】调补气血、扶正固本。用于胃炎、慢性肝炎、神经性皮炎及癌症患者的辅助治疗。

【用法用量】口服，1 次 4 粒，1 日 2 次。

【药品规格】每粒装 0.25g。

【临床经验】金菌灵胶囊是恶性肿瘤配合化疗的辅助用药。对化疗中出现的乏力纳减、恶心呕吐、白细胞、血红蛋白下降均有一定程度的改善，使患者 KPS 评分及生存质量有所提高[2~4]。

参 考 文 献

[1] 李百开，余龙，李长安，等．金菌灵胶囊治疗癌症、慢性肝炎 320 例的临床疗效观察报告[J]．齐鲁药事，

2009,128(14):245-246.

[2] 鲍志坚,徐俭朴,吴晓晖,等．金菌灵胶囊治疗气血两虚证之肺癌的临床观察[J]．现代中西医结合杂志,2006,15(23):3195-3197.

[3] 滕炳祥,黄升武．金菌灵胶囊配合化疗减毒升白疗效观察[J]．中华实用中西医杂志,2003,3(11):1601.

[4] 何红英,张红,曾柏荣,等．金菌灵防治癌症化疗毒副反应40例临床观察[J]．湖南中医药导报,2001,7(8):417-418.

金水宝胶囊

【药物成分】发酵虫草菌粉。

【制剂性状】胶囊剂,内容物为黄棕色至浅棕褐色的粉末;气香,味微苦。

【药理作用】

1. 对免疫系统的作用　①防治放射线对免疫器官的损伤:本品口服给药对^{60}Coγ线照射所致小鼠脾脏萎缩有一定的保护作用,能使其湿重下降减少,且恢复明显加快,在照射后15天恢复正常。此作用与本品对免疫系统和单核-巨噬细胞系统的作用有关[1]。②提高血清溶菌酶水平:体内外实验研究证明,本品能显著提高小鼠血清溶菌酶水平,促进巨噬细胞的吞噬和杀菌作用[2]。

2. 抑瘤作用　本品可抑制小鼠移植性Lewis肺癌的生长和自发肺部转移[3]。

3. 抗氧化作用　金水宝使老龄大白鼠红细胞超氧化物歧化酶(SOD)活性明显升高(749.71∶533.58),血浆丙二醛(MDA)含量明显著降低

(16.22∶22.01),并对老年小鼠因体内自由基累积造成DNA损伤有修复作用。上述研究表明金水宝胶囊有抗氧化、抗衰老作用[4~6]。

4. 其他作用　本品还对急性肾损害有保护作用,能促进脂质、蛋白质代谢,抗心肌缺血和心律失常,具有升高血小板等作用[7]。

【功能主治】补益肺肾,秘精益气。适于肺肾两虚,精气不足,久咳虚喘,神疲乏力,不寐健忘,腰膝酸软,月经不调,阳痿早泄等症。用于治疗慢性气管炎、肾功能不全、肺癌、肾癌、肺纤维化等见上述症候者。

【用法用量】开水冲服,1次3粒,1日3次;用于慢性肾功能不全者,1次6粒,1日3次。

【注意事项】

1. 忌辛辣、生冷、油腻食物。
2. 感冒发热患者不宜服用。
3. 本品宜饭前服用。
4. 高血压、心脏病、肝病、糖尿病、肾病等慢性病患者应在医师指导下服用。
5. 儿童、年老体弱者应在医师指导下服用。
6. 对本品过敏者禁用,过敏体质者慎用。
7. 药品性状发生改变时禁止服用。

【药品规格】每粒装0.33g。

【临床经验】金水宝临床用于肿瘤术后、放化疗或晚期癌症的辅助治疗。对36例晚期癌症的临床观察提示,金水宝能提高机体的细胞免疫功能,而对体液免疫作用不明显[8];同时提高患者的生活质量，改善临床症状。未发现有心、肝、肾功能损害等任何不良反应。金水宝胶囊治疗60例术后和化疗后胃肠道恶性肿瘤患者，可缓解由于手术和化疗引起的相关临床症状，尤其是胃纳情况和头晕的症状[8]，且与对照组之间有显著或较显著的差异。

参 考 文 献

[1] 刘晓平，陈道明，张淑兰，等．冬虫夏草及人工虫草菌丝对γ线照射后小鼠血小板及免疫器官的影响[J]．中药通报，1988，13(4)：44.

[2] 林素文，刘延深，林宜衍，等．冬虫夏草及中国拟青霉对体细胞免疫功能的调节作用[J]．中成药研究，1987，12：22.

[3] 张淑兰，孙云汉，刘晓平，等．冬虫夏草及人工虫草菌丝抗小鼠Lewis肺癌的研究[J]．中药通报，1987，12(2)：53.

[4] 张志钧，黄文清，廖世忠，等．金水宝胶囊对清除老年虚证者氧自由基的临床与实验研究[J]．现代诊断与治疗，1994，5(6)：325.

[5] 张志钧．金水宝胶囊对老年虚证的临床分析和实验研究[J]．江西医学院学报，1991，31(2)：83.

[6] 张志钧，罗厚良，李金生，等．金水宝胶囊清除老年虚证者氧自由基及DNA损伤后修复作用的临床和实验研究[J]．中国中西医结合杂志，1997，17(1)：35.

[7] 李兴高，陈奇，黄梦雨，等．金水宝胶囊药理研究进展．江西中医学院学报，2000，12(3)：143-144.

[8] 周岱翰，林丽珠．金水宝胶囊对36例晚期癌症患者免疫功能的影响[J]．中国中西医结合杂志，1995，15

(8):476-478.

[9] 孙标峰,吴志雄,李桂圆,等. 金水宝胶囊在胃肠道恶性肿瘤手术和化疗后的应用——附60例病例临床观察[J]. 中华实用中西医杂志,2007,20(12):1109-1110.

两面针镇痛片

【药物成分】两面针。

【制剂性状】本品为糖衣片,除去糖衣后显棕褐色至黑褐色;味微辛、苦。

【功能主治】清热解毒,理气活血,通络止痛。用于瘀热郁结而致的溃疡病、肠痉挛、胆囊炎、肝癌等引起的腹部疼痛。

【用法用量】口服,1次2～4片,1日1～3次。

【药品规格】每片含提取物0.1g(相当于原材料5.6g)。

螺旋藻胶囊

【药物成分】钝顶螺旋藻的干燥藻体经粉碎制成的胶囊剂。

【制剂性状】本品为胶囊剂,内容物为深绿色粉末;味甜、微咸,有特异香气。

【药理作用】

1. 增强免疫　对^{60}Co所致小鼠白细胞减少有明显升高作用,同时明显提高小鼠碳廓清速率[1]。

2. 降低血脂,改善血流变　复方螺旋藻胶囊

1.8g/kg 或 3.6g/kg 都能明显降低家兔胆固醇含量，与对照组相比分别降低 31.8% 和 27.6%；能降低大鼠血中高密度脂蛋白胆固醇含量；还能抑制红细胞聚集，增加红细胞变形能力，降低全血黏度和血浆黏度，对血液流变有明显改善作用[2]。复方螺旋藻胶囊还能强烈抑制家兔血小板聚集，延长白陶土部分凝血活酶时间，降低纤维蛋白原含量，能明显抑制体外血栓的形成，有较强的活血作用[3]。

3. 抗疲劳，提高应激能力　螺旋藻 1.5g/kg 及 3g/kg 均能明显延长小鼠负重游泳时间，能改善小鼠失血后红细胞及血红蛋白低下的情况[1]。

【功能主治】益气养血，化痰降浊。用于气血亏虚、痰浊内蕴之面色萎黄、头晕头昏、四肢倦怠、食欲不振，病后体虚，贫血，营养不良属上述证候者。适用于放疗、化疗、手术后白细胞减少、免疫功能低下、高脂血症、动脉硬化、病后体虚、贫血等的治疗。

【用法用量】口服，1 次 2～4 粒，1 日 3 次，1 个疗程(4 周)有显效。

【注意事项】

1. 忌油腻食物。

2. 本品宜饭前服用。

3. 按照用法用量服用，小儿及孕妇应在医师指导下服用。

4. 服药 2 周或服药期间症状无改善，或症状加重，或出现新的严重症状，应立即停药并去医院就诊。

5. 药品性状发生改变时禁止服用。

6. 儿童必须在成人监护下使用。

7. 请将此药品放在儿童不能接触到的地方。

8. 如正在服用其他药品，使用本品前请咨询医师或药师。

【药品规格】胶囊剂，每粒装 0.35g。

【临床经验】螺旋藻胶囊为放化疗或晚期肿瘤的辅助治疗药。临床报道 87 例恶性肿瘤患者在化疗同时服用施普瑞胶囊，每次 1.40g，每日 3 次，4 周后白细胞、血红蛋白无显著变化，自然杀伤细胞活性显著提高，而利血生对照组化疗后白细胞、血红蛋白、血小板及自然杀伤细胞活性均显著降低。因此认为螺旋藻胶囊配合化疗可在一定程度上防治白细胞及血红蛋白的减少，提高自然杀伤细胞活性并改善乏力、失眠、厌食等临床症状[4]。李斯文等[5]将 120 例肿瘤患者随机分为治疗组和对照组，治疗组服用螺旋藻胶囊，对照组服用贞芪扶正胶囊，均持续服药 28 天。结果显示：治疗组有效率为 91.25%，对照组为 80%，两组比较有显著性差异($P<0.05$)。螺旋藻胶囊在改善肿瘤患者气短、乏力、头晕、心悸等气虚、血虚或气血两虚证方面有一定疗效。

参 考 文 献

[1] 胡龙．螺旋藻胶囊的药理与毒理研究[J]. 中成药，1995，17(7)：28-29.

[2] 王巧云，吕欣然．复方螺旋藻胶囊对高脂血症兔血液流变学的影响[J]．时珍国医国药，2004，15(3)：132-133.

[3] 周建英，卞慧敏，俞晶华，等．复方螺旋藻胶囊对血液流变性的影响[J]．中药新药与临床药理，1997，8(2)：81-82.

[4] 杨光．施普瑞胶囊在肿瘤化疗中的应用价值初探[J]．云南中医中药杂志，2001，22(5)：24-26.

[5] 李斯文，马惠兰，姜毅，等．螺旋藻胶囊改善肿瘤患者气血两虚的再评价临床研究[J]．云南中医学院学报，2007，30(1)：41-46.

七叶神安片

【药物成分】三七叶。

【制剂性状】糖衣片，除去糖衣后显淡黄色；味苦、后微甜。

【功能主治】益气安神，活血止痛。用于心气不足，失眠，心悸，胸痹心痛，或肿瘤、痈肿疮毒及出血症。

【用法用量】口服，1 次 50～100mg，1 日 3 次，饭后服。

【禁忌】外感发热患者禁服。

【注意事项】

1. 忌烟、酒及辛辣、油腻食物。

2. 服药期间要保持情绪乐观，切忌生气恼怒。

3. 高血压、心脏病、糖尿病、肝病、肾病等慢性病病情严重者应在医师指导下服用。

4. 服药 7 天症状无缓解，应去医院就诊。

5. 儿童、孕妇、年老体弱者应在医师指导下服用。

6. 对本品过敏者禁用，过敏体质者慎用。

7. 药品性状发生改变时禁止服用。

8. 儿童必须在成人监护下使用。

9. 请将此药品放在儿童不能接触到的地方。

10. 如正在服用其他药品，使用本品前请咨询医师或药师。

【药品规格】每片 50mg、100mg。

【临床经验】七叶神安片主要成分为三七叶总皂苷，适用于神经衰弱及神经衰弱综合征所致失眠、头痛、心悸、头晕、乏力等，是肿瘤科临床常用辅助药。可缩短入睡时间，延长睡眠时间，减少夜间觉醒次数，对改善头痛、头晕、心悸都有较好的疗效[1]。

参考文献

[1] 郑桂芝，徐峰，唐希存，等．七叶神安片治疗失眠症 90 例临床观察[J]. 黑龙江医学，2000，6：30.

气血康口服液

【药物成分】葛根、黄芪、人参、三七。

【制剂性状】本品为棕红色液体；味甜、微苦。

【药理作用】

1. 气血康口服液对失血性贫血的血虚小鼠红细胞计数、血红蛋白含量的升高有促进作用；可增强药物所致的阴虚小鼠模型对电刺激、寒冷、疲劳及缺氧等有害刺激的非特异性抵抗力；对免疫抑制剂环磷酰胺引起的免疫功能抑制病理模型小鼠、大鼠有抗贫血，提高应激能力，提高白细胞计数及免疫器官重量的作用；能提高羊红细胞刺激的特异性免疫功能（抗体活性）；还对小鼠有明显镇静、催眠及抗惊厥作用[1,2]。

2. 抗辐射作用 研究显示经气血康处理接受辐射的小鼠脾脏集落细胞数、骨髓有核细胞数及脾重等指标均明显高于复方阿胶组和生理盐水组。表明气血康具有辐射防护效应[3]。

【功能主治】健脾固本、滋阴润燥、生津止咳。用于神倦乏力、气短、心悸、阴虚津少；也可用于肿瘤患者虚衰及放疗、化疗、手术后出现的一切虚证。

【用法用量】口服，1 次 10～30ml，1 日 1～2 次；或遵医嘱。

【药品规格】每瓶 10ml、100ml、250ml。

【临床经验】气血康口服液主要用于防治放化疗所致的白细胞减少。

参 考 文 献

[1] 李淑仪，杨秀英，肖庆慈. 气血康口服液的扶正固本作用[J]. 云南中医学院学报. 1995，18(3)：7-10.

[2] 张信岳，陆红，孙丽文，等. 气血康口服液主要药效学实验研究[J]. 中国医学研究与临床，2004，2(6)：8-11.

[3] 李兴玉，白维仁，王育成，等. 气血康口服液抗辐射的实验研究[J]. 兰州医学院学报，1996，22(3)：4-5.

芪珍胶囊

【药物成分】珍珠、黄芪、三七等。

【制剂性状】本品为胶囊剂，内容物为灰褐色粉末；味微苦。

【药理作用】

1. 提高机体免疫功能[1]　动物实验表明，以4.5g/kg、1.5g/kg的芪珍胶囊灌胃，对小鼠腹腔巨噬细胞的吞噬百分比、吞噬指数、NK细胞、淋巴细胞转化均有明显提高作用。

2. 抑瘤作用[1]　口服或腹腔给药，本品对大鼠W256癌肉瘤、小鼠Lewis肺癌和S180肉瘤、QGY肝癌的抑制率达到40%以上。

3. 化疗增效减毒作用[1]　与环磷酰胺合并使用有增效趋势，对高剂量环磷酰胺所致免疫低下小鼠的白细胞降低有一定的保护作用。

【功能主治】益气化瘀、清热解毒。用于肺癌、胃癌、乳腺癌等肿瘤的治疗。配合化疗有增效减毒作用，并能提高免疫功能和生存质量。

【用法用量】口服，1次5粒，1日3次。可以与化疗药同时使用。

【药品规格】每粒胶囊0.3g，每瓶30粒。

【临床经验】芪珍胶囊能部分改善肿瘤患者气虚血瘀兼热的症状，对化疗造成的白细胞下降和免疫细胞降低有一定的保护作用。由中国中医科学院广安门医院牵头，卫生部中日友好医院、湖南省肿瘤医院、浙江省中医院、江西省肿瘤医院共同参与的研究中，观察了 472 例癌症患者，结果表明：化疗联合芪珍胶囊症状缓解总有效率为 86.32%，CR + PR 19.8%，NK 细胞提高率 49.01%，对化疗导致的骨髓抑制有治疗作用，患者体重和生存质量得以改善[1]。另有 101 例晚期非小细胞肺癌随机对照试验显示，单独使用芪珍胶囊的患者临床疗效明显高于接受最佳支持治疗的晚期肺癌患者（$P<0.01$），提示芪珍胶囊具有一定的抗肿瘤作用[2]。

参 考 文 献

[1] 汪贵昌，施杞，高益民．芪珍胶囊的实验研究[J]. 首都医药．2004，4：49-50.

[2] 陆林，王杰军．芪珍胶囊治疗晚期非小细胞肺癌的临床研究[J]. 临床荟萃，2004，19(18)：1057-1058.

茸术口服液

【药物成分】马鹿茸、白术、淫羊藿、蛇床子、肉苁蓉、何首乌、北五味子。

【制剂性状】本品为棕红色液体；气微香，味苦、微甜。

【功能主治】补肾健脾。用于肺癌、胃癌、乳腺癌等肿瘤患者手术、化疗后的脾肾两虚证，症见面色萎白、纳少不化、精神委靡、腰膝酸软、畏寒肢冷、小便频数等。

【用法用量】口服，1 次 10ml，1 日 2 次，疗程 2 个月或遵医嘱。

【禁忌】阴虚患者忌服。

【药品规格】每支 10ml。

参芪片

【药物成分】枸杞子、黄芪、当归、川芎、决明子、鹿角、人参、熟地黄、天麻等。

【制剂性状】糖衣片，除去糖衣后显棕褐色；气芳香，味微苦。

【功能主治】补气养血，健脾益肾。用于癌症放化疗所致的白细胞减少以及头晕、体倦乏力、消瘦、恶心呕吐等症。

【用法用量】口服，1 次 4 片，1 日 3 次。

【注意事项】

1. 忌油腻食物。

2. 凡脾胃虚弱、呕吐泄泻、腹胀便溏、咳嗽痰多者慎用。

3. 感冒患者不宜服用。

4. 高血压、糖尿病患者应在医师指导下服用。

5. 本品宜饭前服用。

6. 按照用法用量服用，小儿及孕妇应在医师指导下服用。

7. 服药 2 周或服药期间症状无改善，或症状加重，或出现新的严重症状，应立即停药并去医院就诊。

8. 对本品过敏者禁用，过敏体质者慎用。

9. 本品性状发生改变时禁止使用。

10. 儿童必须在成人监护下使用。

11. 请将本品放在儿童不能接触到的地方。

12. 如正在使用其他药品，使用本品前请咨询医师或药师。

【药品规格】片心重 0.3g。

【临床经验】参芪片临床用于多种恶性肿瘤放化疗的辅助治疗。参芪片合并放、化疗治疗鼻咽癌，有效率与放化疗组无明显差异，但生活质量明显优于放化疗组；骨髓抑制情况方面，加用参芪片后白细胞、血红蛋白、血小板下降程度明显低于放化疗组[1]。乳腺癌 CAF 及 CEF 新辅助化疗过程中高聚金葡素与参芪片联合应用，不但对骨髓有保护作用，还能促进 CAF 方案所致心脏毒性的恢复[2,3]，并增强机体免疫。参芪片联合紫杉醇(PTX)，顺铂(DDP)组成 PC 方案治疗晚期食管癌 60 例，与自身进行对照，毒副反应减轻，生活质量综合指数 KPS 评分较前增加 80%[4]。高绍荣等[5]通过随机对照试验观察 96 例中晚期非小细胞肺癌患者，参芪联合化疗组总有效率 72.0%，单纯化疗对照组 34.8%，两组比较差异有显著性($P<0.01$)。林建军等[6]研究参芪片配合微波凝固治疗原发性肝癌，结果提示联合治疗组在瘤体缩小、降低 AFP 水平、提高 KPS 评分、抗白细胞下降方面优于单纯微波治疗组。可见，参芪片合并放、化疗治疗多种恶性肿瘤，可以提高疗效，改

善症状，提高肿瘤患者的生存质量，减轻放化疗所致骨髓抑制和免疫抑制。

参 考 文 献

[1] 陆真权，陈焕伟．参芪片合并放化疗治疗鼻咽癌的疗效观察[J]．实用医技杂志，2006，13(9)：1429-1430.

[2] 杨晓宏，孙浩．高聚金葡素联合参芪片对乳腺癌新辅助化疗 CAF 的作用[J]．四川医学，2007，28(10)：1134-1136.

[3] 孙浩，夏林，周明川，等．高聚金葡素联合参芪片对乳腺癌 CEF 新辅助化疗的减毒作用[J]．肿瘤学杂志，2004，10(3)：148-150.

[4] 周小宁，周成英，陈平．参芪片联合 PC 方案治疗晚期食管癌疗效观察[J]．山西中医，2007，23(4)：32-33.

[5] 高绍荣，夏海平，史建国，等．参芪片合并化疗治疗非小细胞肺癌的临床观察[J]．中国中西医结合杂志，2001，21(12)：908.

[6] 林建军，金昌男，陈旭兰，等．参芪片配合微波凝固治疗原发性肝癌临床研究．福建中医药，2003，34(5)：5-6.

生白口服液

【药物成分】淫羊藿、补骨脂、附子、枸杞子、黄芪、鸡血藤、茜草、当归等。

【制剂性状】棕红色液体；气香，味微苦。

【功能主治】温肾健脾，补益气血。用于癌症放、化疗引起的白细胞减少属脾肾阳虚，气血不足证者，症见疲劳乏力、少气懒言、畏寒肢冷、纳差便溏、腰膝酸软等。以及白细胞低下者、甲亢患者、电脑操作员、高辐射环境下工作人员、药物及其他疾病所致白细胞减少者。

【用法用量】口服，1 次 40ml，1 日 3 次；或遵医嘱。

【不良反应】个别患者服后有轻度胃脘不适。

【禁忌】阴虚火旺及有出血倾向者禁用；热毒证禁用；孕妇禁用。

【药品规格】20ml×6 支/盒。

【临床经验】生白口服液主要用于预防和治疗放化疗引起的白细胞下降。张景伟等用生白口服液预防放疗引起的白细胞减少，生白口服液组放疗完成率较对照组明显提高。生白口服液对放、化疗引起的白细胞减少症具有较好的疗效，有效率分别为 83.49%、88.08%，显效率分别为 33.03%、40.07%，明显高于对照组[1]。患者服用生白口服液 4 天后都能显示升白作用，放疗患者在服药后第 7 天、化疗患者在服药后第 10 天，白细胞均值升至 4.0×10^9/L 以上，明显快于对照组[2]。治疗化疗所致的白细胞下降，生白口服液总有效率 75.5%，显效率 50%以上。黄慧琳等研究认为生白口服液升白细胞作用与生白宝、益血生胶囊效果相似[3]。

参考文献

[1] 张景伟，李定杰，牛青．生白口服液预防放疗副作用 112 例对比研究[J]. 河南医药信息，2002，10(2)：

1-2.

[2] 林洪生，邵静，王秀娥．生白口服液治疗放化疗致白细胞减少症的临床观察[J]. 中国医药学报，1997，12(6)：59-60.

[3] 黄慧琳，谢美莺．生白口服液治疗化疗患者白细胞减少症的研究[J]. 海峡药学，2003，15(3)：54.

生血宝颗粒

【药物组成】白芍、狗脊、黄芪、墨旱莲、制何首乌、桑椹、女贞子。

【制剂性状】本品为棕黄色至棕褐色颗粒；气微香，味甜、微苦。

【药理作用】本品能对抗常用抗肿瘤药物和$^{60}Co\gamma$射线照射引起的小鼠外周血白细胞降低；对抗环磷酰胺引起的免疫功能下降，增加小鼠腹腔巨噬细胞吞噬百分率及小鼠溶血值[1]；促进铁吸收，增加全血铁含量，提升贫血模型鼠的血红蛋白及红细胞数[2～4]。

【功能主治】补肝肾、益气血。用于恶性肿瘤放化疗引起的白细胞减少及神疲乏力、腰膝酸软、头晕耳鸣、心悸、气短、失眠、咽干、纳差等症。

【用法用量】开水冲服，1次8g，1日2～3次。

【药品规格】每袋装8g、4g。

【临床经验】生血宝颗粒以补肾健脾，益精生血为组方原则，临床上配合放化疗辅助应用，可减轻放化疗导致的骨髓抑制，促进造血，在围化疗期持续应用，有助于化疗顺利完成。随机对照研究表明[5]，生血宝颗粒在放化疗期间应用，具有提升白细胞、血红蛋白和血小板的作用。

参考文献

[1] 邱赛红，汤淮波，李飞艳，等．生血宝颗粒对免疫作用影响的实验研究[J]. 湖南中医杂志，2003，19(5)：52-57.

[2] 高顺国，张俊伟，邱赛红．生血宝颗粒对缺铁性贫血大鼠模型铁吸收利用影响的实验研究[J]. 上海中医药杂志，2005，39(8)：56-58.

[3] 邱赛红，耿强，汤淮波．生血宝颗粒对缺铁性贫血模型大鼠治疗作用的实验研究[J]. 中国医药导刊，2007，9(2)：143-145.

[4] 徐爱良，邱赛红，高顺国。生血宝颗粒对腺嘌呤致大鼠慢性肾功能衰竭贫血模型影响的实验研究[J]. 中国实验方剂学杂志，2005，11(4)：42-45.

[5] 罗珊，漆兰萍，李若平．生血宝颗粒剂治疗放疗、化疗所致白细胞减少症 51 例[J]. 湖南中医杂志，10(4)：31-32.

生血康口服液

【药物组成】白芍、红参、黄芪、五味子、当归、茯苓、猪苓、鸡血藤、制何首乌等。

【制剂性状】本品为棕黑色液体；气微，味甜、酸。

【药理作用】

1. 对放、化疗所致正常及荷瘤小鼠的白细胞减少及动物血红蛋白下降有一定治疗作用。动物试验证明[1]，生血康口服液对 S180 小鼠、正常动物接受化疗药环磷酰胺或丝裂霉素及 U14 小鼠、正常小鼠接受 ^{60}Co 照射所致外周血白细胞和血红蛋白降低有显著的对抗作用；对正常动物化疗引起的骨髓有核细胞及脾脏重量降低有显著的对抗作用。

2. 不促进肿瘤生长。动物抑瘤研究结果表明[1]，对荷瘤动物 S180 腹水癌细胞数无明显的抑制作用，但中、小剂量组对荷瘤小鼠的存活时间有明显的延长作用；对荷瘤动物 U14 肿瘤的生长无明显抑制作用，但也无促进肿瘤生长的副作用。

【功能主治】补气生血、健脾益肾、化瘀解毒。用于恶性肿瘤放化疗引起的白细胞与红细胞减少，属于气血两虚兼脾肾虚损，热毒未清证者，症见面色苍白、神疲乏力、腰膝酸软、头晕耳鸣、食欲不振、恶呕等症。

【用法用量】口服，1 次 20ml，1 日 3 次，2 周为 1 个疗程；或遵医嘱。

【药品规格】每瓶装 20ml。

【临床经验】本品以健脾益肾，化瘀解毒为组方原则，兼具扶正祛邪的功效。临床应用时应紧密结合中医辨证。

参 考 文 献

[1] 周爱香，郭淑英，田甲丽，等．生血康口服液升血作用的实验研究[J]．中国实验方剂学杂志，2001，7(1)：44-47.

升血调元汤

【药物组成】党参、黄芪、佛手、骨碎补、何首乌、鸡血藤、麦芽、女贞子。

【制剂性状】本品为棕色或棕褐色的黏稠液体；味甜、微苦。

【功能主治】益气补血、健脾补肾。用于提升肿瘤放化疗患者外周血白细胞和其他原因引起的白细胞减少症及病后体虚。

【用法用量】开水冲服，1 次 25～50ml，1 日 2 次。

【药品规格】每瓶装 100ml。

【临床经验】本品有一定的对抗放化疗所致白细胞减少，缓解体虚状态的作用。对 195 例各种原因引起的白细胞减少的观察性研究显示[1]，生血调元汤治疗白细胞减少的有效率分别为：联合化疗 82.9%，单药化疗 77.7%，放疗 76.4%。

参 考 文 献

[1] 陈效莲，何友兼，邓满全等．“升血调元汤”提升白细胞的初步观察[J]. 癌症，1983，2(3)：158-160.

生血丸

【药物组成】鹿茸、黄柏、白术、山药、稻芽、白扁豆、桑枝、紫河车。

【制剂性状】本品为深褐色小蜜丸，质柔软；味微苦。

【药理作用】主要有促进骨髓造血功能和提高免疫功能等作用。

1. 刺激骨髓祖细胞的增殖反应[1] 用外源脾结节法,体内扩散盒半固体培养及体内血浆凝块法证明,生血丸对小鼠多能干细胞、粒系及红系祖细胞有刺激其增殖的作用。

2. 对抗环磷酰胺所致的造血功能损失[2] 高、低剂量生血丸对环磷酰胺所致小鼠外周血象、骨髓有核细胞数的降低均有升高作用;对骨髓微核细胞增加有明显拮抗作用;生血丸组小鼠骨髓细胞染色体畸变率显著低于模型组,低剂量组和高剂量组抑制率分别为51.2%、61.5%。

3. 增强巨噬细胞的功能[3] 小鼠灌服生血丸2g/kg,连续6天,能增强腹腔巨噬细胞吞噬鸡红细胞的能力。

【功能主治】补肾健脾、填精补髓。用于失血血亏,放化疗后全血细胞减少及再生障碍性贫血。

【用法用量】口服,1日3次,1次5g,小儿酌减。

【注意事项】口干舌燥者慎用,或与知柏地黄丸配合使用。

【药品规格】水丸,5g/瓶。

【临床经验】本品可用于各种原因所致贫血和白细胞减少症的辅助治疗。组方偏于温燥,对于表现出口干、口舌生疮、大便干结等内热、津液亏失现象的患者,可酌情配合有滋阴降火功效的中药使用。临床研究表明,生血丸用于肿瘤放化疗后白细胞减少症，有效率为 91.9%[4]；用于慢性再生障碍性贫血，总有效率为 62.5%[5]；用于失血血亏及各种原因引起的贫血，总有效率为 72.5%；用于各种原因引起的白细胞减少症，总有效率为 74.8%。

参考文献

[1] 王晋源，周淑意，段雪清，等．生血丸对小鼠造血干细胞的影响[J]．西安医科大学学报，1986，3：292-321.

[2] 王晋源，周淑意，万素清，等．生血丸对小鼠腹腔巨噬细胞吞噬功能的影响[J]．陕西中医，1987，8(10)：473.

[3] 谢强，黄丽萍，柳勤．生血丸对环磷酰胺所致小鼠骨髓抑制的影响[J]．中国病理生理杂志，2003，19(8)：1117-1118.

[4] 黄国帜，杨嘉永，肖泽希．生血丸防治放化疗白细胞减少的临床研究[J]．实用中西医结合杂志，1991，4(7)：405.

[5] 宋长凤，孙玉玮，庞连秀，等．生血丸的临床研究[J]．中成药，1990，12(7)：24-25.

十味扶正颗粒

【药物组成】人参、熟地黄、白术、黄芪、茯苓、当归、白芍、甘草、川芎、肉桂。

【制剂性状】棕褐色至黑褐色颗粒；气微，味甜、微苦。

【功能主治】补益气血，温阳健脾。可用于各种肿瘤患者术前、术后，以及减轻肿瘤放化疗引起的白细胞减少、免疫功能下降等毒副反应所致气血双亏证，症见四肢乏力、气短心悸、面色苍白、头晕、食欲不振等。

【用法用量】口服，1 次 1 袋，1 日 3 次；或遵医嘱。

【不良反应】少数病例出现腹泻、口舌生疮，对症治疗后缓解，一般不影响继续用药。

【禁忌】阴虚内热者忌用。

【药品规格】每袋装 3.75g。

微达康膏

【药物组成】刺五加、黄芪、女贞子、熟地黄、附子(制)、陈皮、淫羊藿等。

【制剂性状】棕黑色稠膏；味甜、微苦。

【药理作用】多项研究显示组方中的黄芪能促进网状内皮系统功能的恢复，促进淋巴细胞的转化，增加免疫球蛋白含量，诱生干扰素；附子可增强细胞免疫及体液免疫功能；刺五加的多糖成分有增进免疫、促进免疫球蛋白形成、诱导干扰素生成等功能。实验研究表明[1,2]微达康具有如下作用：

1. 提高动物外周血白细胞、血小板水平。

2. 抗微波、抗辐射能力。

3. 根据 E 玫瑰花结试验和免疫球蛋白测定，微达康对免疫功能有保护作用。

4. 急性、亚急性毒性实验未见毒性作用。

【功能主治】扶正固本、益肾安神。用于微波或者肿瘤放疗、化疗及射线损伤引起的白细胞、血小板减少，免疫功能降低，体虚乏力、失眠多梦、食欲不振等。

【用法用量】口服，肿瘤放疗、化疗及射线损伤：第1周1次20g，1日3次，以后1次10g，1日3次。微波损伤：1次10g，1日2次。

【药品规格】每瓶装400g。

【临床经验】本品可应用于恶性肿瘤手术后、放化疗后及晚期肿瘤患者的辅助支持治疗，有助于减轻放化疗不良反应，改善机体免疫功能、造血功能。多项临床研究[2~5]证实了这些作用。

1. 经空军总医院、海军总医院、白求恩医科大学、哈尔滨医科大学、北京医院及武汉市第一医院等多中心临床研究表明，化疗联合微达康治疗能对抗放化疗的骨髓抑制作用，保护白细胞的有效率分别为94.2%和96.4%，保护血小板的有效率为97.6%和95.8%。

2. 电子工业部、邮电部对296名长期从事微波作业人员的双盲对照试验结果表明，本品提高白细胞、血小板的有效率分别为93.6%、90.6%。

3. 改善乏力、失眠、食欲下降等临床症状。

4. 治疗神经衰弱症候群的有效率为67.7%。

参 考 文 献

[1] 刘加宝，李静. 关于微达康口服液长期毒性的研究[J]. 牡丹江医学院学报，2003，24(6)：11-13.

[2] 血生欣（微达康）冲剂. 河南医药信息，1996，4

(3):54.

[3] 候俊卿,段玉龙,史中州. 血生欣辅助治疗恶性肿瘤疗效观察[J]. 河南医药信息,1996,4(3):54-55.

[4] 卞志远,宋新民. 微达康冲剂治疗白细胞减少症56例疗效分析[J]. 河南医药信息,1996,4(3):55-56.

[5] 高欣. 血生欣(微达康)临床升白疗效研究报告[J]. 河南医药信息,1996,4(3):56.

附:微达康颗粒

【制剂性状】黄棕色或黄褐色颗粒;味甜、微苦。

【用法用量】开水冲服,肿瘤放疗、化疗及射线损伤:1次40g,1日3次,1周后1次20g,1日3次。微波损伤:1次20g,1日2次。

【药品规格】20g/袋,3袋/小盒。

附:微达康口服液

【制剂性状】深棕色澄清液体;味甜、微苦。

【用法用量】开水冲服,肿瘤放疗、化疗及射线损伤:1次40ml,1日3次,1周后1次20ml,1日3次。微波损伤:1次20ml,1日2次。

【药品规格】10ml/支。

维血宁

【药物组成】虎杖、白芍(炒)、仙鹤草、生地黄、鸡血藤、熟地黄、墨旱莲、太子参。

【制剂性状】本品为棕褐色澄明液体;气香,

味甜、微苦。

【药理作用】现代药理研究证明[1,2]，太子参等可刺激骨髓造血，促进造血因子分泌；仙鹤草、鸡血藤具有保护造血系统、改善骨髓微循环、促进造血细胞核糖核酸合成和多能干细胞增殖与分化以及增高白细胞的作用。

1. 维血宁对环磷酰胺所致的小鼠白细胞下降有升高作用，对放射线所致的白细胞损伤有明显的治疗作用，尤其以方中仙鹤草、虎杖最为显著[3,4]。

2. 增强机体非特异性吞噬功能，增加家兔血清溶菌酶含量，增加抗体的生成，促进人外周淋巴细胞的转化，诱导干扰素的生成，从而增强自然杀伤细胞的活性，提高机体免疫力。

【功能主治】补血活血，清热凉血。用于血小板、白细胞减少症，并可作为一般性贫血的补血健身剂。

【用法用量】口服，1 日 3 次，1 次 25～30ml，小儿酌减或遵医嘱。

【药品规格】本品采用 PVC-PE 复合膜包装，25ml/支。

【临床经验】维血宁可用于放化疗后白细胞减少、血小板降低的辅助治疗。

1. 放化疗后白细胞减少　对 120 例肿瘤放化疗后白细胞减少患者进行随机对照临床研究[5]，治疗组采用维血宁 30ml，每日 3 次；对照组口服利血生 20mg、鲨肝醇 100mg，每日 3 次。4 周为 1 个疗程。结果显示，治疗组显效 33 例，有效20例，无效9例，总有效率85.8%；对照组显效24例，有效18例，无效16例，总有效率72.4%。两组比较有统计学差异（$P<0.05$）。另一项200例随机对照研究亦获得同样的结果，维血宁治疗有效率达89%，对照组71%。

2. 化疗后血小板降低　对27例急性白血病患者进行随机对照研究，观察组化疗后应用巨和粒（白介素-11，IL-11）、维血宁治疗；对照组单纯化疗。结果显示，观察组血小板最低值明显高于对照组，血小板恢复亦明显快于对照组，骨髓巨细胞数明显高于对照组（$P<0.05$）。能减少血小板输注的次数。

参考文献

[1] 侯云德，宋代军，傅丰永，等．黄芪某些生物学活性的有效部分的研究[J]. 中西医结合杂志，1984，7：420.

[2] 丁盛．补气益血冲剂减轻肿瘤化疗副作用的临床研究[J]. 实用中西医杂志，1995，8(10)：605.

[3] 刘艳萍，刘艳杰．鸡血藤汤治疗单纯白细胞减少症50例[J]. 吉林中医药，2002，22(9)：19.

[4] 施荣山，朱芳，张文曦，等．虎杖升麻升高白细胞作用的实验研究[J]. 南京中医药大学学报，1997，13(2)：19-20.

[5] 陈瑞生，张兴海．维血宁治疗放化疗致白细胞减少症62例[J]. 四川中医，2006，24(10)：60.

[6] 陈育生．白细胞介素-11合维血宁治疗白血病化疗后血小板减少[J]. 浙江中西医结合杂志，2006，16(9)：541-542.

香云肝泰片

【药物成分】香菇、云芝干膏细粉(3∶2)适量(相当于蛋白多糖16g)。

【制剂性状】本品为糖衣片，除去糖衣后显棕褐色；气微，味微苦、涩。

【功能主治】滋补强壮，扶正固本，益胃增食。用于黄疸胁痛，积聚癥瘕，体质虚弱，倦怠乏力，面色不华，大便不实，舌质淡，脉细弱者。用于慢性迁延性肝炎、慢性活动性肝炎及肝癌的综合治疗。

【用法用量】口服，1次5片，1日3次；或遵医嘱。

【药品规格】每片重0.13g。

新阿胶

【药物成分】猪皮。

【制剂性状】本品为长方形块，棕褐色，有光泽，质坚而脆，断面光亮，碎片对光照视呈棕色半透明。

【功能主治】滋阴、补血、止血。用于血虚体弱、月经不调；吐血、衄血；血小板、白细胞减少。

【用法用量】口服，1次9～15g，1日1次，用温开水或黄酒炖化服用；入汤剂，打碎，以煎好的药汁溶化后服。

【药品规格】每块重31.25g。

新癀片

【药物成分】红米曲、人工牛黄、三七、水牛角浓缩粉、肖梵天花、吲哚美辛等。

【制剂性状】淡棕灰色片；气香、微腥，味苦。

【药理作用】新癀片中的九节兰系金粟兰科植物草珊瑚的干燥全草，含有延胡索酸、琥珀酸以及锌、钾、镁、铁、钙、铜等多种微量元素。其他各药分别含有牛黄酸、去氧胆酸、胆红素、皂苷、碳酸钙、氨基酸等主要成分。本药片具有抗菌、抗炎、镇静、镇痛、利胆、抗肿瘤等作用。本品 LD_{50} 为 1.312g/kg。长期毒性试验表明 60mg/kg 为安全有效剂量，没有出现明显的毒副反应。

1. 抑菌作用　九节兰体外抑菌试验，提示对金黄色葡萄球菌、痢疾杆菌、大肠杆菌、绿脓杆菌、伤寒和副伤寒杆菌等均有一定的抑制作用。三七对多种皮肤真菌有不同程度的抑制作用。

2. 解热、镇痛、抗炎作用　牛黄、三七具有抗炎作用。蛋清关节炎法证明牛黄酸和人工牛黄对实验性炎症有抑制作用。另外，牛黄、胆酸、去氧胆酸均有抑制毛细血管通透性增加和渗出的作用。动物实验证实，新癀片口服给药，在 57.5～460.0mg/kg 剂量范围内，对实验动物的急性和慢性炎症（巴豆油鼠耳水肿、角叉菜胶足肿、佐剂关节炎）都有明显的抗炎作用，对实验动物的化学刺激和物理刺激引起的痛反应有明显的镇痛作用，对实验动物的非感染性发热有明显的退热作用，其最小剂量为57.5mg/kg，显示起效快，有效作用时间长的特点。

3. 保肝作用　试验中注意到大鼠口服牛黄或去氧胆酸均能松弛胆道括约肌，促进胆汁排泄。新癀片能使大鼠血清SGPT活性降低，并有一定的量效关系。特别是镜检发现120mg/kg剂量组，部分大鼠肝细胞生长发育非常良好。

4. 其他作用　九节茶、牛黄均有抗肿瘤作用。动物实验证实[1]，新癀片能够抑制S180荷瘤小鼠的肿瘤生长，并且能够调节细胞免疫功能，具有增加脾重和外周血白细胞数量的作用。此外，牛黄还能促进家兔红细胞新生，增加红细胞数量和血红蛋白量。

【功能主治】清热解毒、活血化瘀、消肿止痛。用于热毒瘀血所致的咽喉肿痛、牙痛、痹痛、胁痛、黄疸、无名肿毒等症。

【用法用量】口服，1次2～4片，1日3次；小儿酌减。外用，用冷开水调化，敷患处。

【不良反应】有口服去痛片加新癀片致过敏性休克1例[2]，新癀片引起过敏反应1例[3]，新癀片引起胃溃疡并上消化道出血[4]的个案报道。

【注意事项】胃及十二指肠溃疡者、肾功能不全者及孕妇慎用；有消化道出血史者忌用。

【药品规格】每片重0.32g。

【临床经验】本品内服、外用均可，用于辅助治疗癌痛、癌性发热、化疗导致的静脉炎等。

1. 治疗疼痛　临床研究显示，新癀片有助于减轻肿瘤骨转移[5]、晚期头颈部肿瘤[6]、肝癌[7]、手术后[8]等导致的癌痛。窦永起等[9]研究表明，该药在3片以上有肯定的止痛效果，完全缓解和明显缓解率占79.7%，总有效率达84.4%，与10mg/12h美施康定相比，疗效略低（$P<0.05$），但对轻疼痛可达同样的止痛效果；新癀片止痛起效时间不一，持续时间不等，有效剂量维持时间多在1周之内，部分病例加量后仍可获得一定的止痛效果，但5片以上时腹泻、腹痛等副作用出现的几率增加；同时该药还常引起多汗，并有退热作用。因此，本品可作为第一阶梯止痛用药，尤其适用于伴有发热或因服用阿片类药物而出现便秘者。

2. 治疗癌性发热[10~13] 新癀片灌肠应用或口服均可用于治疗癌性发热，研究表明，灌肠降温过程中，患者汗出较少，避免了口服给药对胃肠道的刺激，起效快于口服给药法，4～8小时灌肠1次，可以达到持久的降温效果。

3. 治疗化疗药导致的静脉炎[14~16] 多项随机对照临床试验表明，本品外用可治疗化疗药引起的静脉炎，疗效优于临床常规治疗方法，如50%硫酸镁等。

4. 治疗放疗引起的黏膜损伤 研究显示，新癀片口服可用于治疗放射性食管炎[17]、头颈部肿瘤放疗导致的咽部毒性反应[18]。

参考文献

[1] 朱蔚云，杨炜青，阮小贞，等．新癀片对荷S180

小鼠的肿瘤生长及免疫功能的影响[J]. 中国药房,2005,16(2):98-100.

[2] 买孟江,王风. 口服去痛片加新癀片致过敏性休克1例[J]. 新疆中医药,2002,20(1):28.

[3] 顾君晖,顾博平. 新癀片致过敏反应1例报道[J]. 新疆中医药,2002,20(5):17.

[4] 蔡丽娜,王世洪. 消炎痛、新癀片致溃疡病并发出血2例[J]. 福建医药杂志,1987,9(3):49.

[5] 曾灵芝,夏云,龚敏勇. 唑来膦酸注射液联合新癀片治疗骨转移癌疼痛的临床疗效观察[J]. 药物与临床,2007,4(35):51-52.

[6] 孙太振,孙宏新. 新癀片内服外敷辅助治疗晚期头颈部肿瘤疼痛32例[J]. 河南中医,2006,26(11):76-77.

[7] 马红岗. 新癀片合美施康啶并用治疗重度肝癌癌痛96例[J]. 实用中医内科杂志,2006,20(4):439.

[8] 陈振东,刘美芹,潘耀银. 新癀片治疗癌症术后疼痛144例观察[J]. 中国中西医结合杂志,2000,20(10):793.

[9] 窦永起,林明雄,张印. 新癀片治疗癌症疼痛的临床评价[J]. 解放军药学学报,2003,19(3):230-233.

[10] 王淑平. 新癀片灌肠治疗癌性发热的观察及护理[J]. 内蒙古中医药,2007,26(6):30.

[11] 苏全胜,翟金盛,任苏虹. 新癀片治疗老年肺癌癌性发热46例[J]. 中国中医急症,2003,12(6):501.

[12] 李瑾,俞超芹,陈吉吉. 新癀片治疗原发性肝癌TACE术后发热36例[J]. 安徽中医学院学报,2002,21(3):15-16.

[13] 韩海珍. 新癀片保留灌肠治疗中晚期恶性肿瘤发热30例[J]. 中国中医急症,2004,13(8):543-544.

［14］黄源鹏．新癀片外用的临床观察［J］．中国中西医结合杂志，2007，27(5)：477-478.

［15］许静华，孙淑銮，曾雅燕，等．新癀片外敷治疗化疗性静脉炎的效果观察［J］．中国实用护理杂志，2006，22(8)：1-3.

［16］姜振娟，郭琳，刘淑美，等．新癀片外敷对诺维本所致静脉反应的疗效观察［J］．中国当代医学，2005，4(23)：30-31.

［17］吕晓彦，解相礼，赵惠．新癀片加吉福士凝胶治疗急性放射性食管炎的疗效观察［J］．中华放射医学与防护杂志，2005，25(4)：315.

［18］孟海平，李民，梁朝霞．新癀片治疗头颈部恶性肿瘤放疗中咽部毒性反应 50 例［J］．中国煤炭工业医学杂志，2006，9(1)：43-44.

血复生片

【药物组成】黄芪(炙)、当归、白芍、熟地黄、川芎、女贞子、墨旱莲、山药、天花粉等。

【制剂性状】本品为糖衣片，除去糖衣后显棕褐色；味微苦。

【功能主治】益气养血，滋阴凉血，化瘀解毒。用于气血两虚、阴虚津亏、自汗盗汗、烦躁失眠，出血紫斑等。用于恶性贫血，癌症放、化疗后的血象异常；尤其是对白细胞减少症有明显的升高或调整血象作用。

【用法用量】口服，1 次 3～6 片，1 日 3 次。小儿酌减或遵医嘱。

【药品规格】每片重 0.31g(薄膜衣)。

养血饮口服液

【药物组成】当归、黄芪、鹿角胶、阿胶、大枣。

【制剂性状】本品为黄棕色或红棕色的液体；气香，味甘、微苦。

【药理作用】改善骨髓微循环，促进造血细胞增殖，减轻骨髓微血管的舒张、渗出、出血以及结构的破坏。

【功能主治】补气养血，益肾助脾。用于气血两亏，崩漏下血，体虚羸弱，血小板减少及贫血，对放疗和化疗后引起的白细胞减少症有一定的治疗作用。

【用法用量】口服，1 次 1 支，1 日 2 次。

【药品规格】每支装 10ml。

【临床经验】临床研究表明[1,2]，本品能够改善化疗后白细胞减少、血红蛋白降低、血小板减少，且无明显毒副作用，但严重骨髓抑制的患者需配合其他药物进行治疗。

参 考 文 献

[1] 陈天池，文海英，秦志丰，等. 养血饮口服液治疗化疗后白细胞与血小板减少 32 例临床观察[J]. 时珍国医国药，2007，18(4)：976.

[2] 刘龙，秦志丰，余志红. 养血饮口服液治疗化疗导致骨髓抑制 39 例临床观察[J]. 中华实用中西医杂志，2005，18(1)：113-114.

养阴生血合剂

【药物组成】地黄、黄芪、当归、玄参等。

【制剂性状】本品为深棕褐色高浓缩液体，久置可有少量沉淀；气香、味微甜、微苦。

【药理作用】实验研究表明[1]，本品能提高致死剂量照射动物30天和小剂量多次照射60天及荷瘤小鼠1次照射后20天的存活率；能增加超氧化物歧化酶的活性，降低过氧化脂质的水平，减少细胞的微核形成，促进脾细胞DNA修复，诱导脾细胞产生白细胞介素-2，保护骨髓造血功能。

【功能主治】养阴清热，益气生血。用于肿瘤放疗及临床各科患者的阴虚内热，气血不足证，症见：口干咽燥，舌红苔黄，食欲减退，倦怠无力，便秘，小便黄赤等，有助于减轻患者的白细胞下降，改善免疫功能。

【用法用量】口服，每次放疗前1小时口服50ml，每日1次，放疗前3天开始服用；其他阴虚内热及放疗结束后患者，1日2次，早晚各25ml，摇匀后服用，或遵医嘱。

【不良反应】偶见服药后胃部不适。

【药品规格】每瓶装50ml。

【临床经验】临床研究表明，本品有一定的放射增敏和放射防护作用[2]，可用于肿瘤放疗后黏膜损伤。对于化疗后骨髓抑制的患者，服用本品需注意结合中医辨证。王跃珍等研究表明[3]，养阴生血合剂能够预防和治疗放射性口腔黏膜炎，推迟急性放射性口腔黏膜炎的发生时间(预防组20.1天±5.0天∶对照组12.2天±4.8天),降低Ⅲ、Ⅳ度口腔黏膜炎的发生率(预防组20%∶对照组66.7%),减轻放射性口腔黏膜损伤程度,降低白色念珠菌的感染率(预防组8.57%∶对照组33.66%),改善患者的口干咽燥、口腔疼痛及食欲不振等临床症状。许春明等[4]研究表明,养阴生血合剂配合化疗能够使化疗疗程数完成率明显提高,改善患者生存质量,减轻疲乏及外周血象下降,减少体重下降。

参 考 文 献

[1] 吴振宇,张杰,王正森,等. 养阴生血饮防治辐射损伤的实验研究[J]. 中国实验方剂学杂志,1998,4(4):22-25.

[2] 董丽华,吴镇凤,刘锋. 养阴生血饮与放疗合并应用治疗恶性肿瘤的临床观察[J]. 白求恩医科大学学报,1998,24(2):183-184.

[3] 王跃珍,周霞,王准,等. 养阴生血合剂联合维斯克对放疗所致急性口腔黏膜损伤的临床研究[J]. 中华放射医学与防护杂志,2008,28(4):175-178.

[4] 许春明,丁令池,顾红芳. 养阴生血合剂防治化疗毒副反应临床观察[J]. 中国中医药信息杂志,2008,15(3):75.

养正合剂

【药物组成】红参、黄芪、枸杞子、女贞子(酒蒸)、猪苓、茯苓。

【制剂性状】本品为棕褐色的液体；味甜、微苦。

【药理作用】

1. 抑瘤作用[1]　养正合剂对多种动物肿瘤均有抑制作用。对 S180 抑瘤率最高可达 47.5%，且其抗肿瘤作用呈良好量效关系；对 Heps 抑瘤率最高可达 45.6%；对小鼠艾氏腹水癌抑瘤率最高达 43.8%。

2. 化疗增敏作用[1]　环磷酰胺与养正合剂 15g/kg 合用，与对应剂量的单用环磷酰胺组相比，抑瘤率有明显差异，因此养正合剂对荷瘤动物化疗有协同作用。

3. 减轻放化疗损伤[2]　养正合剂与环磷酰胺合用后可对抗环磷酰胺降低白细胞和有核细胞数的作用，能对抗小鼠 ^{60}Co 照射后脾脏指数、胸腺指数及骨髓细胞的减少，但对照射小鼠白细胞的减少无保护作用。

4. 免疫调节作用[3]　养正合剂可升高碳粒廓清速率及血清溶血素含量，增强二硝基氯苯(DNCB)所致迟发型超敏反应(DNCB-DTH)，且对环磷酰胺所致的小鼠碳粒廓清速率和溶血素含量降低以及泼尼松龙所致的 DNCB-DTH 功能低下具有明显的回升作用；养正合剂还能显著增强接种 S180 瘤株小鼠低下的血清溶血素含量及 DNCB-DTH；并能明显促进大鼠脾细胞的 IL-2 产生。上述研究表明养正合剂可提高机体的非特异性免疫、体液免疫及细胞免疫功能，且对免疫抑制剂及肿瘤所致的体液免疫与细胞免疫功能降低具有明显恢复作用。

5. 耐缺氧、抗疲劳作用[4]　养正合剂可以明显延长小鼠缺氧存活时间，并延长小鼠负重游泳持续时间，有抗疲劳的作用。

【功能主治】益气健脾，滋养肝肾。用于肿瘤患者化疗引起的气阴两虚，症见神疲乏力，少气懒言，五心烦热，口干咽燥等，还可用于化疗引起的白细胞减少。

【用法用量】口服，1次20ml，1日3次。

【注意事项】忌食辛辣之品。

【药品规格】每支装10ml，10支/盒。

【临床经验】有报道显示[5]，采用EP方案合并养正合剂治疗恶性胸腔积液34例，有效率达79%。

参考文献

[1] 曹于平，李明，柳晓泉．养正合剂对实验性肿瘤的治疗作用[J]．中国药科大学学报，1994，25(6)：353-356.

[2] 李明，蒋晓萌，曹于平．养正合剂对化疗及放疗的减毒作用研究[J]．中草药，2000，31(11)：847-849.

[3] 戴岳，黄罗生，寇俊平．养正合剂的免疫调节作用[J]．中国药科大学学报，1995，26(1)：37-40.

[4] 姜兰琼，周静安．养正合剂对小鼠耐缺氧抗疲劳及耐高低温作用的影响[J]．中医药学刊，2006，24(2)：340-341.

[5] 李坤，熊福星．森莱特养正合剂合并EP方案治疗恶性胸腔积液[J]．临床肺科杂志，2002，7(4)：86.

益血膏

【药物组成】白芍、川芎、大黄、当归、地黄、枸杞子、何首乌、黄芪等。

【制剂性状】黑褐色稠厚的半流体；味甜、微苦而涩。

【功能主治】益精血，补肝肾。用于气虚血亏引起的面色萎黄，精神倦怠，头晕目眩，妇女血虚，月经不调，血小板减少，血红蛋白降低。

【用法用量】口服，1 次 10～20g，1 日 3 次。

【注意事项】

1. 忌油腻食物。

2. 凡脾胃虚弱，呕吐泄泻，腹胀便溏，咳嗽痰多者慎用。

3. 感冒患者不宜服用。

4. 孕妇、高血压、糖尿病患者应在医师指导下服用。

5. 本品宜饭前服用。

6. 按照用法用量服用，小儿及年老体弱者应在医师指导下服用。

7. 服药 2 周或服药期间症状无改善，或症状加重，或出现新的严重症状，应立即停药并去医院就诊。

8. 药品性状发生改变时禁止服用。

9. 儿童必须在成人监护下使用。

10. 请将此药品放在儿童不能接触到的地方。

11. 如正在服用其他药品，使用本品前请咨询医师或药师。

【药品规格】每瓶装 100g。

益血生胶囊

【药物组成】阿胶、白芍、白术、大黄、大枣、当归、党参、茯苓、龟甲胶等。

【制剂性状】胶囊剂，内容物为棕褐色颗粒状粉末；气腥，味微咸。

【药理作用】

1. 对抗放射损伤[1] 益血生胶囊能升高受照鼠白细胞、骨髓有核细胞数，并使受照鼠胸腺、脾脏重量回升。对 X 射线所致辐射损伤有较好的保护作用。

2. 化疗增效作用[2] 益血生胶囊对 5-FU 抑瘤率分别提高了 12.37%(S180)、21.33%(Lewis)和 4.32%(H22)；对 DDP 抑癌率分别提高 10.89%(S180)、12.59%(Lewis)和 11.92%(H22)；对 ADM 抑瘤率分别提高 7.92%(S180)、27.62%(Lewis)和 26.44%(H22)。上述结果表明益血生胶囊对化疗药物具有增效作用，并且该药对 ADM 的增效作用明显优于 5-FU 和顺铂，对瘤株而言，Lewis 又显著优于 S180 和 H22。

【功能主治】健脾生血，补肾填精。用于脾肾两亏所致的血虚诸症，贫血及血小板减少症。对慢性再生障碍性贫血也有一定疗效。

【用法用量】口服，1 次 4 粒，1 日 3 次。

【注意事项】

1. 忌油腻食物。

2. 凡脾胃虚弱，呕吐泄泻，腹胀便溏，咳嗽痰多者慎用。

3. 外感或实热内盛者不宜服用。

4. 孕妇、高血压、糖尿病患者应在医师指导下服用。

5. 哺乳期妇女慎用。

6. 本品宜饭前服用。

7. 按照用法用量服用，年老体弱者应在医师指导下服用。

8. 服药2周或服药期间症状无改善，或症状加重，或出现新的严重症状，应立即停药并去医院就诊。

9. 药品性状发生改变时禁止服用。

10. 请将此药品放在儿童不能接触到的地方。

11. 如正在服用其他药品，使用本品前请咨询医师或药师。

【药品规格】每粒装0.25g。

【临床经验】临床研究表明[3]，本品有预防化疗引起的白细胞减少的作用。这种预防作用与益血生胶囊服用时机有关。与化疗同期服用时，整个疗程中白细胞总数无明显下降趋势，化疗2周后白细胞减少症发生率为7.7%，4周后为15.4%；若化疗后WBC低于4×10^9/L时开始服用益血生胶囊，白细胞减少症发生率2、4周时分别为30.8%和26.9%，明显高于与化疗同期服用时。

参 考 文 献

[1] 楼英彪，龚彬荣．益血生胶囊对小鼠辐射损伤的保护作用[J]．中国药业，2004，13(7)：27-28.

[2] 冯小东，赵宏莺，李越．益血生胶囊对化疗药物的增效作用[J]．黑龙江医药，2000，13(2)：110-111.

[3] 王达．益血生胶囊择时给药预防化疗后白细胞减少52例[J]．中国民间疗法，2005，13(4)：45-46.

银耳孢糖胶囊

【药物成分】银耳孢子多糖。

【制剂性状】胶囊剂，内容物为灰白色至黄褐色粉末；无味，有微臭。

【药理作用】

1. 本品为担子菌多糖类免疫增强剂，能显著提高小鼠网状内皮细胞的吞噬功能，提高猴外周淋巴细胞数、猕猴外围血中E玫瑰花结和EAC玫瑰花结形成率，提高免疫球蛋白、血清总补体的水平，对正常及荷瘤小鼠均有促进抗体产生的作用，能激活脾脏功能，增强特异和非特异免疫反应。

2. 动物实验表明，本品能治疗家兔因盐酸氮芥和环磷酰胺引起的白细胞减少症，还能促进γ射线照射后的小鼠、犬、猴造血功能的恢复，提高存活率。

【功能主治】益气和血、滋阴生津、扶正固本。临床用于肿瘤化疗或放疗所致的白细胞减少症和其他原因所致的白细胞减少症，亦可作为放射损伤的辅助治疗。

【用法用量】口服，1 次 1g，1 日 2～3 次。

【药品规格】胶囊剂：每粒胶囊含银耳孢糖 250mg、500mg。

云芝糖肽胶囊

【药物成分】云芝糖肽、微晶纤维素。

【制剂性状】本品为胶囊剂，内容物为淡褐色至褐色粉末或颗粒；微咸。

【药理作用】经小鼠碳廓清率实验证实，本品可增强吞噬细胞的吞噬功能。与环磷酰胺同时应用，可减轻由环磷酰胺所致的白细胞减少。另外，荷瘤小鼠口服较大剂量本品后，有弱的抑瘤现象，体外的抑制瘤细胞实验结果亦同样显示其在较高浓度方有抑瘤作用。

【功能主治】补益精气，健脾养心。用于食管癌、胃癌、原发性肺癌患者放化疗所致的气阴两虚、心脾不足证。对放化疗所致的白细胞减少及免疫功能低下有改善作用。

【用法用量】口服，1 次 3 粒，1 日 3 次。

【药品规格】每粒装 0.34g。

【临床经验】黄常江等研究表明[1]，云芝糖肽胶囊配合化疗治疗中晚期肺癌患者，有效率为 79.17%，较单纯采用化疗的对照组（有效率

66.67%)为优；化疗后患者 KPS 评分较化疗前提高，表明云芝糖肽配合化疗对中晚期肺癌的近期疗效优于单一化疗。

参考文献

[1] 黄常江，蔡恕一，刘俊波，等. 云芝糖肽胶囊配合化疗治疗中晚期肺癌的临床疗效观察[J]. 医学文选，2000，19(6)：871-872.

增抗宁片

【药物组成】白芍、大枣、黄芪、甜叶菊。

【制剂性状】糖衣片，除去糖衣后显黑褐色；味甜。

【药理作用】动物实验表明[1]，增抗宁片具有促进正常小鼠抗体形成的功能，有助于免疫抑制动物抗体形成细胞功能的恢复以及外周血 T 淋巴细胞增加。

【功能主治】益气健脾、养阴生津、清热。用于放化疗及不明原因引起的白细胞减少症、青春期痤疮，亦可用于慢性迁延性肝炎。

【用法用量】口服，1 次 6 片，1 日 4 次。

【药品规格】片芯重 0.3g。

【临床经验】经中山医学院附属第一、第二医院，广州中医学院附属医院等多中心临床研究显示[2]，增抗宁片对 149 例各种原因引起的白细胞减少症，有效率达 89.9%，改善头晕、心悸、失眠等有效率分别为 93%、89.9%、93.8%。

参考文献

[1] 梁旻若,刘倩娴,辛达愉,等.“增抗宁”对小鼠免疫功能的调整作用[J]. 中药药理与临床,1985,00:31-32.

[2] 增抗宁片[J]. 实用医学杂志,1986,2(4):52.

贞芪扶正胶囊

【药物组成】女贞子、黄芪。

【制剂性状】本品为胶囊剂,内容物为深褐色颗粒;味酸、微苦。

【药理作用】

1. 提高机体免疫功能　黄芪和女贞子的水提物在体外能明显增强亚适量 PHA、ConA 和 PWM 引起的淋巴细胞增殖。两药能明显增强异种(人)淋巴细胞引起的大鼠局部移植物抗宿主反应。这种增强免疫的作用至少部分是通过消除和消弱抑制性 T 细胞的作用而实现的。

2. 升高血细胞,保护骨髓、肾上腺皮质和肝脏功能　实验证明,对于正在进行放疗或化疗的患者,服用黄芪和女贞子具有保护骨髓、肾上腺皮质和肝脏功能的作用。黄芪多糖等成分能显著改善肿瘤患者 T 淋巴细胞的功能。从女贞子中提取的有效成分齐墩果酸具有免疫调节作用。

3. 预防或延缓肝癌发生的作用[1-2]　实验结果证实,先服贞芪扶正胶囊 8 周后再给予致癌剂的大鼠,与经相同诱癌时间、相同致癌剂量处理的其他各组大鼠相比,当其他各组动物均已发展为肝癌，有的甚至已有转移时，此组大鼠则表现为肝肿瘤进展缓慢，或者仅出现因致癌剂毒性刺激而形成的肝细胞增生结节，但对致癌剂已形成的损害无明显治疗作用。经检测，服用贞芪扶正胶囊8周后再加致癌剂的大鼠，其自然杀伤细胞活性明显高于单纯服用致癌剂的大鼠，血清白细胞介素-2、肿瘤坏死因子浓度与单纯致癌组相比有增高趋势，致癌剂对肝脏的毒性损伤也明显低于其他实验组。提示贞芪扶正胶囊可增强化学诱癌时大鼠的抗癌能力，减轻致癌剂对肝脏的毒性损伤和延缓肝癌的发生。

【功能主治】补气养阴。用于久病虚损，气阴不足；配合手术、放射治疗、化学治疗，促进正常功能的恢复。

【用法用量】口服，1次4粒，1日2次。

【药品规格】0.35g/粒（相当于原药材3.125g），48粒/瓶。

【临床经验】贞芪扶正胶囊可以应用于多种恶性肿瘤的辅助治疗，配合手术、放射治疗、化学治疗，能够提高有效率，减轻毒副反应，促进机体康复，提高生存质量，延长生存期。

1. 联合化疗增效减毒　高海德等[3]将贞芪扶正胶囊和化疗药同时应用与单用化疗药治疗大肠癌进行对比，结果表明：两组KPS评分、白细胞均值，第1、3、5年大肠癌复发例数差异均显著，证实化疗中加用贞芪扶正胶囊可提高大肠癌患者术后的免疫力，增强患者体质，改善预后，抑制大肠癌术后复发。孔颖泽等[4]研究显示，贞芪扶正胶囊配合GP方案化疗治疗晚期非小细胞肺癌，中医证候总有效率93.7%，生活质量KPS提高稳定率81.3%，CD3、CD4细胞活性及CD4、CD8比值较治疗前明显提高（$P<0.01$）；血液学毒性、肝肾功能损害、消化道反应等较单纯化疗组明显减轻。

2. 联合放疗增效减毒　耿建华等[5]研究显示，局部放疗配合贞芪扶正胶囊能够提高中晚期舌癌总有效率（66.7%），与单纯放疗对比差异有统计学意义（$P<0.01$）。顾小伟等[6]将102例食管癌患者随机分为贞芪扶正颗粒加放疗治疗组和单纯放疗对照组，结果显示治疗组近期有效率（CR＋PR）为90.1%，显著高于对照组60.8%，$P<0.05$；治疗组进食状况、白细胞下降率、1年生存率均优于对照组。刘苗生等[7]采用随机对照试验研究贞芪扶正胶囊配合放疗治疗宫颈癌疗效，共观察152例，结果显示，联合治疗组治愈率81.5%，与对照组相比无统计学差异，但在白细胞计数、NK细胞数量、癌周上皮细胞修复方面明显优于对照组。

参考文献

[1] 官阳，周泽斌，阮幼冰，等．贞芪扶正胶囊对大鼠实验性肝癌发生发展的影响[J]. 肿瘤防治杂志，2002，9(1)：55-57.

[2] 官阳，周泽斌，阮幼冰，等．贞芪扶正胶囊抗大鼠肝癌机制的研究[J]. 华中科技大学学报（医学版），2002，

31(1):27-29.

[3] 高海德,柳仲林,陈宏生. 贞芪扶正胶囊在大肠癌术后化疗中的应用[J]. 医师进修杂志,2005,28(6):39-40.

[4] 孔颖泽,孙毅,冷嘉兴,等. 贞芪扶正胶囊配合化疗治疗晚期非小细胞肺癌疗效观察[J]. 辽宁中医杂志,2005,32(9):872-873.

[5] 耿建华,刘兴国,崔广庆. 放疗配合贞芪扶正胶囊治疗中晚期舌癌[J]. 中原医刊,2006,33(19):24-25.

[6] 顾小伟,茅卫东,邓立春. 贞芪扶正颗粒配合放射治疗食管癌近期疗效观察[J]. 海南医学,2006,17(9):106-107.

[7] 刘苗生,王崇宇. 贞芪扶正胶囊配合放疗治疗宫颈癌临床试验[J]. 药物流行病学杂志,2005,14(6):327-329.

附:贞芪扶正颗粒

【制剂性状】本品为黄棕色颗粒;味甜(含糖型)或味微苦(无糖型)。

【用法用量】开水冲服,1次1袋,1日2次。

【药品规格】15g/袋。

振源胶囊

【药物成分】人参果实提取物。

【制剂性状】胶囊剂,内容物为淡黄色至灰棕色粉末;味微苦。

【药理作用】

1. 抗动脉粥样硬化(AS)的药效学研究　振

源胶囊可明显降低实验性日本大耳白兔AS模型血清胆固醇、甘油三酯水平，提高高密度脂蛋白含量，缩小AS斑块面积。和AS模型组相比，有统计学差异。

2. 抗心肌缺血的药效学研究　采用结扎犬冠状动脉前降支的方法造成急性心肌缺血模型，观察振源胶囊抗心肌缺血的作用，结果表明：振源胶囊可明显减轻心肌缺血程度、范围，缩小心梗面积；降低冠脉阻力，增加冠脉血流量；增加血清cAMP含量（与急性心肌缺血模型组相比，有统计学差异）。且本药在抗心肌缺血的同时，有增加心肌收缩功能的作用。用体外心肌细胞培养的方法观察该药对心肌细胞缺血缺氧损伤的影响，发现该药可降低心肌细胞缺氧缺糖时心肌酶的漏出，有明显的抗心肌细胞缺氧缺糖损伤的作用。

3. 抗应激作用和对肾上腺皮质功能的影响　以20～30g的小鼠为动物模型，观察振源胶囊的抗应激作用和对肾上腺皮质功能的影响，结果表明：振源胶囊可明显提高小鼠抗寒及耐高温的能力，延长小鼠持续游泳的时间（和对照组相比，$P<0.05$）；明显减轻四氯化碳（CCl_4）引起的肝损害；延长结扎两侧颈动脉及窒息性缺氧小鼠的存活时间（和对照组相比，$P<0.001$），且无论口服或腹腔注射，均能明显提高应激条件下游泳大鼠肾上腺内维生素C的含量，对抗大剂量氢化可的松引起的小鼠肾上腺皮质激素的耗竭。

4. 振源胶囊对免疫功能的影响　振源胶囊

可促进肝细胞 RNA、DNA 蛋白质的合成，提高机体的体液和细胞免疫功能，增强自然杀伤细胞的活性及巨噬细胞的吞噬能力。

【功能主治】滋补强壮、安神益智。可增强免疫功能，调节内分泌和自主神经功能，增强心肌收缩力，提高心脏功能，保肝和抗肿瘤。适用于冠心病、更年期综合征、久病体弱、神经衰弱、隐性糖尿病，亦可用于慢性肝炎和肿瘤的辅助治疗。

【用法用量】口服。1 次 1～2 粒，1 日 3 次。

【不良反应】不良反应报道较少见。有报道称[1]，甲状腺功能亢进患者服用振源胶囊后出现全身燥热、大汗淋漓等类似左甲状腺片剂量不耐受的症状，提示临床正在服用左甲状腺片及甲巯咪唑片的患者应避免联用振源胶囊。

【注意事项】

1. 忌辛辣、生冷、油腻食物。

2. 感冒发热患者不宜服用。

3. 本品宜饭前服用。

4. 高血压、心脏病、糖尿病、肝病、肾病等慢性病患者应在医师指导下服用。

5. 儿童、孕妇应在医师指导下服用。

6. 服药 2 周症状无缓解，应去医院就诊。

7. 对本品过敏者禁用，过敏体质者慎用。

8. 药品性状发生改变时禁止服用。

9. 儿童必须在成人监护下使用。

10. 请将此药品放在儿童不能接触到的地方。

11. 如正在服用其他药品，使用本品前请咨询医师或药师。

【药品规格】每粒含人参果皂苷 25mg。

【临床经验】临床研究证实[2]，振源胶囊对阿霉素(ADM)所致的心脏毒性有良好的对抗作用，并可以提高 ADM 的化疗完成率。作用机制主要与振源胶囊能够清除自由基、减少脂质过氧化产物及增加冠脉血流有关[3]。

参考文献

[1] 陈志蓉．甲状腺激素类药物联用振源胶囊致不良反应 1 例[J]. 海峡药学，2008，20(3)：159.

[2] 王焱．振源胶囊对阿霉素卵巢化疗时心脏毒性的对抗作用[J]. 中国误诊学杂志，2005，5(4)：705-706.

[3] 曾定尹，齐国先，郑晓伟．振源胶囊治疗冠心病心绞痛临床疗效观察[J]. 中华心血管病杂志，2001，29(3)：157-158.

至灵胶囊

【药物成分】从冬虫夏草分离纯化出来的被孢霉菌(Mortierella SP)，采用现代生物工程技术发酵培育的菌丝体精制成胶囊。内含虫草菌素、虫草多糖、麦角甾醇、甘露醇和十九种氨基酸以及锌、锰、铁、钙等多种微量元素。

【制剂性状】胶囊剂，内容物为棕褐色颗粒；嗅特异，味微咸。

【药理作用】

1. 抗肿瘤作用[1,2]　冬虫夏草多糖与水提物对肉瘤(S180)、Lewis肺癌、乳腺癌(MA-737)、喉癌等离体培养菌株均有显著的抑制作用。虫草水提物对小鼠皮下移植Lewis肺癌的原发灶产生和自发肺部转移均有明显抑制作用，抑瘤率为67%。虫草菌丝可增强环磷酰胺、6-巯基嘌呤、长春新碱的抗癌活性。

2. 对免疫功能的影响[3,4]　①通过促进脾脏DNA生物合成，增加核酸和蛋白质的含量，促进脾淋巴细胞的增殖而影响免疫器官的重量；②对单核-巨噬细胞系统有广泛激活作用，可使腹腔黏附细胞、脾脏巨噬细胞等体积增大、胞浆增多、核质疏松，可明显提高血浆碳清除率和肝、脾吞噬指数；③对体液免疫功能有增强或减弱的双向调节作用；④使自然杀伤细胞的活性增强。

3. 对肾脏的影响[5]　①防治肾毒性损伤，虫草能够拮抗氨基糖苷所致肾脏氧耗下降，提高肾小管Na^+-K^+ ATP酶活力；减轻氨基糖苷溶酶体损伤的脂质过氧化损伤；降低组织钙含量；通过诱导肾小管细胞c-myc基因表达以及对损伤状态下肾组织表皮生长因子调节的保护，促进肾小管的再生修复；②通过改善细胞内线粒体呼吸功能，维持细胞内外正常的离子梯度，加速病损细胞的修复等机制，发挥对环孢A所致急性肾毒性的保护作用；③通过延缓慢性肾衰竭(CRF)大鼠的肾功能减退，减轻蛋白尿，纠正氨基酸、蛋白质和脂质代谢紊乱，抑制残余肾组织的肾小球硬化和肾小管-间质损伤的发展，发挥对慢性肾衰竭的防治作用。

4. 对肝脏的作用[6]　①虫草多糖脂质体(CPL)对 CCl_4 损伤的肝组织有一定的保护作用；②对肝纤维化的防治作用：冬虫夏草水溶液能抑制肝储脂细胞增殖，还能抑制肝储脂细胞向肌纤维细胞及成纤维细胞转化。

5. 其他[7]　①对心脏的作用：有负性频率、降低心肌耗氧量、改善心肌缺血、抗血小板聚集、抗心律失常作用；②对血液系统的作用：虫草对小鼠血小板减少及血小板超微结构的损伤均有明显的保护作用；③对内分泌系统的作用：冬虫夏草具有抗氧自由基的作用，可抑制邻苯三酚自氧化产生超氧化阴离子体系，显著降低心肌及肝脏匀浆脂质过氧化物的含量；④对呼吸系统的作用：冬虫夏草可明显扩张支气管，并增强肾上腺素的扩张支气管作用；⑤雄性激素作用：虫草多糖能使血浆皮质酮含量增高，抑制肝脂质过氧化物生成，使红细胞 SOD 活力增高，故提示其具有抗衰老作用。

【功能主治】补肺益肾。用于肺肾两虚所致的咳喘、浮肿等症，亦可用于各类肾病、慢性支气管哮喘、慢性肝炎及肿瘤的辅助治疗。

【用法用量】口服，1 次 2～3 粒，1 日 2～3 次；或遵医嘱。

【药品规格】每粒装 0.25g。

【临床经验】至灵胶囊为肿瘤辅助治疗用药，有报道显示[8]，该药具有增强患者免疫功能，减少化疗毒副反应，提高化疗近期疗效的作用。

参 考 文 献

[1] 李绍平．冬虫夏草抗肿瘤作用的研究进展[J]．中草药,2001,32(4):373-375.

[2] 戴小军,柳冬梅,孟霞．冬虫夏草抗癌作用研究现状[J]．时珍国医国药,2001,11(2):376-379.

[3] 张传开,袁盛榕．冬虫夏草及其人工菌丝的免疫药理学研究进展[J]．首都医科大学学报,1997,18(3):37-38.

[4] 李锋．冬虫夏草免疫抑制作用研究现状[J]．川北医学院学报,2001,16(2):108-110.

[5] 卢玉兰,翁开敏．冬虫夏草的药理作用研究[J]．中国药师,2003,6(6):371-372.

[6] 严林．冬虫夏草的药理学研究进展[J]．青海医学院学报,2000,21(4):37-38.

[7] 张书超,秦晓红,于新．冬虫夏草药理作用的研究进展[J]．中国医药导报,2008,5(4):16-17.

[8] 潘池．至灵胶囊结合化疗治疗晚期食管癌临床观察[J]．浙江中西医结合杂志,2000,10(12):745-746.

紫芝多糖片

【药物成分】紫芝多糖。

【制剂性状】糖衣片,除去糖衣后显棕褐色;味微涩。

【药理作用】

1. 能显著增强小鼠腹腔巨噬细胞的吞噬能力,具有抗肿瘤作用。多糖 L-1 对小鼠 S180 有抑制作用,菌盖部分提取物的抑瘤率为 83.9%;对用甲基苷氨酸乙酯、亚硝胺诱发的食管癌变有一定抑制作用。在肝细胞癌组织培养实验中，显示细胞毒素作用，还有升高白细胞，增强抗体免疫力的功能。

2. 能明显影响核酸蛋白质代谢过程，促进蛋白质合成，并能增强网状内皮系统的吞噬功能。紫芝发酵浓缩液能显著抑制卵蛋白及破伤风类毒素主致敏豚鼠肺组织在抗原攻击时释放组胺及变态应性慢反应物质（SRS-A）。对于小鼠的放射损伤，紫芝制剂有一定防护作用。此外，紫芝还能降低动物血糖，对肺炎球菌、甲型链球菌、白色葡萄球菌、流感杆菌均有抑制作用。

【功能主治】滋补强壮、养心安神。用于神经衰弱，白细胞和血小板减少症，电离辐射及职业性造血损伤，肿瘤患者放化疗后白细胞下降等症。

【用法用量】口服，1 次 3 片，1 日 3 次，饭后服。

【药品规格】每片含紫芝多糖 0.25g。

（吴 皓 刘 杰 张培宇 董海涛）

（二）注射剂

艾迪注射液

【药物成分】斑蝥、人参、黄芪、刺五加。

【制剂性状】本品为浅棕色的澄明液体。

【药理作用】

1. 抑制肿瘤细胞 ①艾迪注射液可抑制人卵巢癌细胞株 A2780 细胞增殖，IC_{50} 值为

21.5mg/ml，其抑制作用呈剂量和时间依赖性，且与化疗药物同用时，可协同增效[1]。②通过抑制肿瘤血管新生，减少肿瘤细胞DNA复制、修复、能量代谢及致癌活性物基因编码蛋白的表达，诱导肿瘤细胞凋亡和对多药耐药的逆转而产生抗肿瘤作用[2]。

2. 调节免疫 ①腹腔注射艾迪注射液后，荷瘤小鼠降低的脾脏指数恢复正常，减轻的胸腺重量得到纠正，荷瘤小鼠血清IgG水平明显增高，小鼠体液免疫能力增强。此外艾迪注射液对荷瘤小鼠IL-2、TNF-α的产生减少均有明显的拮抗效应，改善了小鼠细胞免疫能力，且艾迪注射液的剂量为2g/kg时小鼠脾、胸腺指数、IL-2及TNF-α含量接近正常组，优于1g/kg和3g/kg剂量组[3]。②艾迪注射液0.5ml可明显提高小鼠NK细胞活性，同时抑瘤率达45.12%[4]。

【功能主治】清热解毒，消瘀散结。用于原发性肝癌、肺癌、直肠癌、鼻咽癌、恶性淋巴瘤、妇科恶性肿瘤、泌尿系肿瘤等的治疗以及各类肿瘤术后的巩固治疗。可与化疗药物联合使用，不仅能提高疗效，还能保护骨髓造血功能。

【用法用量】成人1次50～100ml，加入0.9%氯化钠注射液或5%～10%葡萄糖注射液400～450ml中静脉滴注，1日1次；与放、化疗合用时，疗程与放、化疗同步；手术前后使用本品10天为1个疗程；介入治疗10天为1个疗程；单独使用15天为1个周期，间隔3天，2周期为1个疗程;晚期恶病质患者,连用 30 天为 1 个疗程,或视病情而定。

【不良反应】首次应用本品,偶有患者出现面红、荨麻疹、发热等反应,极个别患者有心悸、胸闷、恶心等反应。

【注意事项】

1. 首次用药应在医师指导下,给药速度开始 15 滴/分,30 分钟后如无不良反应,给药速度控制在 50 滴/分。

2. 如有不良反应发生,应停药并作相应处理。再次应用时,艾迪注射液用量从 20～30ml 开始,加入 0.9%氯化钠注射液或 5%～10%葡萄糖注射液 400～450ml,同时可加入地塞米松注射液 5～10mg。

3. 因本品含有微量斑蝥素,外周静脉给药时对注射部位静脉有一定刺激,可在静滴本品前后给予 2%利多卡因 5ml 加入 0.9%氯化钠注射液 100ml 静滴。

【药品规格】10ml/支,5 支/盒。

【临床经验】艾迪注射液可用于各种肿瘤的治疗,既可与放化疗联合应用,也可单独用于晚期肿瘤的姑息治疗。

1. 与放化疗联用,减轻毒副反应　艾迪注射液联合化疗治疗晚期非小细胞肺癌 86 例,随机分为联合组(NP＋艾迪)和化疗组(NP),结果联合组 47 例有效率 31.91%(15/47),化疗组 30.76%(12/39),两组差异无统计学意义。但联合组

KPS改善率29.78%(14/47)，明显高于化疗组12.82%(5/39)，且联合组Ⅲ-Ⅳ度白细胞下降21.27%(10/47)，明显低于化疗组56.41%(22/39)；联合组治疗前后比较，NK细胞活性明显升高。可见：艾迪注射液配合化疗治疗晚期非小细胞肺癌，可改善生活质量，减轻毒副反应，提高NK细胞的免疫活性[5]。艾迪注射液与放化疗联合治疗中晚期鼻咽癌，对近期疗效无显著影响，但可降低放化疗对患者免疫功能的影响，减少恶心呕吐、白细胞下降、咽黏膜反应等毒副反应，改善患者的生活质量[6]。

2. 单独应用于晚期癌症　艾迪注射液单用，50～100ml静脉注射，每日1次，共用30天，治疗拒绝放化疗或放化疗失败的晚期癌症患者66例(其中伴有癌症疼痛患者57例)，癌症疼痛控制总有效率达75.44%(部分缓解54.37%，完全缓解21.05%)，用药结束后疼痛缓解仍可维持1～7天以上，且无成瘾性；60例生存质量稳定或提高；且未观察到心、肝、肾功能损害，但有4例患者发生轻度静脉炎[7]。

3. 胸腹腔积液　用于各类肿瘤所致恶性胸腹腔积液。每4天根据临床表现及胸水情况，经胸腔穿刺抽净胸水后缓慢注入艾迪注射液50ml，共4～8次，有效率达65.0%[8]；腹腔100ml/次(方法同胸水)，有效率达62.5%[9]，同法联用DDP的有效率为83.3%，较单用DDP(65.2%)显著提高[10]。

4. 改善生活质量、延长生存期　艾迪注射液联合化疗组胃肠道反应(恶心、呕吐、腹胀、腹痛等)及反应程度较对照组显著降低[11]，比较治疗前后生活质量(卡氏积分)变化，治疗组生活质量提高及稳定例数明显增加[12]，生存期较对照组明显延长[13]。鼻咽癌患者经艾迪注射液联合放疗或放化疗后口腔黏膜反应较单放疗明显降低[14]。

参考文献

[1] 刘德艳，李辅军，王常玉，等．艾迪注射液及联合应用化疗药物抑制人卵巢癌细胞株 A2780 增殖的研究[J]. 现代妇产科进展，2005，14(1)：47-49.

[2] Zhang JP, Ying K, Xiao ZY, et al. Analysis of gene expression profiles in human HL-60 cell exposed to cantharidin using cDNA microarray[J]. Int J Cancer, 2004, 108(2): 212-218.

[3] 唐斓，曾凡波，吴明珲，等．艾迪注射液对荷 H22 瘤小鼠免疫作用的影响[J]. 医药导报，2006，25(2)：104-106.

[4] 陈杰，张先稳．艾迪注射液对荷瘤小鼠的抗瘤效应及免疫调节作用[J]. 徐州医学院学报，2005，25(3)：208-210.

[5] 崔言刚，王潍博．艾迪注射液联合 NP 方案治疗晚期非小细胞肺癌临床观察[J]. 肿瘤防治杂志，2005，12(6)：456-458.

[6] 李坚，陆永奎，王仁生，等．艾迪注射液配合放化疗治疗中晚期鼻咽癌疗效观察[J]. 肿瘤防治杂志，2004，11(4)：395-396.

[7] 宗红，李建生，于江亭．艾迪注射液缓解癌痛及

提高晚期癌症患者生存质量的临床研究[J]. 医药论坛杂志,2004,25(19):17-19.

[8] 范兴龙,梁效民. 中心静脉导管引流联合艾迪注射液治疗恶性胸腔积液疗效观察[J]. 山东医药,2005,45,(13):63.

[9] 周月芬,应筱莉,谢艳茹,等. 艾迪注射液治疗恶性胸腹水疗效观察[J]. 浙江中西医结合杂志,2004,14(11):675-676.

[10] 梁军,于壮. 艾迪注射液联合顺铂治疗恶性胸腔积液疗效观察[J]. 山东医药,2004,44(19):18-19.

[11] 曹明溶,汤汉林. 艾迪注射液联合肝动脉化疗栓塞治疗中晚期肝癌疗效观察[J]. 中国中西医结合杂志,2003,23(9):713-714.

[12] 张静文,王继栓. 艾迪注射液配合大肠癌术后辅助化疗的临床观察[J]. 中国综合临床,2004,20(11):999-1000.

[13] 王怀璋,王迎红,郭晨阳,等. 肝动脉化疗联合艾迪注射液治疗肝癌[J]. 中国肿瘤,2003,12(12):749-751.

[14] 张传建,刘化勇. 艾迪注射液联合放疗治疗鼻咽癌 56 例临床观察[J]. 肿瘤防治杂志,2005,12(7):541-542.

斑蝥酸钠维生素 B_6 注射液

【药物成分】斑蝥酸钠、维生素 B_6。

【制剂性状】本品为无色澄明液体。

【药理作用】抑制肿瘤细胞蛋白质和核酸的合成,继而影响 RNA 和 DNA 的生物合成,最终抑制癌细胞的生成和分裂;可降低肿瘤细胞

cAMP磷酸二酯酶活性，提高过氧化氢酶活力，改善细胞能量代谢；可直接抑制癌细胞内DNA和RNA合成及前体的渗入，使癌细胞形态和功能发生变化，直接杀死癌细胞。对骨髓细胞无抑制作用，并能升高白细胞。

1. 诱导肿瘤细胞凋亡[1,2]　采用免疫组化及RT-PCR方法检测不同浓度艾易舒（斑蝥酸钠维生素B_6注射液）作用下骨肉瘤细胞的Fas表达，采用MTT法检测细胞增殖的抑制作用，流式细胞仪定量分析凋亡细胞所占比例，荧光显微镜及电子显微镜镜下观察凋亡细胞超微结构改变。结果显示：艾易舒可上调骨肉瘤细胞Fas表达并诱导细胞凋亡，艾易舒浓度大于25μl/ml时，细胞抑制率不再明显改变。赵航宇等观察不同浓度的斑蝥酸钠维生素B_6对人肝癌细胞HepG2细胞生长的抑制率。结果显示：斑蝥酸钠维生素B_6可明显抑制HepG2细胞生长及诱导细胞凋亡（$P<0.05$），并且对HepG2细胞生长的抑制效应及诱导凋亡作用具有浓度依赖性和时间依存性。

2. 抑制肿瘤细胞增殖　体外实验表明[3]，斑蝥酸钠维生素B_6组、放疗处理组及斑蝥酸钠维生素B_6联合放疗组均对HepG2增殖产生抑制作用，与空白对照组相比，斑蝥酸钠维生素B_6对HepG2有明显抑制作用，并呈现浓度依赖性特点，在浓度为5.0mg/L、作用时间为72小时时，对HepG2细胞的抑制率最大。另有研究表明[4]，本品能下调肝癌细胞erk、stat3、stat5、c-junmRNA表达水平，降低 ERK、STAT3、STAT5 蛋白激酶的磷酸化水平及下游信号 C-JUN 的表达，从基因转录和蛋白活化两个水平抑制 MAPK、JAK-STAT 通路及其下游信号的传递，从而抑制肿瘤细胞的增殖。

3. 放疗增敏作用[3] 体外实验表明，斑蝥酸钠维生素 B_6 与放疗联合处理组对 HepG2 的抑制率明显高于单纯斑蝥酸钠维生素 B_6 组和单纯放疗组，提示斑蝥酸钠维生素 B_6 与 X 射线对 HepG2 的抑制效果具有协同作用。克隆形成实验结果显示，斑蝥酸钠维生素 B_6 可以增强肝癌细胞的放射敏感性。

4. 调节免疫 艾易舒对经植物血凝素活化的消化道恶性肿瘤患者外周血淋巴细胞作用呈双向性，高浓度时起抑制增殖的作用，低浓度时有促进作用，并促进 IL-2 分泌[5]。

【功能主治】抗肿瘤药。用于晚期原发性肝癌及晚期肺癌的治疗。

【用法用量】静脉滴注，1 日 1 次，1 次 10～50ml，以 0.9％氯化钠或 5％～10％葡萄糖注射液，适量稀释后滴注。

【注意事项】肾功能不全者慎用，泌尿系统出现刺激症状者应暂停用药。孕妇及哺乳期妇女慎用。

【药品规格】10ml：0.1mg/支×5 支。

【临床经验】艾易舒多与放疗、化疗或介入治疗联合，用于肝癌、肺癌的治疗，发挥增强疗效，减轻不良反应，改善症状，提高生存质量的作用。

1. 改善症状和生存质量，延长生存期　张斌等[6]将100例肝癌随机分为艾易舒治疗组和对照组。两组均行THP＋碘油方案的介入栓塞，治疗组在介入后行艾易舒治疗，每天50ml，连续4周。对照组不使用艾易舒治疗。结果显示：两组的近期客观疗效和毒副反应无明显差异，生活质量治疗组明显高于对照组（$P<0.05$），症状改善率治疗组为74.51%，对照组为57.14%。提示艾易舒注射液可提高肝癌患者介入后生活质量并改善症状。田秀岭等[7]将72例中晚期肝癌随机分成治疗组36例和对照组36例，治疗组给予艾易舒注射液0.15mg/d，静滴1～14天，于第3天行介入治疗，术中动脉注射艾易舒注射液0.5mg。对照组单纯行介入治疗。结果显示：治疗组中位生存期（MST）12个月，18个月生存率34.3%，24个月生存率为14.3%，优于对照组，MST 8.9个月，18个月生存率12.1%，24个月生存率为0。

2. 减轻化疗不良反应　汤福良等[8]观察斑蝥酸钠维生素B_6注射液对晚期肺癌患者化疗的减毒作用，结果显示：治疗组白细胞减少和消化道反应发生率分别为30.0%、23.3%，低于对照组（46.7%、43.3%），$P<0.01$。常永芳等[9]采用随机对照临床试验方法，观察本品联合化疗对老年非小细胞肺癌的作用，结果显示：血小板和血红蛋白下降情况，治疗组优于对照组，Ⅰ度血小板下降分别为25%（9/36）和44%（11/25）。Ⅰ度血红蛋

白下降分别为 33.3%(12/36)和 60%(15/25)。说明斑蝥酸钠维生素 B_6 注射液具有减少化疗毒副反应的作用。

3. 联合化疗，提高肿瘤稳定率　陈锐深等[10]将 108 例Ⅲ$_b$～Ⅳ期非小细胞肺癌患者随机分为艾易舒组、化疗组和艾易舒加化疗组，治疗 2 个周期。结果显示：艾易舒加化疗组的稳定率高于化疗组，差异有显著性($P<0.05$)。

此外，有学者应用本品联合化疗治疗晚期乳腺癌[11]、乳腺癌术后辅助治疗[12]、老年食管癌无法手术患者[13]、联合放疗治疗鼻咽癌[14]以及恶性胸腹水[15]的治疗，也取得了可喜的疗效，发现斑蝥酸钠维生素 B_6 注射液具有提高免疫力，减轻放化疗毒副反应，提高患者生活质量的作用。

参考文献

[1] 王旗春，田艳萍，李睿明．艾易舒诱导骨肉瘤细胞凋亡的研究[J]．中药药理与临床 2008,24(1):63-65.

[2] 赵航宇，梁健．斑蝥酸钠维生素 B_6 诱导肝癌细胞 HepG2 凋亡的实验研究[J]．中国普外基础与临床杂志，2009,16(11):886-889.

[3] 赵航宇，梁健．斑蝥酸钠维生素 B_6 联合 X 射线诱导肝癌细胞 HepG2 凋亡[J]．世界华人消化杂志，2009,17(32):3332-3336.

[4] 杜韶波．斑蝥酸钠维生素 B_6 对肝癌 MAPK、JAK-STAT 信号转导通路的调控作用[D]．石家庄：河北医科大学，2009.

[5] 苑素云．斑蝥酸钠维生素 B_6 注射液对肿瘤患者

外周血T淋巴细胞增殖和细胞因子表达的影响[D]. 石家庄:河北医科大学,2007.

[6] 张斌. 艾易舒注射液联合动脉栓塞化疗治疗肝细胞性肝癌的临床观察[J]. 中国医药导报. 2007,4(26):48-49.

[7] 田秀岭. 艾易舒注射液联合介入治疗中晚期肝癌36例疗效分析[J]. 中原医刊,2006,33(6):32-34.

[8] 汤福良,张海平. 艾易舒注射液联合化疗治疗非小细胞肺癌临床疗效观察[J]. 中国医药导报,2007,4(26):46-47.

[9] 常永芳,葛明东,唐爱明,等. 艾易舒注射液治疗老年非小细胞肺癌的临床观察[J]. 中华肿瘤防治杂志,2008,15(16):1279-1280.

[10] 陈锐深,曹洋. 艾易舒注射液治疗晚期非小细胞肺癌的临床研究[J]. 临床肿瘤学杂志,2005,10(4):392-398.

[11] 沈涛. 艾易舒注射液联合化疗治疗晚期乳腺癌的临床观察[J]. 中国医药导报,2007,4(26):44-45.

[12] 付彤,李嗣杰,宋东,等. 艾易舒注射液在乳腺癌术后辅助治疗中的应用及效果评价[J]. 吉林大学学报(医学版),2007,33(4):744-746.

[13] 邹国红,王会志,刘贵祥. 放疗联合中药艾易舒治疗老年未手术食管癌患者疗效的临床观察[J]. 中国煤炭工业医学杂志,2006,9(6):595-596.

[14] 陈莫. 艾易舒注射液配合三维适形放疗治疗鼻咽癌的临床观察[J]. 中国医药导报,2007,4(26):49-50.

[15] 刘永立,杨泽芬,曾丽. 斑蝥酸钠维生素B_6注射液治疗恶性胸腔积液和腹水疗效观察[J]. 中华肿瘤防治杂志,2006,13(19):1519-1520.

蟾酥注射液

【药物成分】吲哚碱衍生物。

【制剂性状】无色至淡黄色澄明液体。

【药理作用】

1. 抑瘤作用　蟾酥注射液(CHS)体外抑制白血病 HL-60 细胞及淋巴瘤 U937 细胞增殖,并且诱导其凋亡;诱导凋亡可能是 CHS 抑制白血病细胞增殖的机制[1,2]。蟾酥注射液能不同程度延长腹水型肝癌小鼠的生存期,能使肿瘤坏死因子水平明显下降[3]。对小鼠 S180 有抑制作用[4]。

2. 抑制肿瘤多药耐药[5]　蟾酥注射液有逆转 HL-60/ADM 多药耐药的作用,机制可能为 GST-π、MRP 表达下降,将化疗药物转运至细胞外;活化核因子 κB(NF-κB)、大鼠诱导型一氧化氮合成酶(iNOS),诱导了 HL-60/ADM 细胞的凋亡。

3. 抗菌作用　蟾酥注射液对金黄色葡萄球菌、甲型链球菌、绿脓杆菌、大肠杆菌、变形杆菌、产气杆菌和消化链球菌(厌氧)有抗菌作用,尤其对绿脓杆菌、产气杆菌和消化链球菌作用较强。

4. 其他作用　①抗炎作用:蟾酥注射液能降低小鼠毛细血管通透性,能明显抑制棉球肉芽肿的增生。②镇痛作用:本品有明显的镇痛作用,能显著延长热板法引起的小鼠后足痛反应潜伏期。③抗放射作用:本品对^{60}Co 照射所致的 WBC、RBC、Hb 降低有保护作用,尤其对 WBC 的升高作用更好。④促进免疫功能：本品对大鼠的免疫功能有一定的促进作用。能使大鼠的红细胞Cab受体花环率和淋巴细胞转化率明显增加，对免疫球蛋白G水平亦有一定的升高。

【功能主治】清热解毒。用于急慢性化脓性感染；肿瘤；放射疗法辅助用药。

【用法用量】肌内注射：1次2～4ml，1日2次。静脉滴注：1次10～20ml，用5%葡萄糖注射液500ml稀释后缓慢滴注，1日1次。抗感染，7天为1个疗程；抗肿瘤、抗放射，30天为1个疗程，或遵医嘱。

【不良反应】静脉滴注剂量过大时，输液部位可能会有疼痛。

【禁忌】对本品有过敏或严重不良反应病史者禁用。

【注意事项】孕妇禁用，哺乳期妇女慎用，有药物或食物过敏史者慎用，合并有严重心、肝、肾功能疾病者慎用。

【药品规格】2ml/支；10ml/支。

【临床经验】蟾酥注射液临床常与化疗、放疗合用以减轻毒副作用，提高生存质量。并且本品对癌痛有较好的缓解作用。

多项随机对照临床研究显示，蟾酥注射液联合化疗治疗晚期非小细胞肺癌[6]、中晚期胃癌[7]，联合放疗治疗晚期食管癌[8]，能够不影响患者化疗或放疗疗效，增强机体免疫力，减轻放化疗毒副反应，改善患者的生活质量。此外，叶爱琴等[9]研究发现，蟾酥注射液与顺铂合用治疗恶性胸腔积液临床疗效好，有效率（CR＋NR）达 80.8%（对照组 50.0%），且毒副反应轻。

蟾酥注射液治疗癌性疼痛 90 例，疼痛完全缓解及明显缓解占 70 例，可见蟾酥注射液有明显的止痛作用[10]。

参 考 文 献

[1] 李贵新，徐功立，姜夕锋，等．蟾酥注射液抑制淋巴瘤 U937 细胞增殖和诱导其凋亡的研究[J]. 中成药，2002，24(11)：854-856.

[2] 李贵新，徐功立，姜夕锋，等．蟾酥注射液抑制白血病 HL-60 细胞增殖及诱导其凋亡实验研究[J]. 山东中医杂志，2002，21(7)：424-426.

[3] 金军，张铭熙，符路娣．蟾酥注射液对 H22 腹水型肝癌的抑制作用及对荷瘤小鼠生存周期的影响[J]. 中国中医药信息杂志，2007，14(7)：40-41.

[4] 杨振淮，梁永钜，郭洁文．蟾酥注射液对小鼠 S180 和人结肠癌 HT-29 裸鼠移植性肿瘤的影响[J]. 中华胃肠外科杂志，2005，8(2)：169-171.

[5] 熊新．蟾酥注射液逆转 HL-60/ADM 多药耐药的实验研究[D]. 重庆：重庆医科大学，2007.

[6] 尹立华．蟾酥注射液联合化疗治疗晚期非小细胞肺癌疗效观察[J]. 辽宁中医杂志，2007，34(4)：440-441.

[7] 黄智芬，施智严，罗勇，等．蟾酥注射液配合化疗治疗中晚期胃癌 31 例临床观察[J]. 河北中医，2002，24(3)：163-165.

[8] 尚爱莲，邓波，李重阳．蟾酥注射液配合放射治

疗晚期食管癌 31 例[J]. 中国民间疗法,2005,13(8):51-52.

[9] 叶爱琴,吕建峰,刘华. 蟾酥注射液治疗恶性胸腔积液的临床观察[J]. 时珍国医国药,2007,18(3):673.

[10] 盛军章,王学芬. 华蟾酥注射液治疗癌性疼痛 90 例临床观察[J]. 中国医药论坛,2005,26(4):92.

得力生注射液

【药物成分】红参、黄芪、生蟾酥、生斑蝥。

【制剂性状】本品为淡黄棕色的澄明液体。

【药理作用】

1. 抑制肿瘤　得力生注射液与其他 5 种化疗药联用体外抗癌活性实验显示,200μl/ml 得力生对人肺癌细胞 CDP,人直肠癌细胞 HT-29,人恶性黑色素瘤细胞 M21 及人神经母细胞瘤细胞 SK-N-SN 的抑瘤率分别为 72%,54%,55%,35%。得力生与阿霉素、顺铂、氟尿嘧啶、甲氨蝶呤、阿糖胞苷联用对直肠癌、黑色素瘤抗癌活性明显增强;但对肺癌,仅与阿糖胞苷联用抗癌活性增强;而对神经母细胞瘤与 5 药联用抗癌活性均低于单用或与单用相当。说明得力生用于直肠癌、黑色素瘤等肿瘤时,可能产生化疗增效的作用[1]。

2. 抑制肿瘤耐药　得力生注射液可下调胃癌细胞 Pgp、GST-π 的表达,从而改善肿瘤细胞多药耐药的状况[2]。

【功能主治】益气扶正,消癥散结。用于中晚期原发性肝癌气虚瘀滞证,症见右胁腹积块,疼痛不移，腹胀食少，倦怠乏力等。

【用法用量】静脉滴注。成人每次按40～60ml稀释于5%葡萄糖注射液或生理盐水500ml中，1日1次。每疗程首次用量减半，并将药液稀释至不低于1∶20，每分钟不超过15滴，如无不良反应，半小时后可逐渐增加滴速，但以每分钟不超过50滴为宜。如患者出现尿路刺激症状，可按1∶20稀释使用。每疗程45天，停药1周后，可进行下一疗程，或遵医嘱。

【不良反应】

1. 少数患者用药后可能出现尿频尿急的泌尿系统刺激症状，偶可致血尿和蛋白尿，如出现上述不良反应，应停药，如再应用时应稀释药液至1∶20或减慢滴速，一般不超过40滴/分，或多饮水。

2. 少数患者用药后可能出现肝肾损害，偶见恶心呕吐、腹胀。

【注意事项】

1. 本品切忌直接静脉推注。

2. 本品含斑蝥素和华蟾蜍次素，严禁未经适当稀释使用，不可加入滴壶滴入或静脉推入，稀释浓度一般不应低于1∶10。如需避免进液量过大，最高稀释浓度不能低于1∶5，并应在1∶10以上浓度使用2天后，无任何不良反应的情况下，才能使用1∶5浓度滴入，此浓度滴速每分钟不宜超过50滴。

3. 本品不宜与其他药品混合静脉滴注。

4. 用药期间注意肝、肾功能检测。

5. 如出现胸闷、心悸、气短等反应，需立即停药并作常规处置。

【药品规格】每支装 10ml。硅酸钠玻璃安瓿；每盒 10 支。

【临床经验】得力生注射液临床常与化疗联合用于各种恶性肿瘤的治疗，也可单独用于晚期肿瘤的姑息治疗。

1. 消化系统肿瘤 何肇晴等[3]将 123 例中晚期胃癌住院患者随机分为单纯性 FOLFOX4 方案对照组和得力生加 FOLFOX4 方案实验组。结果显示：FOLFOX4 联合得力生注射液治疗晚期胃癌疗效确切，其血液学毒性反应、胃肠反应、神经毒性以及脱发等不良反应均显著低于单纯性 FOLFOX4 方案对照组，患者的生活质量明显改善，治疗耐受能力增强，中位生存期延长。向德兵等[4]采用得力生联合 TACE 治疗肝细胞癌(HCC)患者 32 例，单纯 TACE 治疗 HCC 患者 30 例各 2 个周期。结果显示：得力生联合 TACE 组有效率为 56.3%(18/32)，单纯 TACE 组为 43.3%(13/30)，两组之间差异无统计学意义，$P>0.05$。得力生联合 TACE 组较单纯 TACE 组生活质量(KPS 评分)明显提高($P<0.05$)。得力生联合 TACE 组细胞免疫功能提高，其中 NK 细胞升高明显，差异有统计学意义，$P<0.05$。

2. 肺癌 刘义冰等[5]运用得力生注射液联合化疗治疗广泛期小细胞肺癌 39 例(对照组 37

例)，结果显示：肿瘤缓解率联合治疗组为66.7%，单纯化疗组为43.2%；生活质量改善的患者联合治疗组高于单纯化疗组；联合治疗组中的化疗毒副反应明显轻于单纯化疗组；单纯化疗组中位生存期为13个月，联合治疗组为18个月，两组两年生存率分别为5.41%和7.69%，联合治疗组略高于单纯化疗组。刘子洋等[6]采用得力生注射液配合化疗治疗晚期小细胞肺癌80例，近期疗效比较：治疗组CR+PR(%)66.0%，对照组CR+PR(%)53.7%。生活质量改善、体重情况治疗组优于对照组。

此外，得力生注射液联合放疗或化疗等手段治疗鼻咽癌、恶性胸腹水、急性白血病等恶性肿瘤，能够增强放化疗疗效、改善症状、提高生存质量等[7~10]。

参 考 文 献

[1] 刘建新，路华，张玉珍，等. 得力生联合化疗的体外抗癌活性[J]. 河北医科大学学报，2001，22(5)：294-295.

[2] 朱丽波，王艳丽，白雪蕾，等. 得力生对胃癌细胞Pgp、GST-π表达的影响[J]. 现代肿瘤医学，2006，14(6)：715-717.

[3] 何肇晴，程冬英，龚皓，等. FOLFOX4化疗方案联合得力生注射液治疗晚期胃癌的临床研究[J]. 现代肿瘤医学，2008，16(3)：408-411.

[4] 向德兵，谢家印，王东，等. 得力生注射液联合TACE治疗原发性肝癌的临床研究[J]. 现代肿瘤医学，

2006,14(7):861-862.

[5] 刘义冰,周志国,张萍,等. 得力生注射液联合化疗治疗广泛期小细胞肺癌临床研究[J]. 现代肿瘤医学,2006,14(5):571-572.

[6] 刘子洋,李凌. 采用得力生注射液配合化疗治疗晚期小细胞肺癌 80 例[J]. 临床军医杂志,2005,33(2):260-261.

[7] 谢强,赵荡,黄作平,等. 调强适形放射联合得力生注射液对鼻咽未分化癌细胞凋亡及细胞周期的影响[J]. 中国中西医杂志,2006,26(11):1035-1037.

[8] 袁国珍,叶书成,郝万红. 腔内注射得力生治疗肺癌恶性胸腔积液[J]. 中国医学工程,2005,13(5):536-537.

[9] 龙庆林,房殿春. 得力生腹腔内注射治疗恶性腹水疗效观察[J]. 现代肿瘤医学,2006,14(12):1582-1584.

[10] 刘忠文,郭建民,杨靖,等. 得力生联合化疗治疗急性髓性白血病疗效观察[J]. 现代肿瘤医学,2006,14(10):1293-1294.

复方苦参注射液

【药物成分】苦参、白土苓。

【制剂性状】本品为浅棕色澄明液体。

【药理作用】

1. 抑瘤作用　复方苦参注射液及其成分苦参碱、氧化苦参碱等对多种肿瘤细胞如 SGC-7901、HepG2 和 BEL-7402 等有直接杀伤作用[1],并与作用时间和剂量成依赖关系。以 SGC-7901 细胞为例,岩舒注射液(复方苦参注射液)48 小时

IC_{50}值为7/200原液稀释浓度，SGC-7901细胞经复方苦参注射液处理后可发生凋亡；细胞周期阻滞于G_0/G_1期，可降低线粒体膜电位，但对于Fas、Bcl-2蛋白表达无影响[2]。

2. 抗血管生成　①抑制血管内皮细胞增殖。复方苦参注射液及其成分氧化苦参碱(6.25～200μl/ml)能明显抑制人脐静脉内皮细胞(HUVEC)的增殖，并呈剂量依赖性[3]。②抑制内皮细胞迁移。6.25μl/ml复方苦参注射液可明显抑制HUVEC迁移。③抑制鸡胚绒毛尿囊膜新生血管生成。6.25μl/ml的复方苦参注射液对鸡胚绒毛尿囊膜新生血管均具有明显抑制作用。④与化疗药奥沙利铂(L-OHP)联用有协同作用。2μg/ml奥沙利铂和25μl/ml复方苦参注射液对HUVEC增殖的抑制率分别为31.6%、32.1%，联合应用后的抑制率为54.4%，具有协同抑制增殖的作用[4]。研究还发现0.5μg/ml L-OHP和6.25μl/ml复方苦参注射液可明显抑制迁移，两者联合可发挥协同抑制迁移的作用。

3. 止痛作用　复方苦参注射液对小鼠因物理和化学性刺激引起的疼痛反应具有明显抑制作用，在19.2g/kg复方苦参注射液(9g生药/5ml)时对酸刺激引起的扭体实验抑制率达100%，与50mg/kg的杜冷丁无明显差别(抑制率95.5%)。复方苦参注射液在12.8g/kg时使小鼠热板痛阈从18.92提高到44.67，4小时后恢复正常[5]。

【功能主治】清热利湿，凉血解毒，散结止痛。

用于癌肿疼痛、出血。

【用法用量】肌内注射，1 次 2～4ml，1 日 2 次；静脉滴注，1 次 12ml，用氯化钠注射液 200ml 稀释后应用，1 日 1 次，儿童酌减，全身用药总量 200ml 为 1 个疗程，可连用 2～3 个疗程。

【禁忌】严重心肾功能不全者慎用。

【不良反应】本品无明显全身毒副反应，局部使用有轻度刺激，但吸收良好。

【注意事项】在医师指导下使用。使用前若发现药液混浊、沉淀、安瓿破裂等现象时，请勿使用。常温下保存，忌冷冻及高温。

【药品规格】2ml×10 支；5ml×4 支；5ml×5 支。

【临床经验】复方苦参注射液广泛应用于各类恶性肿瘤的治疗，可以在肿瘤的各期、各治疗阶段长期应用。对于不适宜放疗、化疗的肺癌患者，可以单独采用复方苦参注射液。对于伴有癌性疼痛、出血的患者尤为适宜。

1. 与放化疗联用减毒增效　复方苦参注射液与化疗或放疗联合使用治疗晚期肿瘤，苦参组近期疗效有效率提高 11.32%～6%、改善生存质量有效率提高 18%～30%，并且明显降低了化疗所致消化道反应及血象下降等不良反应发生率[6～10]，同时明显减少了放疗所致的直肠急性放射性反应及皮肤口腔黏膜损伤的发生[11～13]。在减毒增效的同时，复方苦参注射液还能有效提高患者的免疫功能，增强机体免疫力[14～15]。

2. 不适宜放疗、化疗的肺癌患者，可单独应用复方苦参注射液控制病情。复方苦参注射液单用治疗中晚期不能接受放化疗的肝癌、胃癌、乳腺癌、大肠癌、肺癌等恶性肿瘤，总有效率达6.25%～34%，在一定程度上控制病情，提高机体免疫功能，并能增加食欲，改善恶病质状态，使患者生存质量提高[16～18]。

3. 止痛　复方苦参注射液治疗癌症疼痛效果明显。复方苦参注射液起效中位时间为3小时，最佳缓解时间3小时，止痛效果持续时间4小时。放化疗加用本药可使患者疼痛缓解率提高13%～40%。单用本药疼痛缓解率达51%～84%，主要用于轻、中度疼痛的治疗，也可作为重度癌痛及癌症患者的辅助用药。复方苦参注射液用量一般为20ml/d，部分患者可增量至40ml/d，止痛效果与剂量有一定的相关性。毒副反应极轻微，对外周血常规和心、肝、肾功能无明显影响[19～22]。

4. 治疗恶性胸腔积液　复方苦参注射液联合博莱霉素或顺铂，共同注入胸腔或腹腔治疗恶性积液，可以提高治疗有效率20%～30%，有叠加协同作用，同时可减少化疗药用量，减轻不良反应[10,23～25]。

参考文献

[1] 李芮，杜健鹏，侯仰韶，等．复方苦参注射液对SGC-7901，HepG2和BEL-7402肿瘤细胞作用的实验研

究[J]. 肿瘤研究与临床,2006,18(1):8-10.

[2] 许进秀,陈泽涛,王爱蓉. 岩舒注射液诱导胃癌SGC-7901细胞凋亡及其机制[J]. 中华肿瘤防治杂志,2007,14(16):1210-1214.

[3] 王兵,伍国俊,徐钧. 氧化苦参碱诱导血管内皮细胞增殖的抑制作用[J]. 实用肿瘤杂志,2000,15:297-300.

[4] 李敏,钱晓萍,刘宝瑞. 奥沙利铂联合复方苦参注射液抗血管生成作用的实验研究[J]. 中国癌症杂志,2008,18(3):167-171.

[5] 刘安,魏静,谭镇岳. 复方苦参注射液缓解癌痛的临床与实验研究[J]. 吉林中医药,2005,25(6):54.

[6] 谭诗生,李杭,薛英波,等. 复方苦参注射液联合含顺铂方案化疗治疗晚期肿瘤的疗效观察[J]. 中医药学刊,2004,22(4):654-655.

[7] 陈玉兰,李培训. 复方苦参注射液联合化疗治疗肝癌疗效观察[J]. 天津中医药大学学报,2006,25(3):166-167.

[8] 郭建琳,陆红,王利平. 复方苦参注射液联合NP方案治疗晚期非小细胞肺癌63例临床观察[J]. 新疆医科大学学报,2007,29(9):1018-1019.

[9] 刘力建,夏顺中,夏涵. 复方苦参注射液联合化疗治疗非霍奇金淋巴瘤的临床研究[J],2006,6(1):42-44.

[10] 鲁守斌,卢继杰. 复方苦参注射液配合化疗治疗胃癌120例临床观察[J]. 山东中医杂志,2001,20(4):210-211.

[11] 李济培,杨有强,梁平. 复方苦参注射液联合放疗对90例鼻咽癌的临床观察[J]. 广西医学,2008,30(2):199-200.

［12］吴月明，张东生．复方苦参注射液对直肠急性放射性反应的临床防治效果[J]．中国医师进修杂志，2007，30(2)：49-50.

［13］蔡平，刘庆深，陈画华．放疗联合复方苦参注射液治疗食管癌临床分析[J]．肿瘤研究与临床，2006，18(6)：395-399.

［14］程晶，胡健莉，吴红革．岩舒注射液对中晚期肿瘤患者免疫功能的影响[J]．中国中医药信息杂志，2004，11(6)：478-479.

［15］郭占文，拱玉华，孙英慧，等．岩舒注射液与放疗并用对肺癌患者免疫功能的影响[J]．中国综合临床，2002，18(5)：154-155.

［16］安煜致，王新华．复方苦参注射液治疗晚期肿瘤56例[J]．上海中医药杂志，2003，37(12)：15-16.

［17］胡和平，陈贵明．复方苦参注射液治疗晚期恶性肿瘤56例[J]．临床医药实践，2003，12(6)：440.

［18］王甦，齐跃．复方苦参注射液对晚期癌症的疗效观察[J]．实用癌症杂志，2003，18(1)：96，99.

［19］罗健，林洪生，刘淑俊，等．岩舒注射液治疗癌症疼痛Ⅳ期临床研究[J]．湖南中医学院学报，2003，23(3)：40-42，50.

［20］金始宇，葛日光，全秀莲，等．复方苦参注射液在老年肺癌性疼痛中的应用[J]．中国误诊学杂志，2004，10(4)：1675-1676.

［21］陈建清，唐耀华．复方苦参注射液治疗癌痛的疗效观察[J]．四川肿瘤防治，2002，15(4)：236-237.

［22］杨洁，王天凤．岩舒注射液治疗各种癌症疼痛的观察体会[J]．贵阳中医学院学报，2000，22(4)：19.

［23］陈孟，何报宁．细管闭式引流胸腔注入博莱霉素联合岩舒治疗癌性胸水疗效观察[J]．中国医学文摘，

2003,22(4):457-458.

[24] 宁小明,杨述特,金庆满. 顺铂联合岩舒注射液胸腔注射治疗癌性胸水 30 例临床观察[J]. 湖南中医药导报,2001,7(2):70-71.

[25] 程华,张华煜,王思霞,等. 复方苦参注射液联合顺铂腹腔内注射治疗恶性腹腔积液 34 例[J]. 中国中西医结合消化杂志,2006,14(6):407-408.

华蟾素注射液

【药物成分】主含蟾素内酯素。

【制剂性状】本品为微黄色或淡黄色的澄明液体。

【药理作用】

1. 抗癌作用　①抑制细胞增殖:华蟾素能有效抑制胃癌和肝癌细胞株的增殖,MTT 试验显示,华蟾素对胃癌细胞 BGC-823 的抑制作用有时间依赖性,随着时间延长和药物浓度的增加,BGC-823 细胞存活率降低,细胞 DNA 合成亦相应降低。病理学研究发现,华蟾素处理 BGC-823 细胞后,细胞数量减少,形态呈多形性,细胞核变小,核仁缩小。采用流式细胞仪分析华蟾素对胃癌 BGC-823 细胞的影响,结果显示:华蟾素作用 48 小时后,癌细胞被阻断在 S 期,部分肿瘤细胞不能进入 G/M 期,从而影响细胞的增殖。另研究华蟾素对体外培养的人肝癌细胞 SMMC-7721 及 MGC-803 细胞的生长影响,通过集落形成实验结果证明华蟾素对这两株细胞有显著的抑制作用，降低这两株细胞的生物活性及增殖能力，并将其细胞周期阻断于S期[1]。华蟾素3g/kg对小鼠移植性肿瘤S180肉瘤、H22肝癌具有明显的抑瘤作用，对L121白血病小鼠有明显延长生命的倾向。华蟾素生药7.5g/kg对大鼠W256的抑制率为68.7%。体外药物试验表明华蟾素生药2mg/ml对三种消化系统肿瘤株（人肝癌SMMC-7721、人胃癌MKN45、人结肠癌LOVO）均有杀伤作用，其机制为直接杀伤肿瘤细胞DNA，导致肿瘤细胞坏死。②诱导凋亡：用华蟾素11μmol/L处理HL-60细胞15小时，检测到细胞生存率下降和DNA梯形条带，提示华蟾素处理后，细胞凋亡的信号立即启动。用100μmol/L华蟾素预处理HL-60细胞6小时，增强了顺铂和全反式维甲酸诱导凋亡的作用[2]。

2. 增强机体免疫　华蟾素能显著增加环磷酰胺（CTX）所致免疫抑制状态下的小鼠及SRBC致敏小鼠血清IgG含量，显著增加CTX所致白细胞减少症的小鼠外周血白细胞数，且能提高小鼠腹腔巨噬细胞指数，表明其对细胞免疫、体液免疫和非特异性免疫均有促进作用[3]。华蟾素既可诱导外周血巨噬细胞产生IL-2，还可增加LAK细胞的杀伤活性[4]。

3. 其他作用　华蟾素能下调VEGF、EGFR（表皮生长因子受体）的表达，抑制血管内皮细胞的生长，阻抑肿瘤血管的形成[5]。王玲等[6]研究认为华蟾素能抑制P-糖蛋白的功能与表达，增加细胞内阿霉素(ADM)的含量,从而部分逆转MCF27/ADM细胞的MDR。华蟾素具有镇痛作用,与内阿片肽在神经系统内伤害性信息传递过程中有一定的关系[7]。

【功能主治】清热解毒、消肿止痛、活血化瘀、软坚散结。用于中晚期肿瘤、慢性乙型肝炎等。

【用法用量】肌内注射:1次2～4ml,1日2次,2～3个月为1个疗程;静脉滴注:1次10～20ml,用5%葡萄糖注射液500ml稀释后缓慢滴注。1个疗程4周,用药1周后休息1～2日或遵医嘱。

【不良反应】华蟾素注射液可致免疫、血液、循环等系统以及血管刺激性不良反应,以变态反应和血管刺激性反应较为多见[8]。

【注意事项】

1. 本品局部吸收缓慢,注射部位有刺痛感,少数患者有恶心、畏寒反应。

2. 应用时应注意观察患者的心脏功能,避免与氨茶碱、异丙肾上腺素等同时应用。

【药品规格】注射剂:①2ml/支,相当于生药1g;②5ml/支;③10ml/支。

【临床经验】华蟾素临床常用于消化道肿瘤的治疗,既可联合放化疗一起应用,也可单独用于晚期肿瘤的姑息治疗。

华蟾素治疗肝细胞癌、非小细胞肺癌、胰腺癌的Ⅰ期临床试验显示,90ml/(m^3·d)未发现剂量限制性毒性,其中14例可评价患者中6例稳定

(42.9%),8 例进展(57.1%)[9]。

吴锦燕等[10]对晚期肝癌患者在药盒植入时于肝动脉灌注羟基喜树碱、比柔吡星,如血供较好,加灌碘化油乳 5～10ml,治疗组于术后第 7 天起药盒灌注华蟾素 15ml,对照组给予静滴华蟾素,均隔日 1 次,25 天为 1 个疗程,研究结果提示经皮左锁骨下动脉药盒灌注中药较静脉滴注中药疗效更好。张明智等[11]将 80 例中晚期恶性肿瘤患者随机分为 3 组,华蟾素组单用华蟾素注射液 20～30ml 加入 10%葡萄糖 500ml 中静滴,每日 1 次,连用 1 个月为 1 个疗程;联合化疗组在华蟾素组基础上加用环磷酰胺、丝裂霉素、5-氟尿嘧啶化疗;化疗组单用上述化疗药物化疗。结果:华蟾素组 24 例中有效 9 例,联合化疗组 28 例中显效 2 例、有效 18 例,化疗组 28 例中显效 1 例、有效 11 例。联合化疗组疗效优于华蟾素组和化疗组;华蟾素组与化疗组疗效无显著差异($P>0.05$)。华蟾素组未见全身毒副反应,不良反应轻微。提示华蟾素注射液有抗肿瘤作用,并能提高化疗药的疗效,降低化疗药的毒副作用[6]。

参考文献

[1] 韩鸿彬,陈嘉勇,袁勇,等. 华蟾素诱导人胃癌细胞株 BGC-823 凋亡实验研究[J]. 中国肿瘤,2008,17(3):233-235.

[2] Masuda Y, Kawazoe N, Nakajo S, et al. Bufalin induces apoptosis and influences the expression of apopto-

sis-related genes in human leukemia cells[J]. Leuk Res, 1995, 19(8): 549-556.

[3] 韩仲明,苏红星,黄晋生,等. 华蟾素对喉癌细胞的基础研究[J]. 中国中西医结合耳鼻喉科杂志,2000,8(3):111-114.

[4] 林培英,潘竞锵,冯昭明,等. 华蟾素对小鼠免疫功能的影响[J]. 中成药研究,1987,12:20-21.

[5] 王南瑶,李苏宜,赵伟,等. 华蟾素联合三氧化二砷抑制鸡胚尿囊膜血管生成的实验研究[J]. 临床肿瘤学杂志,2006,11(7):494-496.

[6] 王玲,刘世坤,周于禄,等. 华蟾素对人乳腺癌细胞阿霉素多药耐药性的逆转作用[J]. 中国药理学通报,2007,23(5):677-680.

[7] 王加真,闫家阁,张军,刘健. 华蟾素注射液的镇痛作用及其机制研究[J]. 临沂医专学报,2000,22(2):81-84.

[8] 罗茂玉. 华蟾素注射液不良反应及防治措施[J]. 海峡药学,2007,19(11):109-110.

[9] 孟志强,沈晔华,杨培英,等. 华蟾素治疗肝癌、肺癌、胰腺癌的Ⅰ期临床研究初步报道[J]. 中国癌症杂志,2007,17(5):376-379.

[10] 吴锦燕. 药盒灌注华蟾素注射液联合经肝动脉化疗栓塞术治疗肝癌的临床观察[J]. 现代中西医结合杂志,2006,15(10):1313-1314.

[11] 张明智,吴孔明,尉德成,等. 华蟾素治疗中晚期恶性肿瘤近期疗效观察[J]. 中国中西医结合杂志,1994,14(7):438.

康艾注射液

【药物成分】黄芪、人参、苦参素。

【制剂性状】本品为淡黄色至黄棕色的澄明液体。

【药理作用】高剂量康艾注射液对小鼠亚急性放射损伤有明显的保护作用，小鼠平均存活天数较模型组明显增加(13.0d∶10.1d)，白细胞数量明显高于模型组(2.99∶1.98)[1]。

【功能主治】益气扶正，增强机体免疫功能。用于原发性肝癌、肺癌、直肠癌、恶性淋巴瘤、妇科恶性肿瘤；各种原因引起的白细胞低下及减少症。还可用于慢性乙型肝炎的治疗。

【用法用量】缓慢静脉注射或滴注；1日1～2次，每日40～60ml，用5%葡萄糖或0.9%生理盐水250～500ml稀释后使用。30天为1个疗程或遵医嘱。

【不良反应】有个案报道，静脉滴注本品致过敏反应[2,3]。

【药品规格】每支装10ml，西林瓶装，10ml×6支/盒。

【临床经验】康艾注射液临床常与放化疗同用治疗各种恶性肿瘤，有减毒增效、提高免疫功能、改善恶病质状态等作用。

1. 与放化疗同用　梁冰等[4]比较康艾注射液联合GP方案化疗与NP方案对Ⅲb～Ⅳ期非小细胞肺癌(NSCLC)患者生活质量的改善情况。结果显示：A组(34例)接受康艾注射液联合GP方案治疗，近期疗效有效率为69.2%；而B组(33例)接受GP方案治疗，近期疗效有效率为

48.0%，两组比较差异有显著性意义（$P<0.05$）。KPS评分好转率A组为80.8%，B组为56.0%（$P<0.05$）。提示康艾注射液联合GP方案化疗治疗晚期非小细胞肺癌有提高近期疗效、减轻不良反应、提高生活质量的作用。康艾注射液与放疗同用，治疗非小细胞肺癌34例，与单纯放疗组相比，不但近期疗效明显提高（69.7%∶49.7%），在随访率相当的情况下，1，2，3年生存率也都有显著性差异（79.4%，49.44%，23.27%∶57.58%，26.46%，14.70%）；康艾注射液加放疗组放射性肺损伤发生率也明显低于单纯放疗组（45.5%∶79.2%）[5]。

2. 单独应用治疗晚期肿瘤　康艾注射液单用治疗晚期原发性肝癌30例，有效率30%，腹胀减轻18例，食欲增加16例，肝区疼痛减轻10例，体力及营养状态改善9例。提示康艾注射液治疗晚期原发性肝癌可显著缓解临床症状，在一定程度上延长生存期[6]。

此外，通过随机对照临床试验发现，康艾注射液联合顺铂在治疗癌性腹水方面取得较好的疗效[7]；配合胃肠外营养能够改善癌症晚期患者恶病质的精神状况，增加食欲及体重，缓解癌痛，提高机体的免疫功能[8]。

参考文献

[1] 纪卫政，张莉，何艳芬．康艾注射液对小鼠亚急性放射损伤的实验研究[J]．新中医，2006，38(8)：91-92.

［2］毕恒太，韩玉梅．静脉滴注康艾致过敏反应 1 例［J］．中国误诊学杂志，2008，8(2)：504.

［3］罗骞，席萍，黄舒雅，等．康艾注射液致典型不良反应 3 例报告［J］．今日药学，2009，19(1)：50.

［4］梁冰，杨家梅，贺新伟．康艾注射液联合 GP 方案化疗治疗晚期非小细胞肺癌［J］．医药论坛杂志，2009，30(8)：68-69.

［5］马建青．康艾注射液对晚期肺癌放疗的协助作用［J］．中国中药杂志，2006，31(18)：1556-1558.

［6］马建青．康艾注射液治疗晚期原发性肝癌 30 例疗效观察［J］．新中医，2006，38(9)：30.

［7］黄莉，王祥财．康艾注射液联合顺铂治疗癌性腹水临床随机对照研究［J］．实用肿瘤杂志，2009，24(2)：191-193.

［8］尹锋，赵戎戎．康艾注射液配合胃肠外营养治疗癌症恶液质的疗效［J］．中国医药导报，2007，4(22)：65-92.

康莱特注射液

【药物成分】注射用薏苡仁油。

【制剂性状】本品为水包油型白色乳状液体。

【药理作用】

1．抑制肿瘤　①诱导凋亡：10μl/ml 康莱特注射液即能诱导胃癌细胞 SGC-7901 凋亡，抑制增殖，抑癌率为 47.2%，SGC-7901 胃癌细胞的凋亡指数 21.1%，较对照组 11.2%明显升高；增殖指数 34.85%，也较对照组 57.37%明显下降[1]。②康莱特注射液合并健择能抑制移植于裸鼠的人胰腺癌细胞 Panc-1 的生长，抑瘤率达 40.11%，注射液与健择两药间有协同效应，二者合用时效果明显高于康莱特单用与健择单用组(抑瘤率分别为 12.24%和 13.26%)。③康莱特对 K562 细胞周期有明显的影响，并存在剂量依赖性，当剂量在 1μl/ml 时，48 小时 S 期和 G_2+M 期百分率明显上升，G_1 期百分率明显下降；当剂量增至 5μl/ml 时，S 期百分率明显下降，G_2+M 期明显上升；当剂量增至 10μl/ml 时，S 期百分率降至仅为对照组的 11.6%，而 G_2+M 期百分率比对照组高出 11 倍；剂量提高到 50μl/ml 时，即导致细胞 100%死亡，此时无法分析细胞周期时相分布[2]。

2. 抑制新生血管形成　10μl/ml 康莱特处理主动脉，血管生长很快进入衰退期，对血管生长的抑制作用显著。其可能机制为：①抑制血管内皮分裂和迁移，细胞周期研究发现康莱特注射液具有使细胞周期阻滞于 G_2+M 期，DNA 合成期(S 期)比例减少的作用；②抑制肿瘤细胞释放血管生成正向调控因子；③以抗体的形式阻断血管生成正向调控因子或它的受体；④干扰内皮细胞分化成为完整的毛细血管、防止新生血管与宿主血管之间的吻合形成[3]。

3. 免疫调节　与阴性对照组和 5-FU 组相比，康莱特 10ml 组对实验兔 CD4 值有显著的升高作用，实验结果证明康莱特对细胞免疫有促进作用，且适当加大剂量可提高疗效[4]。

4. 防治化疗肾损伤　李大鹏[5]实验研究发

现，康莱特对于顺铂所致急性肾损伤有一定的保护作用，可显著减低血清尿素氮（BUN）、肌酐（Cr）值。

5. 化疗增效　李瑛等[6]采用 MTT 比色法观察在化疗周期不同阶段加用康莱特对人肺腺癌细胞 95D 的抑制作用，结果显示康莱特先于健择、顺铂加入对 95D 的抑制最强，提示在化疗周期前开始使用康莱特优于化疗后使用。

【功能主治】益气养阴，消瘀散结。适用于不宜手术的气阴两虚、脾虚湿困型原发性非小细胞肺癌及原发性肝癌，配合放、化疗有一定的增效作用。对中晚期肿瘤患者具有一定的抗恶病质和止痛作用。

【用法用量】缓慢静脉滴注 200ml，每日 1 次，21 天为 1 个疗程，间隔 3～5 天，可进行下一疗程。联合放、化疗时，可酌减剂量，首次使用时滴注速度应缓慢，开始 10 分钟滴速应为 20 滴/分，20 分钟后可持续增加，30 分钟后可控制在 40～60 滴/分。

【不良反应】临床偶见脂过敏现象，如寒战、发热、轻度恶心，使用 3～5 天后此症状大多可自然消失而适应。偶见轻度静脉炎。

【禁忌】在脂质代谢严重失调时（急性休克、急性胰腺炎、病理性高脂血症、脂性肾病等患者）禁用。孕妇禁用。

【注意事项】

1. 如偶有患者出现严重脂过敏现象，可对症处理，并酌情停止使用。

2. 本品不宜加入其他药物混合使用。

3. 静脉滴注时应小心，防止渗漏血管外而引起刺激疼痛；冬季可用30℃温水预热，以免除物理性刺激。

4. 使用本品应采用一次性输液器（带终端滤器）。

5. 如发现本品出现油、水分层（乳析）现象，严禁静脉使用。

6. 如有轻度静脉炎出现，可在注射本品前和后适量（50～100ml）输注0.9%氯化钠注射液或5%葡萄糖注射液。

【药品规格】100ml；10g。玻璃输液瓶装，1瓶/盒。

【临床经验】康莱特注射液临床广泛应用于肺癌、肝癌、胃癌、食管癌、结肠癌、胰腺癌、肾癌、卵巢癌、恶性淋巴瘤、白血病等各种恶性肿瘤的治疗中，可与化疗联合或单独使用，作为晚期肿瘤的治疗。

1. 减轻化疗不良反应，提高生存质量　康莱特治疗原发性支气管肺癌的多中心临床研究结果证明：康莱特组有效率为12.15%（26/214），化疗对照组有效率为14.29%（13/91），两组无显著性差异。且康莱特对原发性支气管肺癌患者的咳嗽、痰血、胸痛、发热、神疲乏力、食欲不振等症状改善作用明显优于化疗组。受试患者的免疫功能明显提高，NK细胞活性和IL-2水平显著增高，还具有保护外周血象等作用，对肝、肾、心功能无明显不良影响[7]。

2. 单独用于晚期肿瘤患者的姑息治疗　研究显示，康莱特注射液（100ml 静脉滴注，1 日 1 次，连用 20 天为 1 疗程）治疗晚期消化道肿瘤患者 30 例，治疗后晚期消化道肿瘤缓解率 26.7%，稳定率 76.7%，镇痛有效率 79.2%，对血象、肝肾功能、心电图变化无明显影响，能够显著提高患者生存质量[8]。

3. 减轻放疗不良反应　刘苗生等[9]观察放疗配合康莱特治疗 31 例中上段食管癌患者，并以性别、病理类型、期别相同的 31 例作为配对对照组。结果显示，治疗组白细胞水平和 KPS 评分显著高于对照组，治疗组因毒副反应间断时间为 1.43±0.48 天，显著低于对照组的 3.24±1.02 天（$P<0.05$），治疗组的 1 年、2 年生存率较对照组略高，但无统计学意义。表明联合应用康莱特可以提高中晚期食管癌放疗患者的耐受性，减少治疗间断时间，从而保证治疗有效率。万震等[10]随机对照观察放疗配合康莱特注射液与单纯放疗治疗鼻咽癌，发现加用康莱特组放射性皮炎发生率明显低于对照组。

4. 治疗癌性疼痛　晚期癌痛患者 328 例，有肺癌、肝癌、乳腺癌、恶性消化道肿瘤等，使用康莱特治疗癌痛缓解率达 80.49%。对不同程度疼痛（轻、中、重）的患者经过治疗后，轻度癌痛者 100%得到控制，中度疼痛者 86.18%得到缓解，重度疼痛者 62.28%可缓解[2]。经康莱特治疗后

92.02%的患者KPS评分得到提高，其中提高20分以上者达76.6%，生活质量提高率为91.22%，体重增加者42.29%，而体重稳定者为52.13%。

5. 改善肿瘤患者食欲　康莱特注射液能降低晚期癌症患者血清中的恶病质发生发展的介导因子，从而改善食欲，另一方面康莱特注射液作为脂肪乳剂能够提供高能量营养支持。王梓瑛等[11]报道：对54例晚期癌症患者采用康莱特注射液治疗，1日1次，1次200ml，21天为1个疗程。疗效评价采用分度评分：0度能正常进食；Ⅰ度能进少许固体食物；Ⅱ度仅能进流质食物，Ⅲ度无法进食。结果显示：经康莱特治疗21天后患者食欲改善22.2%，KPS评分提高85.2%。

参考文献

[1] 郑世营，李德春，张志德，等．康莱特诱导胃癌细胞SGC-7901凋亡和抑制细胞增殖的体内实验研究[J]. 肿瘤，2000，20(6)：71.

[2] 李大鹏．康莱特抗肿瘤的研究论文集[M]. 杭州：浙江大学出版社，1998：107-109.

[3] 姜晓玲，张良，徐章玉，等．薏苡仁对血管生成的影响[J]. 肿瘤，2000，20(4)：313-314.

[4] 申宝忠．动脉介入化疗对细胞免疫功能影响的实验研究[J]. 实用肿瘤杂志，2000，16(7)：111-1121.

[5] 李大鹏．康莱特注射液对顺铂合并健择化疗致大鼠急性肾毒性的防治作用研究[J]. 中药新药与临床药理，2005，16(2)：84-86.

[6] 李瑛，焦顺昌，杨俊兰，等．康莱特联合化疗药物

增敏的最佳时机的实验研究[J]. 现代肿瘤学,2006,14(6):655-656.

[7] 朴炳奎,林洪生,李佩文,等. 康莱特抗肿瘤的研究[M]. 杭州:浙江大学出版社,1998:152-168.

[8] 徐晓红,孙晓梅,段平. 康莱特治疗晚期消化系肿瘤30例疗效观察[J]. 陕西肿瘤医学,2001,9(1):91.

[9] 刘苗生,王崇宇. 康莱特增强中晚期食管癌患者对放疗的耐受性[J]. 现代肿瘤医学,2006,14(5):566-567.

[10] 万震,耿建华. 放疗配合康莱特注射液治疗鼻咽癌60例[J]. 中医药管理杂志,2006,18(8):63.

[11] 王梓瑛,马兰,李越. 康莱特注射液治疗晚期癌症的临床观察[J],现代肿瘤学杂志,2005,13(4):536-537.

苦参素注射液

【药物成分】苦参素为氧化苦参碱与极少量氧化槐果碱的混合碱,氧化苦参碱分子式:$C_{15}H_{24}N_2O_2$,分子量:264.37。

【制剂性状】本品为几乎无色或黄色澄明液体。

【药理作用】

1. 苦参素注射液对人胃癌细胞株MGC2803具有明显的增殖抑制作用,且在0.25～4.0g/L浓度范围内具有剂量效应关系和时间效应关系[1]。

2. 苦参素注射液具有明显抑制S180肉瘤的作用,其0.3g/kg抑瘤率为31.36%,实验组微血管相对少见，VEGF、bFGF 蛋白在 S180 肉瘤组织中呈高表达，而苦参 0.3g/kg 对 VEGF、bFGF 的表达有明显的抑制作用[2]。

【功能主治】用于慢性乙肝的治疗及肿瘤放疗、化疗引起的白细胞低下和其他原因引起的白细胞减少症。

【用法用量】肌内注射。用于慢性乙肝的治疗，1 日 1 次，1 次 400～600mg（2～3 支）。用于升高白细胞，1 日 2 次，1 次 200mg（1 支）。

【注意事项】

1. 对本品过敏者禁用，尚无儿童用药经验。

2. 长期使用应密切注意肝功能变化，严重肝功能不全患者慎用。

3. 孕妇及哺乳期妇女慎用。

【药物相互作用】尚不明确。

【药品规格】2ml：0.2g，安瓿装，10 支/盒。

【临床经验】苦参素注射液可应用于各类恶性肿瘤，配合放化疗应用，减轻放化疗毒性。

苦参素注射液可增加放化疗的疗效。苦参素注射液与放化疗联合应用治疗恶性肿瘤 106 例，有效率（CR＋PR）73.6％，明显高于单纯放化疗组（56.6％），同时具有一定的升白止血作用，联合治疗组患者精神状态、食欲、睡眠、乏力症状改善和 KPS 评分提高率也高于对照组，说明苦参素注射液可改善肿瘤患者的一般状况，对抗化疗副作用。

苦参素注射液有明显的升白作用。苦参素注

射液配合化疗治疗 24 例乳腺癌，疗程结束后白细胞不但未下降，还有所升高[4]。另外，苦参素注射液治疗 56 例肿瘤化疗后白细胞减少症，总有效率 91.1％，明显高于强力升白片(61.6％)，还能减少化疗后感染发生率(8.9％∶23.1％)[5]。

苦参素注射液还对化疗所致的肝损害有一定的保护作用。苦参素注射液作为化疗辅助治疗用于各种恶性肿瘤 154 例，与单纯化疗组 166 例相比，3 个疗程后肝损害发生率明显下降(40.0％∶27.9％)，说明苦参素注射液对化疗相关肝损害有一定的保护作用[6]。

参 考 文 献

[1] 朱艳琴，鲁光华，徐玉芳．MTT 法检测体外培养人胃癌细胞株 MGC2803 对苦参素注射液的药物敏感性[J]. 中国药理学通报，2006，22(10)：1278-1279.

[2] 黄冬生．苦参素对小鼠移植性 S180 肉瘤血管形成的抑制作用[J]. 中国病理生理杂志，2003，19(11)：1575.

[3] 晏军．苦参素注射液辅助治疗晚期恶性肿瘤近期疗效观察[J]. 实用临床医学，2001，2(4)：135.

[4] 刘海涛，侯俊明，马晓萍．苦参素注射液配合术后化疗治疗乳腺癌临床观察[J]. 西部医学，2008，20(1)：96-97.

[5] 刘俊杰，周成运．苦参素注射液治疗 56 例肿瘤化疗后白细胞减少症[J]. 肿瘤学杂志，2005，11(2)：155-156.

[6] 谢杰荣，谢忠，温继育，等．苦参素注射液对化疗

所致肝损害的保护作用[J]. 中国基层医药,2006,13(8):1341-1342.

去甲斑蝥酸钠注射液

【药物成分】本品主要成分为去甲斑蝥酸钠,化学名称为:1,2-顺-3,6-氧桥-六氢化邻苯二甲酸钠盐。

【制剂性状】针剂,白色结晶性粉末,无臭,有刺激性。

【药理作用】

1. 抑瘤作用　体外试验显示,对肝癌、食管癌、喉癌、肺癌、宫颈癌等细胞株的形态或增殖有破坏或抑制作用。体内试验显示,对小鼠艾氏腹水癌、肉瘤 S180 及肝癌实体型有一定的抑制效力。本品可通过抑制癌细胞 DNA 合成,使细胞分裂阻断于 M 期[1]。

2. 诱导凋亡　有研究表明,斑蝥素具有较强的诱导肺癌 A549 细胞凋亡的作用[2]。

此外本品还有升白细胞,不抑制免疫功能,保护肝细胞等作用[2]。

【功能主治】用于肝癌、食管癌、胃和贲门癌、肺癌等及白细胞低下症、肝炎、肝硬化、乙型肝炎病毒携带者。亦可作为癌瘤术前用药或用于联合化疗中。

【用法用量】静脉注射:用 5%葡萄糖注射液稀释后,静脉滴注或缓慢静脉推注,1 次 10～20mg。肝动脉插管:1 次 10mg,1 日 2 次,1 个月为1个疗程，一般连续2～3个疗程；儿童一般用成人量的25%～50%。瘤内注射：1次10～30mg，每周1次，4次为1个疗程，可持续4个疗程。

【不良反应】一次注射量若超过30mg，部分患者可能会出现消化道症状，可减量或对症处理。

【禁忌】对有出血倾向的患者，应慎用较高剂量。

【注意事项】

1. 静脉给药时，注意避免药液漏出血管壁外。

2. 瘤内注射时，防止药液溢出瘤体外。

3. 少数患者使用本品可能出现体温增高，使用高剂量应注意体温的改变。若体温升高，可对症处理。

【孕妇及哺乳期妇女用药】本品虽然非致癌原，亦无遗传毒性，但孕妇及哺乳期妇女宜在医生指导下，酌情使用。

【儿童用药】儿童用量酌减，一般为成人量的25%～50%，可在医生指导下应用。

【药物相互作用】尚不明确。

【药品规格】2ml：0.1g，安瓿装。

【临床经验】去甲斑蝥酸钠注射液可用于多种肿瘤的联合治疗，尤适于难治性消化道肿瘤。杨石康等[3]观察本品治疗无法一次性切除的单发原发性肝癌28例，采用去甲斑蝥酸钠介入治疗联合口服和静脉用药，15例患者AFP有不同程度的下降，25 例自觉近期症状如疼痛、精神状态和食欲等有不同程度的好转。生存期最长达 1 年 10 个月，最短 5 个月，中位生存期达 8 个月。支学军等[4]采用随机对照试验，观察 60 例晚期肺癌患者，结果表明，ICE 方案联合去甲斑蝥酸钠治疗晚期肺癌可提高疗效，有效率达 43.3%（单纯化疗组为 36.7%），并有保护肝脏、降低骨髓抑制等作用，具有较好的临床应用价值。

参考文献

[1] 李柏，凌昌全．去甲斑蝥素基础及临床研究进展[J]. 中草药，2002，33(2)：184-185.

[2] 张卫东，赵惠儒．斑蝥素诱导人肺癌 A549 细胞凋亡及其分子机制的研究[J]. 中华肿瘤杂志，2005，27(6)：330-335.

[3] 杨石康，蔡兴华，霍滨．去甲斑蝥酸钠治疗原发性肝癌 28 例[J]. 新消化病学杂志，1996，4(8)：474-475.

[4] 支学军，李桂林．去甲斑蝥酸钠辅助治疗晚期肺癌 30 例临床观察[J]. 河北北方学院学报（医学版），2008，25(3)：60.

榄香烯注射液

【药物成分】从姜科植物温郁金中提取的抗癌有效成分，主要为β-榄香烯，也含有少量α和γ榄香烯以及其他萜烯类化合物。

【制剂性状】本品为乳白色的均匀乳状液体。

【药理作用】

1. 抗肿瘤作用　多项实验研究表明[1~6]，本品对动物移植性肝癌，白血病 HL-60、K562、U937 细胞株，结肠癌，Lewis 肺癌，喉鳞癌细胞株等均具有抑制作用，其作用机制与降低肿瘤细胞有丝分裂能力，诱发肿瘤细胞凋亡等有关。药理实验表明[7~11]，腹腔注射榄香烯乳对肿瘤细胞的 DNA、RNA 及蛋白质合成有明显的抑制作用；该药还能直接作用于细胞膜，使肿瘤细胞破裂，可以改变和增强肿瘤细胞的免疫原性，诱发和促进机体对肿瘤细胞的免疫反应。静脉注射 LD_{50} 为 (270.07±18.93)mg/kg，口服 LD_{50} 大于 5g/kg。常用量对小鼠无致畸致突变作用。

2. 抑制肿瘤血管生成　冯刚等[12]研究显示本品对小鼠 S180 肉瘤的肿瘤血管形成有明显抑制作用，能够降低 VEGF、bFGF 的表达。周昆等[13]研究表明，榄香烯能明显抑制肺腺癌 SPC-A-1 细胞的生长并降低 VEGF-c、VEGFR-3 的表达水平，而且有时间和浓度依赖性。

3. 抗肿瘤转移作用　李道睿等[14]观察榄香烯对肺癌细胞系表面所表达与侵袭、转移相关的黏附蛋白的影响。结果显示，榄香烯注射液增高高转移人巨细胞肺癌细胞 PG 和低转移人肺腺癌细胞 PAa 细胞 CD_9 的表达，降低其血小板免疫相关抗原 CD42a、TSP 的表达，这可能是榄香烯注射液抗肺癌转移的分子机理。

4. 拮抗致癌物与抗突变　张煦等[15]发现莪术对硫酸镍诱发大鼠鼻咽癌前病变有明显抑制作用，并且呈一定的剂量依赖关系，其作用机制可能与莪术所富含的锰元素干扰镍的吸收有关。李应东等[16]通过鼠伤寒沙门氏菌、大鼠肝微粒体酶突变实验及突变抑制实验，发现莪术醇提物剂量在0.15～3.0g(原药重)/ml的范围内均未见有致突变性。同时，莪术醇提物具有明显抑制2-氨基芴(2-AF)诱导鼠伤寒沙门氏菌回复突变的作用，并具有明显的量效关系，提示莪术对化学物的致突变也有一定的抑制作用，可用于拮抗各种代谢物的致突变性和防癌。

5. 提高细胞免疫功能　陈剑群等[17]检测14例恶性肿瘤患者经榄香烯治疗前后T淋巴细胞亚群变化，并与健康人群对照，结果显示本品能改善恶性肿瘤患者细胞免疫功能作用，显著升高T淋巴细胞亚群及功能，对辅助性T细胞和杀伤/抑制性T细胞均有促进作用。

6. 放疗增敏作用　程伟等[18,19]发现β-榄香烯对放疗不敏感的肾癌GRC-1细胞有放疗增敏作用，进而利用基因芯片技术深入探讨β-榄香烯放疗增敏的机制。结果显示，两组间差异表达基因360条，上调基因265条，下调基因95条，表明其对肾癌细胞放疗增敏作用可能涉及原癌、抑癌基因等多种相关基因的变化，是一个多基因参与的复杂事件。吴大鹏等[20]以MTT比色法研究β-榄香烯对舌鳞癌细胞株Tca-8113的体外放射增敏作用，发现在相同放射剂量的作用下，无细胞毒浓度(40μg/ml)的β-榄香烯即对Tca-8113细胞有放射增敏作用。

【功能主治】对癌性胸、腹水及某些恶性实体瘤有一定疗效。本品与放化疗同步治疗，可增强疗效，可用于介入、腔内化疗及癌性胸腹水的辅助治疗。

【用法用量】静注：1 次 0.4～0.6g，1 日 1 次，2～3 周为 1 个疗程。胸腔注射：1 次 300mg＋2％普鲁卡因 10ml，尽量抽尽胸腔积液后注入胸膜腔内，然后变换体位，5～7 天后若胸腔积液未减少，可重复给药 1 次。腹腔注射：500mg＋2％普鲁卡因 10ml，尽量抽尽腹水后注入腹膜腔内，然后变换体位，1 周 1～2 次，连用 2 周。局部用药：用于各类浅表肿瘤，先多点局麻后再局部瘤体多点注射，每日 1 次，1 次 25～50mg，5～10 次为 1 个疗程。动脉灌注：1 次 300～400mg。

【不良反应】部分患者用药后可有静脉炎、发热、局部疼痛、过敏反应、轻度消化道反应。

【禁忌】高热患者、胸腹水合并感染的患者慎用。

【注意事项】

1. 血小板减少症或有进行性出血倾向者应慎用。

2. 部分患者初次用药后，可有轻微发热，多在 38℃以下，于给药前 30 分钟口服泼尼松或解热镇痛药可预防或减轻发热。

3. 本品腔内注射时可致少数患者疼痛，使用前应根据患者的具体情况使用局麻药，可减轻或缓解疼痛，使患者能够耐受。

【孕妇及哺乳期妇女用药】孕妇及哺乳期妇女应慎用本品。

【药物相互作用】与放疗或其他化疗药物及生物反应调节剂联合应用有协同作用，合用加温疗法有协同作用。

【药品规格】注射剂：5ml/25mg；20ml/100mg。

【临床经验】榄香烯注射液临床多用于癌性胸、腹水及肺癌、胃癌等恶性实体瘤的治疗，本品与放化疗同步使用，可增强疗效，对脑转移的晚期癌症患者有一定疗效。

1. 减轻化疗不良反应　韦巧玲等[21]观察榄香烯乳联合氟尿嘧啶/紫杉醇化疗或单纯化疗治疗进展期胃癌60例，结果显示，联合化疗组有效率56.7%，单纯化疗组50%；疾病进展时间联合化疗组(6.99±1.76)个月，单纯化疗组(6.25±1.65)个月；平均生存时间联合化疗组(11.38±2.14)个月，单纯化疗组(10.62±1.44)个月。疾病进展时间和平均生存时间，两组差异均无显著性。联合化疗组3～4度中性粒细胞减少、白细胞总数减少、神经毒性反应均低于单纯化疗组($P<0.05$)。生活状况改善率联合化疗组80%，优于单纯化疗组53.4%($P<0.05$)。CD3、CD4及CD4/CD8在2个周期化疗后，两组差异有显著性($P<0.05$)。提示榄香烯乳注射液能够减轻化疗毒副作用，改善生活质量，提高免疫功能。

2. 改善脑转移患者症状和生存质量　侯炜

等[22]观察96例多发脑转移非小细胞肺癌患者，随机分成两组，两组主要症状均有改善，全脑放疗组联合榄香烯乳组有效率为12.76%，单纯全脑放疗组8.69%；KPS评分提高率46.8%，单纯全脑放疗组13.04%，提示本品具有提高非小细胞肺癌脑转移患者生活质量的作用。

赵亚利等[23]对榄香烯注射液治疗肺癌的随机对照试验进行了系统评价，共纳入17篇研究，且均为低质量研究。1项研究显示，榄香烯＋西艾克＋顺铂的疗效优于西艾克＋顺铂；榄香烯＋化疗（足叶乙苷＋顺铂）与单用化疗比较的4个研究的合并分析结果显示，常规化疗基础上加用榄香烯可以改善其临床疗效[RR合并＝1.62，95%CI(1.29，2.03)]；单独使用榄香烯与使用环磷酰胺＋阿霉素＋顺铂相比的2项研究的合并分析结果显示，两者疗效差异无统计学意义[RR合并＝0.81，95%CI(0.44，1.49)]；此外，10项单独研究的结果均显示，单独使用榄香烯注射液或榄香烯注射液＋常规方案治疗肺癌与常规治疗相比，两者疗效无统计学差异。3篇单个研究显示，常规治疗＋榄香烯组与常规治疗组相比，1年及以上的生存率无统计学差异。14篇单个研究结果表明，使用榄香烯可能减少由常规治疗引起的副反应例数。结论：目前收集到的榄香烯注射液治疗肺癌的临床试验质量较低，各种治疗方案纳入研究数量少，尚不能根据纳入研究获得榄香烯治疗肺癌的近期及远期疗效与安全性的证据，尚需设计严密、实施科学的大样本研究以进一步证实其临床疗效。

参考文献

[1] 吴万垠，罗云坚，程剑华，等．莪术油肝动脉灌注治疗大鼠移植性肝癌[J]．世界华人消化杂志，1998，6(10)：859-861.

[2] 吴万垠，罗云坚，程剑华，等．莪术油对小鼠肝癌细胞DNA作用的图像分析[J]．中西医结合肝病杂志，1999，9(1)：18-20.

[3] 石灵春，吴万垠，张维彬，等．莪术油对小鼠肝癌增殖细胞核抗原的影响[J]．世界华人消化杂志，1999，7(2)：156-157.

[4] 邓嵘，陈济民，吴万垠．肝动脉灌注莪术油明胶微球对荷瘤大鼠的抗癌活性[J]．沈阳药科大学学报，2000，17(3)：197-199.

[5] 周红，钟毅，王沁，等．莪术油对白血病细胞体外净化作用的实验研究[J]．华西药学杂志，2004，19(41)：256-260.

[6] 李传伟，徐英萍，苗芳，等．莪术油抗小鼠结肠癌效应的实验研究[J]．泰山医学院学报，2005，26(2)：89-91.

[7] 冯利，林洪生．榄香烯对Lewis肺癌小鼠基底膜及细胞外间质影响的实验研究[J]．中国肿瘤临床，2005，32(15)：891-893.

[8] 陶磊，周粱．榄香烯对人喉鳞癌细胞生长抑制与凋亡诱导作用[J]．中国临床药学杂志，2005，4(3)：148-152.

[9] 杨骅，王仙平，郁琳琳，郑树．榄香烯抗癌作用与

诱发肿瘤细胞凋亡[J]. 中华肿瘤杂志,1996,18(31):169.

[10] 徐学军,周子成,罗元辉,等. β-榄香烯诱导人肝癌细胞株 SMMC-7721 凋亡的研究[J]. 第三军医大学学报,1999,21(4):268-271.

[11] 郭建忠. 榄香烯抗肿瘤作用基础研究进展[J]. 中国肿瘤临床,2003,30(10):752-754.

[12] 冯刚,黄涛,卢宏达,等. 莪术油注射液对小鼠移植性 S180 肉瘤血管形成的抑制作用[J]. 肿瘤研究与临床,2005,17(4):233-235.

[13] 周昆,崔黎,闫焱,等. 榄香烯对人肺腺癌 SPC-A-1 细胞 VEGF-C 及 VEGFR-3 表达的影响[J]. 中国老年学杂志,2008,28(6):551-553.

[14] 李道睿,祁鑫,于明薇,等. 榄香烯对人肺癌细胞表面所表达与侵袭转移相关黏附蛋白的影响[J]. 中华中医药学刊,2007,25(10):2170-2172.

[15] 张煦,赵俊生. 莪术对大鼠鼻咽癌前病变影响的病理学观察[J]. 甘肃科学学报,1999,11(2):41-44.

[16] 李应东,李啸红,王毓美. 中药莪术拮抗致突变作用的初步研究[J]. 中国优生与遗传杂志,1999,7(1):22-23.

[17] 陈剑群,吴克俭,费素娟,等. 榄香烯注射液对恶性肿瘤患者外周血 T 淋巴细胞亚群的影响[J]. 中国肿瘤临床,1996,23(4):299-301.

[18] 程伟,乔哲,石涛,等. β-榄香烯对肾癌细胞的体外放射增敏作用[J]. 西安交通大学学报(医学版),2004,25(2):182-185.

[19] 程伟,李建平,王子明,等. β-榄香烯对肾癌放疗增敏相关基因表达谱的影响[J]. 中华泌尿外科杂志,2007,28(2):87-90.

[20] 吴大鹏，李新明，赵军方，等. β-榄香烯乳对舌鳞癌细胞株 Tca-8113 体外放射增敏观察[J]. 肿瘤基础与临床，2006，19(2)：116-117.

[21] 韦巧玲，寿佳威. 榄香烯联合氟尿嘧啶/紫杉醇治疗进展期胃癌的临床观察[J]. 浙江临床医学，2008，10(5)：588-589.

[22] 侯炜，林洪生. 榄香烯乳合并放疗治疗非小细胞肺癌脑转移临床研究[J]. 中国肿瘤，2007，16(12)：1021-1022.

[23] 赵亚利，彭晓霞，王亚东. 榄香烯注射液治疗肺癌的有效性与安全性评价[J]. 中国循证医学杂志，2005，5(3)：216-228.

参芪扶正注射液

【药物成分】党参、黄芪。

【制剂性状】本品为黄色的澄明液体。

【药理作用】

1. 提高免疫功能　研究表明[1]，参芪扶正注射液可通过提高肺癌小鼠化疗后血清中 IL-2 和 INF-γ 的含量而提高机体免疫功能。

2. 保护心脏功能　王晓稼等[2]研究发现参芪扶正注射液对多柔比星导致家兔心肌和免疫功能损伤有明显的保护作用。狄灵等[3]动物实验表明，参芪扶正注射液可通过上调 Bcl-2、下调 Bax 的表达，明显抑制心肌细胞的凋亡，对小鼠心肌缺血再灌注损伤的心肌细胞有很好的保护作用。

3. 对抗肿瘤药物的毒性作用　任映等[4]将

参芪扶正注射液分别与不同抗肿瘤药按不同比例进行配伍，用Bliss法测定参芪扶正注射液分别与不同抗肿瘤药配伍后小鼠LD_{50}的变化，用多道生理记录仪描记参芪扶正注射液与不同抗肿瘤药配伍后家兔呼吸、血压、心电图的变化。结果表明，家兔的呼吸、血压、心电图均未见明显变化，说明参芪扶正注射液具有对抗肿瘤药物毒性的作用。

4. 抗肿瘤作用　单纯使用参芪扶正注射液对小鼠S180肉瘤有明显的抑制作用，动物实验证明，40g/kg生药组抑制率为36.7%，20g/kg生药组抑制率为20.68%。化疗药物伍用参芪扶正注射液，可提高化疗药物的抑瘤作用，其抑瘤率为53%～57%。

【功能主治】益气扶正。用于气虚证肺癌、胃癌的辅助治疗。与化疗合用有助于提高疗效、保护血象。提高气虚患者免疫功能，改善气虚症状及生存质量。

【用法用量】

1. 肿瘤患者放化疗的联合用药　可在化疗前3天应用此药，以后与化疗药物同步使用。每日1瓶，静脉滴注，疗程同放、化疗周期。

2. 心、脑血管疾病　主要用在心绞痛、心肌梗死、脑血管病属气虚证患者。一般每日1瓶，静脉滴注，7～10天为1个疗程，气虚明显者可1日2瓶。

3. 年老体弱、病后体虚、月经失调、产后等气虚证　视气虚程度而定，一般1日2瓶，静脉滴注，3～7 瓶为 1 个疗程。

【不良反应】

1. 非气虚证患者用药后可能发生轻度出血。

2. 少数患者用药后，可能出现低热、口腔炎、嗜睡。

3. 有参芪扶正注射液致迟发型过敏反应 1 例的报道，患者出现胸闷、心悸、低热等表现，经抗过敏治疗有效[5]。

【禁忌】有内热者忌用，以免助热动血。

【注意事项】

1. 本品应辨证用于气虚证者。

2. 有出血倾向者慎用。

3. 本品不得与化疗药混合使用。

4. 有特异性过敏体质者慎用。

【药品规格】250ml/瓶，30 瓶/箱。

【临床经验】参芪扶正注射液临床多用于肿瘤辅助治疗，具有提高免疫功能、改善气虚症状及生存质量等作用，与化疗联合能够提高疗效，减轻骨髓抑制等毒副反应。

1. 改善免疫功能　蒋莹等[6]将 67 例晚期肺癌患者随机分成试验组（化疗＋参芪）和对照组（单纯化疗），结果显示：试验组有效率为 57.14％，对照组为 31.25％（$P<0.05$），并且试验组生活质量和免疫功能改善情况明显优于对照组。梅宏等[7]研究肺癌患者手术后免疫功能情况及参芪扶正注射液的调节作用，结果治疗组患者血浆补体 C3、C4、白细胞总数和 C 反应蛋白均明

显低于对照组($P<0.05$),免疫球蛋白 IgG、IgA、IgM 则明显高于对照组($P<0.05$)。两组患者的外周血中性粒细胞无显著性差异($P>0.05$),表明肺癌患者手术后使用参芪扶正注射液对免疫功能有较好的调节作用。

2. 保护造血系统 孙呈祥等[8]研究显示,参芪扶正注射液配合化疗治疗晚期恶性肿瘤患者,临床症状的改善及生活质量的提高均明显优于单纯化疗组($P<0.01$),同时对骨髓造血功能有较好的保护作用,特别是可减少白细胞下降,与单纯化疗组比较有显著差异($P<0.01$)。两组病例的心电图、肝、肾功能变化比较,其差异无显著性。耿丽[9]研究表明参芪扶正注射液联合化疗治疗非小细胞肺癌,患者治疗后体重增加,食欲改善,生活质量提高,白细胞计数在治疗后下降幅度小,恢复正常所需时间短($P<0.05$)。

3. 增效减毒 陈南江等[10]将 63 例中晚期恶性肿瘤患者随机分为治疗组和对照组,治疗组化疗前用参芪扶正注射液,对照组为单纯化疗。结果治疗组总有效率 55.9%,对照组总有效率为 27.6%,Ⅱ度以上血液毒性发生率降低。其他多项研究均同样表明,参芪扶正注射液配合化疗能增强化疗药物对晚期恶性肿瘤患者的抗肿瘤作用,并降低化疗药物的毒副反应,具有增效、减毒作用[11~13]。

4. 改善临床症状,提高生存质量 付玉兰等[14]将 65 例卵巢癌术后患者随机分为研究组

（化疗加参芪扶正注射液）和对照组（单化疗）。结果研究组在KPS评分、临床症状、保护化疗后周围血象方面均优于对照组（$P<0.05$），且无明显不良反应，表明参芪扶正注射液配合卵巢癌术后化疗能减轻化疗药物的毒副反应，且能改善临床症状，提高生存质量。耿维凤等[15]观察参芪扶正注射液用于气虚证肺癌、胃癌的辅助治疗效果，结果治疗组患者气虚症状明显改善，其体重、食欲明显增加；体力状态、睡眠明显改善，恶心呕吐、疼痛明显减轻。表明参芪扶正注射液可提高肿瘤患者的生存质量，减轻患者的痛苦。

此外，潘彦康等[16]报道，通过对90例非小细胞肺癌的临床对照试验发现，参芪扶正注射液联合NP方案化疗，近期疗效及1、2年生存率与单纯化疗比较差异无显著性（$P>0.05$），但3年生存率治疗组为44.45%，对照组为17.7%（$P<0.05$），提示本品有助于提高远期生存率。

参 考 文 献

[1] 徐朝军，宋岚，尹晓清，等．参芪扶正注射液对肺癌化疗后小鼠血清IL-2、INF-γ及免疫功能的影响[J]．实用临床医学，2008，9(4)：1-5.

[2] 王晓稼，王晓婷，金琪琪．参芪扶正注射液对多柔比星致家兔心肌和免疫功能损伤的保护作用[J]．实用肿瘤杂志，2005，20(4)：314.

[3] 狄灵，杨成志，刘素蓉，等．参芪扶正注射液对小鼠心肌缺血再灌注损伤诱发心肌细胞凋亡的保护作用初探[J]．实用中医药学杂志，2005，21(2)：67.

[4] 任映,谢伟宏,宋崇顺,等. 参芪扶正注射液与临床常用抗肿瘤药相配伍的实验研究[J]. 中华中西医临床杂志,2004,4(1):43.

[5] 齐玉光. 参芪扶正注射液致迟发型过敏反应1例[J]. 中国现代药物应用,2008,2(9):101.

[6] 蒋莹,庄文斌,周宁. 参芪扶正注射液配合化疗治疗晚期肺癌的疗效观察[J]. 中国药房,2005,16(10):772.

[7] 梅宏,陈志昌. 参芪扶正注射液对肺癌患者手术后免疫功能的调节作用[J]. 四川大学学报(医学版),2005,35(3):449.

[8] 孙呈祥,李春燕,孙宝兰. 参芪扶正注射液辅助化疗治疗晚期恶性肿瘤48例[J]. 中西医结合学报,2004,2(4):270.

[9] 耿丽. 参芪扶正注射液联合化疗治疗非小细胞肺癌[J]. 医药论坛杂志,2004,25(17):29.

[10] 陈南江,张桂萍,杨惠,等. 参芪扶正注射液配合化疗治疗中晚期恶性肿瘤临床观察[J]. 肿瘤防治杂志,2002,9(3):338.

[11] 李晓莉,田启英,马文杰. 参芪扶正注射液辅助化疗治疗晚期乳腺癌临床观察[J]. 现代肿瘤医学,2004,12(6):574.

[12] 李宁,杨卫兵. 参芪扶正注射液配合化疗治疗中晚期恶性肿瘤疗效观察[J]. 四川中医,2005,23(7):44.

[13] 代志军,王西京,康华峰,等. 参芪扶正注射液在乳腺癌新辅助化疗中的疗效及不良反应的临床观察. 药物不良反应杂志,2007,9(1):10-14.

[14] 付玉兰,李辉贤,雷成阳,等. 参芪扶正注射液配合卵巢癌术后化疗临床观察[J]. 现代肿瘤医学,2005,

13(1):110.

[15] 耿维凤,陈敏. 参芪扶正注射液临床初步观察[J]. 中国医院药学杂志,2003,23(9):554.

[16] 潘彦康,黄敏,区梅. 参芪扶正注射液辅助化疗治疗非小细胞肺癌临床观察[J]. 中国临床医生杂志,2008,36(4):43-45.

乌头注射液

【药物成分】生川乌、生草乌。

【制剂性状】本品为淡黄棕色的澄明液体。

【药理作用】研究表明乌头注射液具有以下作用[1,2]：

1. 镇痛　乌头注射液 2mg/kg 腹腔注射(ip)作用强度与吗啡 10mg/kg ip 相当。药效消除基本呈一级动力学过程并基本符合血管外给药的一房室开放模型,其吸收相速率常数 K 为 0.02654 每分钟,药效倍增期为 26.12 分钟,其消除相速率常数 K 为 0.007968 每分钟,药效半衰期 $t_{1/2E}$ 为 87 分钟,其药效达峰时间为 80.16 分钟,峰强度为 149.24ΔE%(58.27s),药效持续时间约为 6～7 小时。因此,乌头注射液具有肯定的镇痛作用,其药效强度较高,维持时间较长。

2. 抗炎　本品药效消除呈一级动力学过程并基本符合血管外给药的一房室开放模型,其上升相的速率常数 $Ka=1.8761h^{-1}$,药效倍增期为 0.37 小时;其消除相的速率常数 $K=0.1362h^{-1}$,半衰期 $t_{1/2E}=5.09$ 小时,其达峰时间为 2.21 小时,持续时间约为 8.67 小时。

【功能主治】镇静、止痛。用于胃癌、肝癌等晚期癌症的疼痛。

【用法用量】肌内注射,1 次 1～2ml,1 日 1～2 次。

【药品规格】1ml:0.62mg(乌头原碱),玻璃安瓿,2 支/盒。

【临床经验】本品具有较好的镇痛作用,陈德货[3]观察 68 例癌性疼痛患者,根据疼痛程度给予相应剂量的乌头注射液肌内注射,结果 CR38 例(56%),PR22 例(32.2%),NR8 例(11.8%),有效率达 88.2%。镇痛作用显效时间一般出现在用药后第 1～2 天,且用药期间未出现肝功能异常、血象变化等不良反应。王华灵等[4]报道以乌头注射液 0.75～1.5mg/次的剂量给予肌内注射,1 日 2 次,连用 7 天为 1 个疗程,治疗消化道肿瘤、肺癌、乳癌、骨肉瘤等癌性疼痛 168 例,有效率为 79.76%。对癌性疼痛属瘀毒阴寒蕴结者效果较好。

参考文献

[1] 黄衍民,李成韶,潘留华,等. 乌头注射液对小鼠的镇痛作用及其药效动力学研究[J]. 中国药学杂志,2000,35(9):613-615.

[2] 黄衍民,李成韶,张祚建,等. 乌头注射液的抗炎作用及其药效动力学研究[J]. 中国药学杂志,2006,41(16):1249-1251.

[3] 陈德货．乌头注射液治疗癌性疼痛68例临床观察[G]//第八届全国中西医结合肿瘤学术会议论文集．2000：140.

[4] 王华灵．乌头碱对癌性疼痛的治疗效果[J]．中国中西医结合杂志，1994，14(4)：219-220.

香菇多糖注射液

【药物成分】主要成分为香菇多糖，其化学名称为β-(1-3)(1-6)-D-葡萄糖。

【制剂性状】本品为无色澄明的液体。

【药理作用】

1. 抑瘤作用　香菇多糖能够改变肿瘤细胞膜的某些成分，影响肿瘤细胞的新陈代谢，抑制细胞的增殖；直接破坏肿瘤细胞的结构，引起细胞质、细胞核乃至细胞结构的破碎和细胞表面微绒毛断裂，从而使细胞合成RNA受阻，造成DNA分子损伤，DNA复制和转录功能出现障碍，导致细胞死亡[1]。陈同强等[2]研究表明，香菇多糖给药7次组与同时期荷瘤生理盐水组相比，胸腺指数、脾指数明显增加，且肿瘤生长缓慢，抑瘤率达到47.85%；病理学观察显示香菇多糖给药7次组肿瘤组织中的细胞间质显著增多，瘤细胞周围有较多的淋巴细胞浸润。提示腹腔注射7次合适剂量的香菇多糖能明显抑制S180荷瘤小鼠肿瘤的生长。

2. 免疫调节作用　香菇多糖主要是通过CTL、Mϕ、NK、ADDC、LAK等细胞发挥抗肿瘤作用的，能增强巨噬细胞吞噬功能，刺激淋巴细胞增生，激活淋巴细胞释放 Ag-NOR、CD3、CD4 和补体 C3 等，促进 IL-1、IL-12（p70）、CSF 和 γ-TNF 的产生，增强 TIL 杀伤活性及 TNF-α、INF-γ 的分泌作用，增加 α 肿瘤坏死因子和核因子 κB 的 DNA 的结合活性，提高荷瘤小鼠肝组织 IFN 和 SOD 的 mRNA 表达等[3~14]。

【功能主治】免疫调节剂，用于恶性肿瘤的辅助治疗。

【用法用量】1 周 2 次，1 次 1 瓶（2ml，含 1mg），加入 250ml 生理盐水或 5%葡萄糖注射液中滴注，或用 5%葡萄糖注射液 20ml 稀释后静注。

【不良反应】

1. 休克　较为罕见，因此在患者用药后应密切观察。出现口内异常感、畏寒、心律异常、血压下降、呼吸困难等症状时应立即停药并适当处理[1]。

2. 皮肤　偶见皮疹、发红，应停药。

3. 呼吸系统　偶见胸部压迫感、咽喉狭窄感，应密切观察。发生时应减慢给药速度，如改静脉推注为滴注或减慢滴注速度。

4. 消化系统　偶见恶心、呕吐、食欲不振。

5. 神经系统　偶见头痛、头重、头晕。

6. 血液　偶见红、白细胞及血红蛋白减少。

7. 其他　偶见发热、出汗、面部潮红等症状。

【禁忌】对本品过敏者禁用。

【注意事项】

1. 本品应根据医师处方或医嘱使用。

2. 本品为指定医药品和处方药品。

3. 用药过量可能会引起血液黏度升高。

【妊娠及哺乳期妇女用药】目前尚无孕妇及哺乳期妇女用药的临床经验，其安全性有待进一步研究。

【儿童用药】尚无用于早产儿、新生儿、婴儿和幼儿的临床经验，其安全性有待进一步研究。

【老年患者用药】根据现有临床经验，75 岁以下成人可使用本品。

【药物相互作用】本品应避免与维生素 A 制剂混用。

【药品规格】2ml：1mg；2ml/瓶，10 瓶/盒。

【临床经验】香菇多糖是一种具有免疫调节作用的抗肿瘤辅助药物，本品可用于多种实体瘤、血液系统肿瘤的辅助治疗，用以调节免疫功能，能够提高患者生存质量，与化疗配合能够减毒增效。申杰等[15]通过 meta 分析显示本品联合 FAM 方案能够提高胃癌患者近期疗效，且能改善细胞免疫功能。柏建岭等[16] Meta 分析显示，香菇多糖联合肿瘤化疗药物方案比单纯使用肿瘤化疗药物方案治疗肺癌近期有效率更高（OR=1.77，95% CI：1.20～2.61，P=0.004），KPS 评分改善率更高（OR=2.32，95%CI：1.42～3.77，P=0.001），并可提高 CD3+T 细胞、CD4+T 细胞和 NK 免疫细胞的数量，在白细胞减少、血红蛋白减少、血小板减少等血液系统毒性方面没有差别。陆红等[17]将63例晚期非小细胞肺癌患者随机分为治疗组32例和对照组31例。两组均采用NP方案化疗，治疗组加用香菇多糖静滴。发现治疗组KPS评分改善率、疼痛缓解率明显高于对照组，治疗后T淋巴细胞中CD4、CD4/CD8比值明显增高，优于对照组。陈伟强[18]用香菇多糖注射液治疗原发性肝癌患者38例，结果提示本品有助于降低血清可溶性白细胞介素2受体水平，从而减少其对T细胞克隆扩增的抑制，改善机体的免疫功能。孙德喜等[19]采用ELFP方案合并香菇多糖注射液治疗中晚期胃癌38例，CR 7例，PR 15例，NC 11例，PD 5例，有效率(CR＋PR)达57.9％。

有研究表明[20]，香菇多糖对老年晚期胃癌、大肠癌能够提高远期疗效，香菇多糖组、香菇多糖加化疗组和化疗组中位生存期分别为13.6个月、22.3个月和12.8个月，1、2、3年生存率香菇多糖加化疗组高于香菇多糖注射液组和化疗组。

本品尚可用于治疗恶性胸腔积液，对年老体弱患者也适用。冯兴等[21]将70例患者按顺序分为治疗组(35例)和对照组(35例)，均采取留置中心静脉导管穿刺引流，治疗组胸腔内注射顺铂及香菇多糖，对照组注射顺铂。结果：治疗组、对照组有效率分别为88.6％、54.3％($P<0.05$)，治疗组胸水中CEA、CYFRA21-1、NSE浓度较治疗前明显下降，较对照组明显降低($P<0.05$)；外周血

NK 细胞活性，T 淋巴细胞中的 CD3＋、CD4＋及 CD4＋/CD8＋比值明显增高（$P<0.05$）。贾正飞等[22]收治恶性胸腔积液患者 73 例，香菇多糖联合顺铂组（A 组）38 例，单用顺铂组（B 组）35 例。用一次性中心静脉导管行胸腔置管和闭式引流胸腔积液，A 组胸腔给药：香菇多糖 4mg＋生理盐水 20ml，顺铂 $40mg/m^2$＋生理盐水 50ml；B 组胸腔给药：顺铂 $40mg/m^2$＋生理盐水 50ml。结果：A 组患者总有效率和生活质量改善率均优于 B 组（$P<0.05$），两组毒副反应相近。

参 考 文 献

[1] 王万能，刘丹，杨颖，等. 香菇多糖抗肿瘤活性的研究进展[J]. 重庆工学院学报（自然科学），2008，22(1)：161-163.

[2] 陈同强，林卡莉，邓婷，等. 香菇多糖对荷瘤小鼠胸腺、脾和肿瘤的影响[J]. 解剖学杂志，2008，31(4)：508-510.

[3] 王慧铭，夏明，夏道宗，等. 香菇多糖抗肿瘤作用及其机制的研究[J]. 浙江中西医结合杂志，2006，16(5)：291.

[4] 康白，李广宙，张磊. 香菇多糖对肿瘤浸润淋巴细胞体外扩增及抗瘤活性的影响[J]. 中国医刊，2000，35(5)：46.

[5] 井欢，金岩，刘春英，等. 香菇多糖联合顺铂诱导 Lewis 荷瘤小鼠肿瘤细胞凋亡的研究[J]. 中国中医药信息杂志，2006，13(6)：23.

[6] 李广宙，康白，郭宝强. 香菇多糖增强肿瘤浸润

淋巴细胞杀伤活性及 TNF-α、IFN-γ 的分泌[J]. 中国现代应用药学杂志,2000,17(5):354.

[7] Okamoto T, Kodoi R, Nonaka Y, et al. Lentinan from shiitake mushroom(Lentinus edodes) suppresses expression of cytochrome P450 1A subfamily in the mouse liver [J]. Biofactors, 2004, 21(124): 407.

[8] 潘金友,姚祖颐,陆露华,等．香菇多糖对荷瘤小鼠肝组织的干扰素和超氧化物歧化酶 mRNA 表达[J]. 中国中西医结合消化杂志,2002,10(2):71.

[9] 梅兵,朱慧,吴自荣,等．香菇多糖对荷瘤小鼠 IFNmRNA 和 SODmRNA 的影响[J]. 中国现代应用药学,2001,18(3):181.

[10] 周爱武．香菇多糖的免疫调节作用[J]. 中国药理学通报,1995,11(2):157.

[11] Masihi K N. Int J Immunopharmacol. 1997, 19 (9/10):463.

[12] 荣微,井欢,刘春英．香菇多糖对荷瘤小鼠树突状细胞功能影响的实验研究[J]. 中医药学刊,2006,24 (4):681.

[13] Mushiake H, Tsunoda T, Nukatsuka M, et al. Dendritic cells might be one of key factors for eliciting antitumor effect bychemoimmunotherapy in vivo[J]. Cancer Immunol Immunother, 2005, 54(2): 120.

[14] 叶大风,石一复,谢幸,等．单香菇多糖注射液对妊娠滋养细胞肿瘤化疗疗效和免疫功能的影响[J]. 实用肿瘤杂志,2000,15(4):285.

[15] 申杰,苏秀兰,徐桂华,等．香菇多糖对晚期胃癌患者免疫功能的影响及临床疗效与安全性评估[J]. 中国循证医学杂志,2007,7(1):18-26.

[16] 柏建岭,刘薇,于浩．香菇多糖联合化疗治疗肺

癌近期疗效和免疫功能的评估[J]. 临床肿瘤学杂志，2008，13(8)：724-729.

[17] 陆红，黄国福，张京. 香菇多糖注射液联合NP方案治疗晚期非小细胞肺癌临床观察[J]. 山东医药，2007，47(19)：134-135.

[18] 陈伟强，陈阳述. 香菇多糖注射液对原发性肝癌患者外周血T细胞亚群和sIL-2R水平的影响[J]. 中国中西医结合杂志，1998，18(5)：319.

[19] 孙德喜，朱霞. ELFP方案合并香菇多糖注射液治疗中晚期胃癌38例临床分析[J]. 职业与健康，2004，20(10)：147-148.

[20] 常永芳，唐爱明，王教凤. 香菇多糖辅助治疗老年晚期胃癌及大肠癌的疗效观察[J]. 现代中西医结合杂志，2008，17(28)：4375-4383.

[21] 冯兴，李浒，王国卿，等. 微创置管胸腔内注射顺铂及香菇多糖治疗恶性胸腔积液[J]. 中国中西医结合外科杂志，2009，15(1)：18-21.

[22] 贾正飞，冯永，仲琴，等. 香菇多糖联合顺铂治疗恶性胸腔积液[J]. 临床肿瘤学杂志，2009，14(2)：173-175.

消癌平注射液

【药物成分】由乌骨藤提取的灭菌水溶液。

【制剂性状】本品为黄棕色的澄明液体。

【药理作用】

1. 抗肿瘤作用　能诱导和促使微管蛋白聚合、微管装配与微管稳定，诱导细胞凋亡，对小鼠体内移植S180、胃癌、P388、宫颈癌等以及体外培养的人肝癌Bel-7404细胞、HepG2、人胃癌(SGC-

7901)、人肺腺癌(ASTC-a-1)等均有明显抑制作用[1~6]。

2. 抗突变作用　消癌平片对环磷酰胺诱发的小鼠骨髓细胞微核发生和丝裂霉素诱发的小鼠睾丸细胞染色体畸变均有明显的抑制效果[7]。

【功能主治】清热解毒，化痰软坚。用于食管癌、胃癌、肺癌、肝癌，并可配合放疗、化疗作为辅助治疗。

【用法用量】静脉滴注，用5%或10%葡萄糖注射液稀释后使用，每次20～100ml，1日1次或遵医嘱。

【不良反应】个别患者在用药期间有低热、多汗、游走性肌肉关节疼痛等不适，一般不需特殊处理。

【药品规格】1支装2ml(肌内注射)，20ml(静脉注射)。

【临床经验】本品可广泛应用于多种恶性肿瘤的治疗，在治疗消化道肿瘤、肺癌方面证据更加充分。根据患者病情可以单独应用或联合放化疗应用，在延长生存期、提高生活质量、控制肿瘤病灶方面均能发挥一定作用。侯良宝等[8]将164例食管癌患者随机分为后程加速超分割放疗组(简称单放组，82例)和后程加速超分割放疗加消癌平治疗组(简称综合组，82例)。单放组和综合组的1、3、5年生存率分别为85.4%、43.9%、20.7%和90.2%、54.9%、36.6%，5年生存率有显著差异($P<0.05$)。两组1、3、5年局部控制率

分别为53.2%、29.3%、20.7%和69.5%、45.1%、40.2%，两组有显著差异（$P<0.05$）。综合组因肿瘤局部未控和复发的死亡率59.6%明显低于单放组80.0%（$P<0.05$）。综合组的造血系统和消化系统反应均明显低于单放组。提示后程加速超分割放射治疗加消癌平治疗提高了5年生存率，但毒性并未增加。卢秋红等[9]选择已确诊的原发性肝癌患者80例，按信封法随机分为两组，A组行肝动脉栓塞化疗（TACE）＋消癌平灌注治疗，B组仅行TACE。结果A组有效率明显高于B组（82.5%∶57.5%），A组患者生存质量也优于B组。表明TACE联合消癌平肝动脉灌注治疗原发性肝癌，能提高疗效，改善患者生活质量，是治疗中晚期肝癌较理想的方法。如杨岷等[10]选择60例初诊的Ⅲ期非小细胞肺癌病例，随机分为两组，A组单用^{60}Co外照射，B组在^{60}Co外照射的同时加用消癌平注射液，结果：A组有效率为33%，B组有效率为60%，A、B两组中位缓解期分别为5个月、8个月，中位生存期分别为9个月、14个月，组间比较均有显著性差异，两组毒性反应无明显差异，表明应用消癌平注射液配合^{60}Co外照射治疗晚期非小细胞肺癌，其有效率、缓解期、生存期均明显高于单纯^{60}Co外照射，而毒性反应并不增加。

参考文献

[1] 孙珏，沈建华，朱美华，等．消癌平对人肝癌细胞

治疗作用的实验研究[J]. 上海中医药杂志,2000,7:12-14.

[2] 李茂全,沈建华,胥彬,等. 消癌平对 SGC-7901 胃癌细胞的作用及机制的实验研究[J]. 介入放射学杂志,2001,10(4):228-231.

[3] 孙珏,沈建华,朱美华,等. 消癌平对人胃癌细胞治疗作用的实验研究[J]. 上海中医药大学学报,2006,14(2):41-43.

[4] 周丹,韩大庆,刘伟,等. 消癌平片抗肿瘤作用研究[J]. 吉林中医药,2002,22(1):57-58.

[5] 李东,欧阳建,李翠萍. 消癌平注射液对白血病细胞 NB4 作用的初步研究[J]. 中国生化药物杂志,2007,28(4):247-250.

[6] 陈同生,王小平,王治平,等. 消癌平诱导人肺腺癌(ASTC-a-1)细胞内 caspase-3 活化的荧光光谱分析[J]. 光谱学与光谱分析,2008,28(6):1327-1331.

[7] 罗崇彬. 消癌平片抗突变和抗肿瘤作用研究[J]. 现代医院,2007,7(9):31-32.

[8] 侯良宝,詹合琴,鹿兰照,等. 后程加速超分割放疗联合消癌平治疗中晚期食管癌 82 例疗效观察[J]. 现代肿瘤医学,2008,16(2):251-253.

[9] 卢秋红,邓力. 消癌平肝动脉灌注配合肝动脉栓塞化疗治疗肝癌的临床观察[J]. 现代中西医结合杂志,2004,13(20):2690-2691.

[10] 杨岷,吴静,李永强,等. 消癌平注射液联合放疗治疗晚期非小细胞肺癌 30 例[J]. 中医研究,2000,13(1):39-41.

鸦胆子油乳注射液

【药物成分】精制鸦胆子油 100ml,精制豆磷脂 15g，甘油 25ml。

【制剂性状】本品为乳白色的均匀乳状液体。

【药理作用】经动物和人体实验[1~12]研究证实，本品对多种肿瘤有抑制作用，对癌细胞的 G_1、S、G_2 期均有一定的损伤或抑制作用，可见药液的小油滴与癌细胞有较好的亲合力，癌周黏附时间长，在体内有定向分布的作用，为其网状内皮系统的吞噬细胞所潴留，使肿瘤药物在该处有较高的浓度。主要成分油酸能通过血-脑脊液屏障，使脑内药物浓度较高。

1. 主要成分油酸能够抑制拓扑异构酶（TOPOⅡ）活性，从而抑制细胞 DNA 的合成及生长，阻断癌细胞的增殖。

2. 鸦胆子油乳对肿瘤癌细胞具有选择性，即选择性破坏癌细胞膜和线粒体等膜性系统，使癌细胞变性坏死，而对正常细胞无损害。

3. 鸦胆子油乳对肿瘤癌细胞具有靶向性，用药后药物浓度集中，并与癌细胞具有特异性紧密亲和力。

4. 对体液免疫和细胞免疫都有促进作用。

5. 具有促进骨髓干细胞造血功能的作用。

6. 抑制肿瘤细胞的黏附、侵袭及转移。

7. 诱导肿瘤细胞凋亡。

8. 逆转多药耐药。

【功能主治】用于肺癌、肺癌脑转移及消化道肿瘤。

【用法用量】静脉滴注，1 次 10～30ml，1 日 1 次

(本品须加灭菌生理盐水250ml,稀释后立即使用)。

【不良反应】本品无明显毒副作用,但少数患者有油腻感、恶心、厌食等消化道不适反应。梁晶[13]报道本品引起肝损害9例,患者出现乏力纳差、恶心呕吐、黄疸等症,并且血清学检查ALT、AST、总胆红素等均有升高,经停药并给予保肝治疗,预后良好。此外,尚有引发过敏反应、腹泻的报道[14~16]。

【注意事项】

1. 如有分层,应停止使用。

2. 严格按药典规定的剂量用药,避免高浓度大剂量一次给药。

3. 对肝肾功能不全、营养不良、药物过敏或过敏性体质患者,在药物的使用和剂量上应慎重考虑,注意检测血象和肝功能。

4. 老年人药物耐受性降低,应从小剂量开始逐渐增加至合适剂量。

【药品规格】1支10ml。

【临床经验】鸦胆子油乳注射液可以广泛用于多种实体瘤的治疗,如消化系统肿瘤、肺癌、膀胱癌等。本品联合化疗、放疗、介入治疗能够起到提高抗肿瘤疗效,减轻骨髓抑制、消化道反应、放射性黏膜炎症等作用,并改善患者体力状况和免疫功能,提高生存质量。胸腔或腹腔内灌注鸦胆子油乳注射液有助于控制恶性胸腹腔积液,改善临床症状[17]。对于老年晚期恶性肿瘤患者或体力状况较差的患者,单独应用本品能够在一定程度上控制疾病进展，改善生存质量。

田华琴等[18]将115例中晚期（Ⅲ/Ⅳ期）非小细胞肺癌患者随机分为两组，对照组（57例）给予GP方案化疗，治疗组（58例）给予鸦胆子油乳注射液联合GP方案化疗。治疗2个周期后进行疗效评价。结果治疗后治疗组细胞免疫功能改善，生活质量提高，而对照组化疗后机体细胞免疫功能及生活质量较化疗前降低（$P<0.05$）。王海龙等[19]将92例Ⅱ、Ⅲ期直肠癌根治术（Dixon术）术后放射治疗患者按随机数字表法分为放射治疗合并鸦胆子油乳组（合并组）及单纯放疗组，合并组在静脉应用鸦胆子30ml/日后，25分钟内放疗。结果：合并组Ⅰ度放射性直肠炎发生率为5/46，未见Ⅱ、Ⅲ度放射性直肠炎发生，单纯放疗组Ⅰ度和Ⅱ、Ⅲ度放射性直肠炎发生率分别为25/43和15/43，两组比较有显著性差异。合并组、标准对照组平均放疗总时间分别为33.4天和37.1天（$P<0.01$）。提示应用鸦胆子油乳注射液可缩短总放射治疗时间，且可有效预防急性放射性直肠炎的发生。丁新梅等[20]将64例原发性肝癌患者随机分成两组，对照组单纯TACE治疗，鸦胆子组TACE后给予鸦胆子油乳注射液治疗。TACE每1～1.5个月1次，连用2个疗程。结果：鸦胆子组PR＋SD 30例，疾病进展时间（TTP）9个月，优于对照组（PR＋SD 25例，TTP 7个月）。未见严重毒副作用。提示鸦胆子油乳注射液可提高TACE治疗原发性肝癌的临床疗效。

参考文献

[1] 张晨,吕书勤,张亚妮,等. 几种中药注射剂体外对肝癌细胞 BEL-7402 的杀伤作用[J]. 浙江中医学院学报,2005,29(6):93-95.

[2] 张秉鸿,郭旻,王庆堂,等. 中药鸦胆子对前列腺癌细胞超微结构及 PSA 水平的影响[J]. 西南国防医药,2007,17(4):402-404.

[3] 朱宏建,南勋义,党建功,等. 鸦油乳对前列腺增生动物模型的影响及机理研究[J]. 中华泌尿外科杂志,1999,20(11):680-682.

[4] 刘红耀,米振国,王东文,等. 鸦胆子油乳介入治疗膀胱肿瘤的动物实验研究[J]. 中华泌尿外科杂志,2000,21(6):353-355.

[5] 曹玉,付招娣,刘红岩,等. 鸦胆子油乳对小鼠黑色素瘤高转移细胞黏附、侵袭及转移能力的影响[J]. 中国新药杂志,2003,12(8):619-621.

[6] 王芳,曹玉,刘红岩,等. 鸦胆子油乳诱导 HL-60 细胞凋亡的研究[J]. 中国中药杂志,2003,28(8):759-762.

[7] 俞丽芬,吴云林,章永平. 鸦胆子油乳剂对人胃腺癌长春新碱耐药细胞株 MKN28/VCR 的逆转作用[J]. 世界华人消化杂志,2001,9(4):376-378.

[8] Xuan YB, Yasuda S, Shimada K, et al. Growth inhibition of the emulsion from to Brucea javanica cultured human carcinoma cells[J]. Gan To Kagaku Ryoho, 1994, 21(14): 2421-2425.

[9] 曾晓华. 肝动脉内灌注中药鸦胆子油的动物实验研究和治疗原发性肝癌的临床应用[J]. 临床医学影像

杂志,1994,5(3):145-147.

[10] 曾庆华,汤恢焕,李宜雄. 鸦胆子油乳剂对大肠癌细胞影响的实验研究[J]. 中国现代医学杂志,2003,13(15):19-20.

[11] 崔勇志,张玲华,陆景明. 中药鸦胆子油乳剂对人卵巢癌细胞株 CAOV3 的毒性作用[J]. 中国医科大学学报,1997,26(1):82-84.

[12] 汤涛,蒙凌华,陈陵际,等. 鸦胆子油乳具有多药耐药逆转和拓扑异构酶Ⅱ抑制作用[J]. 中国药理学通报,2001,17(5):534-539.

[13] 梁晶. 鸦胆子油乳致肝损害 9 例临床分析[J]. 安徽医药,2007,11(1):93-94.

[14] 倪江洪,张征. 鸦胆子油乳注射液致过敏反应 1 例[J]. 中国药师. 2006,9(4):337.

[15] 刘寿康,徐东坡,罗泽民,等. 鸦胆子注射液静脉滴注引起严重反应二例报告[J]. 实用癌症杂志,1989,4(3):239.

[16] 余颖. 鸦胆子油乳注射液致严重水泻 1 例[J]. 陕西中医,2006,27(2):189.

[17] 王红梅,廖国清,刘鹏辉,等. 鸦胆子油乳注射液联合顺铂治疗肺癌胸水疗效观察[J]. 中国现代中药,2007,9(2):23-24.

[18] 田华琴,余寿益,王斌,等. 鸦胆子油乳剂对非小细胞肺癌患者细胞免疫功能及生活质量的影响[J]. 中国中西医结合杂志,2007,27(2):157-159.

[19] 王海龙,卢晓红. 鸦胆子油乳预防急性放射性直肠炎的临床研究[J]. 江西中医药,2006,37(8):22-23.

[20] 丁新梅,武长军,王鹤鹏. TACE 联合鸦胆子油乳注射液治疗原发性肝癌的疗效观察[J]. 中国误诊学杂志,2008,8(14):3314-3315.

肿节风注射液

【药物成分】肿节风;含琥珀酸、延胡索酸、黄酮苷、鞣质及树脂等。

【制剂性状】深棕色的澄明液体。

【药理作用】

1. 抗肿瘤作用 本品对癌细胞的细胞核分裂有明显的抑制作用,可抑制癌细胞的增殖、复制;对 A-549、HCT-29、BGC-823 人系肿瘤细胞均有较强的体外细胞毒作用,且呈浓度依赖性[1]。孙文娟等[2,3]发现肿节风注射液对小鼠肝癌 Hep-A-22 和小鼠前胃癌 FC 肿瘤具抗肿瘤作用,与增强小鼠免疫吞噬功能、脾细胞对 ConA 的反应性和 NK 细胞活性、促进脾细胞 TNF 的产生等免疫调节机制有关。王劲等[4]发现肿节风对 S180 肉瘤、HepA 实体瘤有一定的抑制作用;可明显延长 EAC 小鼠的生存时间,并具有较好的化疗、放疗增效作用。

2. 诱导肿瘤细胞凋亡 赵益等[5]建立裸鼠人胃癌 SGC-7901 移植瘤模型,研究发现肿节风注射液高、低剂量组对裸鼠人胃癌 SGC-7901 移植瘤的抑瘤率分别为 42.18%、39.19%,给药后细胞形成一个或多个凋亡小体,高、低剂量组对瘤组织的凋亡率分别是(9.3±0.15)%、(8.18±0.08)%。提示其可促使细胞出现凋亡小体、诱导细胞凋亡,从而抑制裸鼠人胃癌 SGC-7901 移植瘤的生长,并对胸腺、脾脏、外周血象无显著影响。

3. 对放、化疗药物有增效作用　黄宇玫等[6]研究发现肿节风注射液能抑制人肝癌细胞BEL7402、人结肠癌细胞 HCT-8 的增殖，与阿霉素联合对 HCT-8 细胞体外抑制呈相加作用，在高浓度时协同作用更为显著。

4. 免疫增强作用　肿节风有和人参相似的作用，小剂量可使免疫功能低下者免疫功能增强，大剂量则使免疫亢进者功能下降，对细胞吞噬功能有促进作用。

5. 抗菌作用[7]　肿节风具有广谱抗菌作用，其中对金黄色葡萄球菌、志贺氏痢疾杆菌Ⅰ型为极敏，对金葡耐药株、鲍氏痢疾杆菌 C-2 型、伤寒杆菌 H901、副伤寒甲型为高敏，对弗氏痢疾杆菌Ⅲ型、大肠杆菌、绿脓杆菌也有一定作用。

【功能主治】清热解毒，消肿散结。用于肺炎、阑尾炎、蜂窝织炎属热毒壅盛证者，与肿节风片联合可用于胰腺癌，胃癌，直肠癌，肝癌，食管癌等消化系肿瘤。

【用法用量】肌内注射：1 日 2～4ml。静脉滴注：1 日 10～20ml，溶于 5% 葡萄糖液或生理盐水。

【不良反应】有轻度胃肠道反应、局部刺激及免疫功能抑制。有肿节风注射液引起高热、寒战、过敏反应等不良反应的个案报道[8～10]。

【药品规格】注射剂：250mg/2ml。

【临床经验】本品可单独或联合化疗应用于消化道肿瘤、肺癌、乳腺癌等多种实体瘤的治疗。

具有一定的改善症状、提高生活质量、稳定病灶、延长生存期的作用。由于具有广谱抗菌作用，对于同时合并上呼吸道感染、肺炎、胃肠炎等肿瘤患者尤为适宜。对于不能耐受放化疗的晚期癌症患者，本品联合岩舒注射液等中药注射剂可以成为治疗选择之一[11]。丛珊亭等[12]将64例晚期非小细胞肺癌随机分为治疗组和对照组。治疗组在化疗基础上加用肿节风注射液，对照组单纯化疗。客观疗效为35.29%：26.67%，表明肿节风起到化疗增效作用，并能减轻化疗的不良反应。郭岳峰等[13]应用肿节风注射液联合化疗治疗中晚期胃癌32例，结果显示治疗组的近期有效率优于对照组，生存质量、体重增加明显优于对照组。提示肿节风注射液有抑瘤作用，对化疗有增效减毒作用。黄嶷波等[14]应用肿节风注射液配合放疗治疗鼻咽癌31例，并与单纯放疗治疗鼻咽癌32例作对照，治疗组与对照组比较总有效率无明显差别，但治疗组口腔黏膜反应、皮肤放射性损伤、白细胞下降、恶心呕吐等不良反应发生率明显低于对照组。并且体力状况改善情况优于对照组。提示肿节风注射液能够减轻放疗不良反应，提高患者生存质量。

此外，有研究显示，内分泌治疗基础上加用肿节风注射液治疗中晚期前列腺癌，有助于改善患者临床症状，提高生存质量[15]；本品配合三阶梯止痛法能够更有效控制癌性疼痛[16]；外用治疗低位直肠癌术后吻合口炎，有效率达93.75%[17]。

参 考 文 献

[1] 赵益，孙有智，陈奇．肿节风注射液体外抗肿瘤作用的实验研究[J]. 中国民族民间医药，2008，17(2)：8-9，36.

[2] 孙文娟，李晶，兰凤英，等．肿节风注射液抗小鼠肝癌 Hep-A-22 的作用及毒性[J]. 中成药，2003，25(4)：313-315.

[3] 孙文娟，李晶，兰凤英，等．肿节风注射液抗小鼠前胃癌 FC 的作用及毒性[J]. 中药新药与临床药理，2003，14(3)：168-171.

[4] 王劲，杨锋，沈翔，等．肿节风抗肿瘤的实验研究[J]. 浙江中医杂志，1999，10：450-451.

[5] 赵益，孙有智，陈奇．肿节风注射液对裸鼠人胃癌 SGC-7901 移植瘤的抑制及诱导细胞凋亡作用研究[J]. 中国药房，2009，20(6)：412-415.

[6] 黄宇玫，赵益，杨艳平，等．肿节风注射液抗肿瘤及与阿霉素联合用药的实验研究[J]. 中药新药与临床药理，2007，18(3)：200-216.

[7] 陆颂规．肿节风的研究进展[J]. 中药材，2001，24(8)：606-608.

[8] 张天镇，潘晓宏，曹红旭，等．肿节风注射液致高热 3 例[J]. 药物不良反应杂志，2005，7(2)：134-135.

[9] 张香梅，张建军，桑林涛．肿节风注射液致过敏反应 3 例[J]. 中国医院药学杂志，2007，27(4)：566.

[10] 王丽娟，谢同英．肿节风注射液致过敏性休克 3 例[J]. 中国民康医学，2007，19(6)：235.

[11] 方志红，李雁，陈旻，等．岩舒注射液联合肿节风注射液治疗晚期癌症疗效观察[J]. 江西中医药，2007，

38(4):47-48.

[12] 从珊亭,毕文,姜立喜. 肿节风注射液联合化疗治疗晚期非小细胞肺癌[J]. 肿瘤防治杂志,2005,12(2):156.

[13] 郭岳峰,黄莉,王胜虎. 肿节风注射液联合化疗治疗中晚期胃癌32例[J]. 中医杂志,2003,44(6):434.

[14] 黄嶷波,张育荣. 肿节风注射液配合放疗佐治鼻咽癌[J]. 中国临床医生,2005,33(6):63.

[15] 黄智峰,赖海标,曾晔,等. 肿节风注射液对中晚期前列腺癌26例PSA、F-PSA的影响[J]. 中医研究,2006,19(11):25-26.

[16] 杨焕彪. 肿节风注射液治疗癌性疼痛60例[J]. 传统医药,2008,17(20):59-60.

[17] 马云龙,张红英,李永清,等. 中药外用治疗低位直肠癌术后吻合口炎疗效观察[J]. 辽宁中医杂志,2007,34(7):937-938.

猪苓多糖注射液

【药物成分】真菌猪苓。

【制剂性状】淡黄棕色的澄明液体;微带乳光。

【药理作用】猪苓多糖可作为细胞活性向上调节剂应用于肿瘤的治疗。不同剂量的猪苓多糖与顺铂或喃氟啶配伍使用能明显提高顺铂对小鼠移植肿瘤S180、Lewis及H22三种瘤株的抑制作用。

1. 抗肿瘤作用　本品具有抑制小鼠皮下移植性B16恶性黑色素瘤及其肝转移癌的作用[1],

并能抑制S180荷瘤小鼠肿瘤的生长[2]；猪苓多糖对体外培养的T24膀胱癌细胞P53基因蛋白表达有一定的调节作用，从而抑制肿瘤细胞增殖[3]。

2. 诱导肿瘤细胞分化　姚仁南等[4]研究显示，当猪苓多糖浓度为30μg/ml时，43/50例HL-60细胞平行样本不同程度地向成熟单核细胞分化；对K562细胞株的诱导分化作用不明显。提示猪苓多糖对白血病细胞株有选择性诱导作用。

3. 调节免疫　猪苓多糖可对抗S180细胞培养上清的免疫抑制作用，下调S180合成和（或）分泌免疫抑制物[5]；能协同卡介苗（BCG），通过TLR4与CD14一起将胞外信号转导至胞内，从而使NF-κB迅速从胞浆移位到胞核，调节相应靶基因的表达，启动非特异性免疫反应[6]；猪苓多糖体外可提高外周血单个核细胞（PBMC）细胞膜上白介素-2（IL-2）受体的表达，并促进其分泌IL-2，增强LAK细胞活性，并通过增强TD细胞的功能，影响细胞毒性T细胞（CTL）活化以及小鼠脾抗体分泌细胞（PEC）的产生[7]；猪苓多糖/卡介苗可诱导T24膀胱癌细胞产生热休克蛋白，从而激活小鼠J774A.1巨噬细胞TLR4信号通路，上调其表面分子的表达，启动抗膀胱癌天然免疫应答[8]；猪苓多糖可以促进体外培养的小鼠骨髓DC的成熟，促进DC诱导的免疫应答启动[9]。

4. 其他　本品能防辐射损伤[10]，降低环磷酰胺的致突变作用[11]，抑制毒激素-L在诱导肿瘤恶病质中的作用[12]。

【功能主治】调节机体免疫功能，对慢性肝炎、肿瘤有一定疗效。与化疗药合用可增强疗效，减轻毒副作用。

【用法用量】肌内注射，1 次 2～4ml，1 日 1 次；小儿酌减或遵医嘱。

【注意事项】不可静脉注射。

【不良反应】有研究显示，猪苓多糖注射液能引起变态反应，严重的如速发型变态反应、过敏性休克、血管神经性水肿等，往往与迟发型并存，如皮疹、关节痛等[13]。

【药品规格】2ml/支。

【临床经验】本品多用于肿瘤的辅助治疗，用以调节机体免疫功能。刘祖民等[14]对 120 例中晚期肝癌患者使用猪苓多糖进行综合治疗，1、2 年生存率分别为 66.1%和 33.3%，与手术治疗组比较(41.6%、25%)，生存期明显延长。

参考文献

[1] 张中冕，段芳龄，张明智．脂质体猪苓多糖抗肝转移癌作用的研究[J]．胃肠病学和肝病学杂志，1999，8(3)：180-185.

[2] 杜肖娜，王润田，刘殿武．中药猪苓多糖抑瘤作用机理的初探[J]．中华微生物学和免疫学杂志，2001，21(3)：296-297.

[3] 曾星，章国来，梅玉屏，等．猪苓多糖对膀胱癌细胞癌基因蛋白表达的影响[J]．中国肿瘤临床，2003，30(2)：81-83.

[4] 姚仁南，黄晓静，徐开林，等．猪苓多糖对 HL-60

和 K562 癌细胞株的诱导分化作用[J]. 山东医药,2005,45(14):26-27.

[5] 杨丽娟,王润田,刘京生,等. 猪苓多糖对 S180 细胞培养上清免疫抑制作用影响的研究[J]. 细胞与分子免疫学杂志. 2004,20(2):234-237.

[6] 曾星,王镓,蔡萃,等. TLR 介导 BCG 和猪苓多糖激活巨噬细胞株 J774 NF-κB 的表达[J]. 免疫学杂志,2006,22(5):515-518.

[7] 何燕,吴雄志. 中药多糖的免疫调节作用[J]. 四川中医,2001,19(2):15-17.

[8] 黄羽,曾星,张娴,等. 猪苓多糖/卡介苗诱导的热休克蛋白对巨噬细胞表面分子的影响[J]. 中国免疫学杂志,2009,25(2):136-139.

[9] 许文,李心群. 猪苓多糖刺激/诱导小鼠树突状细胞成熟[J]. 现代免疫学,2008,28(4):318-321.

[10] 胡名柏,杨国梁. 猪苓多糖对受辐射损伤的大白鼠造血功能及免疫功能的促进作用[J]. 湖北医科大学学报,1996,17(1):29.

[11] 张辉,王统康,陈红. 猪苓多糖抗诱变性的研究[J]. 中成药,1993,15(3):29.

[12] 吴耕书,张荔彦,奥田柘道. 猪苓多糖对毒激素-L 诱导大白鼠恶病质样表现的抑制作用[J]. 中国中西医结合杂志,1997,17(4):232.

[13] 曾聪彦,梅全喜. 25 例猪苓多糖注射液不良反应回顾性分析[J]. 中国医院用药评价与分析,2004,4(6):364-366.

[14] 刘祖民,陈骥,刘逢生. 猪苓多糖在中晚期肝癌综合治疗中的应用观察:附 120 例分析[J]. 海峡药学,1995,7(1):27-28.

(吴　皓　刘　杰　张培宇　董海涛)

(三)外用药

阿魏化痞膏

【药物成分】阿魏、白芷、蓖麻子、穿山甲、大蒜、当归、厚朴、胡黄连、没药、肉桂、生草乌、使君子、雄黄、三棱、莪术、生川乌、木鳖子、蜣螂、大黄、乳香、香附、芦荟、血竭、樟脑。

【制剂性状】本品为摊于布上的黑色膏药。

【功能主治】化痞消积。用于气滞血凝，癥瘕痞块，脘腹疼痛，胸胁胀满。适用于肝、胆、胃、肺、食管、肠、膀胱、肾等诸脏腑及妇科肿瘤痞块。

【用法用量】外用，加温软化，贴于脐上或患处。

【禁忌】孕妇禁用。

【药品规格】每张净重：①6g；②12g。

蟾酥锭

【药物成分】蟾酥(酒制)、麝香、冰片、雄黄、朱砂、蜗牛等。

【制剂性状】本品为红色长椭圆形的锭；气香，凉。

【功能主治】活血解毒，消肿止痛。用于疔毒恶疮，痈疽发背，初起红肿坚硬，麻木疼痛，乳痈肿痛，蝎螫虫咬伤等。

【用法用量】用醋研磨涂患处。

【注意事项】外用药，切勿入口。忌食辛辣食物。

【药品规格】每锭重 3g。

蟾酥镇痛膏

【药物成分】蟾酥、生马钱子、生天南星、生川乌、雄黄、白芷、姜黄、半边莲、樟脑等。

【制剂性状】本品为浅黄棕色的片状橡胶膏；气芳香。

【功能主治】消肿散结，消肿止痛。适用于各种肿块的止痛消散，也用于肌肉劳损、骨刺、关节炎等引起的疼痛。

【用法用量】贴患处。贴敷 12 小时后揭去，间隔 12 小时后重复使用；或遵医嘱。

【注意事项】

1. 使用本品后，局部可能有瘙痒或灼热感，皮肤潮红，可继续使用，少数患者可能出现皮疹或疱疹等过敏反应，则应暂停使用，以 1%龙胆紫涂患处，数日可愈，愈后酌情使用。

2. 孕妇及患处溃疡忌用。

【药品规格】①5cm×7cm；②7cm×10cm。

蟾乌巴布膏

【药物成分】蟾酥、川乌、两面针、重楼、关白附、三棱、莪术、细辛、丁香、肉桂、乳香、冰片等。

【制剂性状】本品为淡黄绿色至黄绿色的片状巴布膏；气芳香。

【功能主治】活血化瘀，消肿止痛。用于肺、肝、胃等多种癌症引起的疼痛。

【用法用量】外用，1次1贴，1～2天换药1次；或遵医嘱。

【禁忌】肾脏病患者、孕妇、新生儿禁用。

【注意事项】

1. 本品含有马兜铃科植物细辛，不宜长期使用，应在医生指导下使用；定期复查肾功能。

2. 儿童及老人一般不宜使用。

3. 药性峻猛，注意保存，放在儿童不能触及的地方。

【药品规格】8cm×12cm，2片/袋×3盒。

【临床经验】蟾乌巴布膏经局部渗透和经络敷布，通过局部和全身双重作用，共奏温经通络，化瘀解毒止痛之功。蟾乌巴布膏治疗晚期肺癌患者120例，用药后疼痛缓解105例，总有效率达87.5%，平均止痛持续时间为11.5小时，有助于患者生存质量的稳定和提高[1]。蟾乌巴布膏治疗肝癌介入术后肝区疼痛102例，药后疼痛缓解90例，总有效率84.6%，平均止痛时间11.3小时[2]。

参 考 文 献

[1] 李静．蟾乌巴布膏在晚期肺癌患者疼痛护理中的应用[J]. 上海护理，2007，7(1)：24-25.

[2] 黄安乐．蟾乌巴布膏治疗肝癌介入术后肝区疼痛的观察及护理[J]. 解放军护理杂志，2007，24(11B)：51-52.

复方蟾酥膏

【药物组成】本品为蟾酥、川乌、红花等药物加工制成的橡胶膏剂。

【制剂性状】本品为灰黄色的片状橡胶膏；气芳香。

【功能主治】活血化瘀，消肿止痛。用于肺、肝、胃等多种癌症引起的疼痛。

【用法用量】贴患处。

【注意事项】孕妇慎用。

【药品规格】①5cm×7cm；②7cm×10cm。

宫颈癌栓

【药物成分】本品为掌叶半夏提取物制成的栓剂。

【制剂性状】本品为棕黄色扁圆形或棒形的栓剂；略腥臭。

【功能主治】消肿散结。用于子宫颈癌及子宫颈癌前期病变。

【用法用量】外用，使用时需口服宫颈癌片。扁圆形栓：阴道用，1 次 1 枚，1 日 1～2 次。棒形栓：宫颈管用，1 次 1 枚，1 日 1～2 次。

【药品规格】①扁圆形栓 5g，含水沉淀物 1g；②棒形栓 0.5g，含水沉淀物 0.1g。

（吴　皓　刘　杰　张培宇　董海涛）

第三章

恶性肿瘤中成药应用

一、围手术期中成药应用

围手术期是指恶性肿瘤患者拟行手术至手术后大约 1～2 个月内的一段时间。围手术期可以分为手术前后两个阶段。

(一)手术前

患者由于肿瘤本身所导致的痰冲、瘀毒症状仍存在,加之得知病情、准备手术,心理应激剧烈,往往出现抑郁、焦虑、恐惧的心理状态,导致失眠、心烦、易怒、易哭等临床症状。中医辨证实证多属痰热扰心,或肝气郁结,虚证多属心血不足,心神失养。这期间合理应用中成药可以有效改善患者精神神经症状,并可调理气血,提高机体应激能力,为手术做好充分准备。(表 3-1)

(二)手术后

肿块已去,但患者气血大伤,易出现疲乏无力、心悸气短、自汗盗汗等气血两虚症状,且此时容易发生感染致虚实夹杂。另一方面,手术使机体自稳机制严重失衡,对于某些残存肿瘤细胞可能存在促进其发展的倾向。因此,在此时期,中成药以益气养血扶正为主,也要兼顾祛邪。(表 3-2)

表 3-1　手术前中成药应用表

药物名称	中医治则	临床体会
枣仁安神口服液	补心安神	用于心血不足,失眠,心悸
七叶神安片	益气安神,活血止痛	兼有止痛作用,可用于伴有疼痛的失眠患者
天王补心丸	滋阴养血,补心安神	用于心阴不足,心悸,健忘,失眠多梦,大便干燥
加味逍遥丸	舒肝清热,健脾养血	用于两胁胀痛,心烦易怒,倦怠食少
健脾益肾颗粒	健脾益肾	药性平和,可长期应用
贞芪扶正胶囊/颗粒	补气养阴	药性平和,可长期应用
归脾丸	益气健脾,补血养心	用于心脾气血两虚,症见心悸少寐,体倦食少,面色萎黄,舌淡,脉细数等

表 3-2 手术后中成药应用表

药物名称	中医治则	临床体会
健脾益肾颗粒	健脾益肾	药性平和，可长期应用
贞芪扶正胶囊/颗粒	补气养阴	药性平和，可长期应用
百令胶囊	补肺肾，益精气	适于肺癌、肾癌等肺肾两虚引起的咳嗽，气喘，咳血，腰背酸痛等症。药性偏温热，有实热、湿热者慎用
金水宝胶囊	补益肺肾、秘精益气	适于肺癌、肾癌等肺肾两虚引起的咳嗽，气喘，咳血，腰背酸痛等症。药性偏温热，有实热、湿热者慎用
参芪扶正注射液	益气扶正	药性偏温热，有实热、湿热者慎用
生脉饮口服液	益气复脉，养阴生津	适于气阴两亏，心悸气短，自汗；感冒发热者不宜服用；糖尿病及高血压、心脏病、肝病、肾病等慢性病严重者应在医师指导下服用
八珍颗粒	补气益血	本品为气血双补之剂，性质较黏腻，有碍消化，故咳嗽痰多，脘腹胀痛，纳食不消，腹胀便溏者忌服

续表

药物名称	中医治则	临床体会
十全大补丸	温补气血	适用于气血两虚者，尤可用于术后康复辅助用药及白细胞减少者。感冒发热患者不宜服用
补中益气丸	补中益气，升阳举陷	适用于脾胃虚弱、中气下陷所致的体倦乏力、食少腹胀、便溏久泻、肛门下坠等症者
当归补血丸	补气生血	适用于手术后气血亏虚，白细胞减少者
螺旋藻胶囊	益气养血，化痰降浊	适用于手术后白细胞减少、免疫功能低下、高脂血症、动脉硬化、病后体虚、贫血等的治疗
气血康口服液	健脾固本、滋阴润燥、生津止咳	用于肿瘤患者手术后出现的神倦乏力、气短、心悸等虚弱症状
茸术口服液	补肾健脾	用于肿瘤手术后的脾肾两虚证，症见面色萎白、纳少不化、精神委靡、腰膝酸软、畏寒肢冷、小便频数等

续表

药物名称	中医治则	临床体会
生血丸	补肾健脾、填精补髓	用于手术失血引起的贫血。药性偏于温燥，口干、舌燥者慎用
十味扶正颗粒	补益气血，温阳健脾	用于各种肿瘤患者术后引起的气血亏虚，免疫功能下降
生化汤	养血化瘀，温经止痛	用于盆腔肿瘤术后恢复患者，症见恶露不绝、小腹冷痛，脉细或弦
五苓散	温阳化气，利湿行水	适用于水湿内停证，痰饮。症见小便不利，水肿，泄泻，舌苔白，脉浮等。如乳腺癌术后上肢水肿患者
复方木鸡颗粒	补益肝肾，清热解毒	具有抑制甲胎蛋白升高，保护肝脏，减轻症状，缓解疼痛，延长生存时间，控制肝癌复发的作用
云南白药	止血、消肿镇痛、活血化瘀、祛腐生肌	局部应用促进术后伤口的愈合，改善出血、疼痛等症

此外，需要注意的是，如果是进行探查术或姑息术，可以在上述原则基础上，联合具有控制肿瘤作用的中成药。

（赵　炜　侯　炜）

二、化疗辅助中成药应用

化疗是目前治疗各种恶性肿瘤的主要手段，所有化疗药在抑制肿瘤生长或杀伤肿瘤的同时，都不能完全避免对正常组织的伤害。其不良反应主要包括各种化疗药所共有的反应，即对增殖迅速的组织的毒性，如骨髓抑制、胃肠道反应以及皮肤毛囊损害等；另一种为某些化疗药所特有的，如过敏、肝损害、肾损害等。以上均为化疗的近期毒性，还有一些远期毒性如不育、第二原发肿瘤等。

一方面中药可以减轻化疗对机体的毒副作用，提高化疗耐受性，另一方面有些中药还具有一定的协同抗癌抑癌的作用。而中成药因其服用简便、服用量少的特点，在化疗中更具有优势。化疗期间应用中成药应遵循“防治并重，扶正为主，改善症状，药少而精，因人而异，随时为变”的原则。

中成药可从化疗前开始服用，贯穿整个化疗周期；化疗药为大毒之品，与之配合的中成药应以扶正培本为主，多用补气养血、健脾和胃、滋补肝肾为治则的药物，尽量不用或少用以清热解毒、软坚散结、破血逐瘀为主要治则的药物。

表 3-3 化疗期间提高免疫功能中成药应用表

药物名称	中医治则	临床体会
参一胶囊	培元固本，补益气血	与化疗同用，有较好的抗疲劳作用；药性偏温，有实热、湿热者或出血者慎用；有一定调畅情志的作用
健脾益肾颗粒	健脾益肾	药性平和，可长期应用
贞芪扶正胶囊/颗粒	补气养阴	药性平和，可长期应用
螺旋藻胶囊	益气养血，化痰降浊	作用缓和，有通便作用，适用于兼有习惯性便秘者
百令胶囊	补肺肾，益精气	药性偏温热，多用于肺癌、肾癌患者，有实热、湿热者慎用
金水宝胶囊	补益肺肾、秘精益气	药性偏温热，多用于肺癌、肾癌患者，有实热、湿热者慎用
六味地黄丸	滋阴补肾	药性平和，多用于腰膝酸软、头晕、耳鸣、老年患者
参芪片	补气养血，健脾益肾	用于癌症化疗所致白细胞减少以及头晕，体倦乏力，消瘦，恶心呕吐等症。忌油腻食物。脾胃虚弱、呕吐泄泻、腹胀便溏、咳嗽痰多者慎用

续表

药物名称	中医治则	临床体会
槐耳颗粒	扶正活血	有改善肝区疼痛、腹胀、乏力等症状的作用。药性平和，可长期服用
云芝糖肽胶囊	补益精气、健脾养心	对化疗所致的免疫功能低下有改善作用
康莱特注射液	益气养阴，消瘀散结	扶正祛邪，适用于体质较好者，血脂高者慎用
艾迪注射液	清热解毒，消瘀散结	扶正祛邪，适用于体质较好者
参芪扶正注射液	益气扶正	药性偏温热，有实热、湿热者慎用
参附注射液	益气温阳	适用于肢冷畏寒、心悸汗出等阳虚患者，有内热者忌用
猪苓多糖注射液	免疫调节	不可静脉推注使用，过敏体质者慎用

表 3-4　化疗期间减轻不良反应中成药应用表

不良反应	药物名称	中医治则	临床体会
骨髓抑制	生血丸	补肾健脾，填精补髓	预防和治疗化疗引起的血象下降；药性偏温热，有实热、湿热者避免长期使用
	生血宝颗粒	养肝肾，益气血	
	益血生胶囊	健脾生血，补肾填精	
	复方皂矾丸	温肾健髓，益气养阴，生血止血	预防和治疗化疗引起的血象下降；用于阳气不足者，有内热者忌用
	八珍颗粒（丸）	补气益血	药性较平和
	归脾丸	益气健脾，养血安神	药性较平和
	当归补血丸	补气生血	适用于化疗后气血亏虚，白细胞减少者
	气血康口服液	健脾固本，滋阴润燥，生津止咳	
	生血康口服液	补气生血、健脾益肾、化瘀解毒	用于化疗引起的白细胞与红细胞减少，属于气血两虚兼脾肾虚损，热毒未清，症见面色苍白、神疲乏力、腰膝酸软、头晕耳鸣、食欲不振、恶呕等

续表

不良反应	药物名称	中医治则	临床体会
骨髓抑制	生血调元汤	益气补血、健脾补肾	用于对抗化疗所致白细胞减少，缓解体虚状态
	维血宁	补血活血，清热凉血	用于化疗后白细胞减少、血小板降低的辅助治疗
	新阿胶	滋阴、补血、止血	用于血虚体弱者，化疗引起的血小板、白细胞减少
	养血饮口服液	补气养血，益肾助脾	用于化疗引起的白细胞、血小板减少及贫血的治疗
	益血膏	益精血，补肝肾	用于血小板减少，血红蛋白降低。凡脾胃虚弱、呕吐泄泻、腹胀便溏、咳嗽痰多者慎用

续表

不良反应	药物名称	中医治则	临床体会
骨髓抑制	生白口服液	温肾健脾，补益气血	用于化疗引起的白细胞减少。阴虚火旺及有出血倾向者禁用；热毒证禁用
	复方阿胶浆	补气养血	用于白细胞减少症和贫血。凡脾胃虚弱、呕吐泄泻、腹胀便溏、咳嗽痰多者慎用
	血复生片	益气养血，滋阴凉血，化瘀解毒	用于化疗后白细胞减少的治疗
恶心呕吐	藿香正气水/软胶囊/滴丸	解表化湿，理气和中	用于舌苔厚腻，呕吐肠鸣者
	香砂养胃丸	温中和胃	忌生冷油腻食物。胃部灼热，隐隐作痛，口干舌燥者不宜服用
	小柴胡颗粒	解表散热，疏肝和胃	忌烟、酒及辛辣、生冷、油腻食物。不宜在服药期间同时服用滋补性中成药

续表

不良反应	药物名称	中医治则	临床体会
恶心呕吐	理中丸	温中散寒，健胃	用于腹部畏寒喜暖，脾胃虚寒者
	人参健脾丸	健脾益气，消食和胃	用于脾胃虚弱所致的饮食不化、恶心呕吐、体弱倦怠等症
	健胃消食片	健胃消食	用于脾胃虚弱所致不思饮食、嗳腐酸臭、脘腹胀满等症
腹胀	四磨汤口服液	顺气降逆，消积止痛	用于腹胀明显者
	木香顺气丸	行气化湿，健脾和胃	适用于忧愁、思虑过度、情志不畅或久坐不动者，症见大便秘结、欲便不能、嗳气、胁腹痞满、胀痛等
	舒肝平胃丸	疏肝，消滞	适于肝胃气滞证，表现为脘腹胀痛，胸膈痞满，不思饮食，嗳气反酸等。不适于口干、舌红少津、大便干等脾胃阴虚证
	沉香化气片	理气疏肝，消积和胃	

续表

不良反应	药物名称	中医治则	临床体会
腹胀	加味四消丸	消导食、水、气、积	用于气郁食积引起的胸膈满闷，腹胀积聚，胃脘作痛，二便不利。不宜久服
	气滞胃痛颗粒	疏肝理气，和胃止痛	用于上腹胀满，嗳气多者
	六味能消胶囊	宽中理气，润肠通便	适用于气滞腹胀便秘者，具有调节血脂的作用
心脏毒性	生(参)脉注射液	益气复脉，养阴生津	用于气阴两亏，心悸气短，自汗者
周围神经毒性	大活络丹	祛风，舒筋，活络，除湿	适用于草酸铂、紫杉醇、NVB等化疗导致的手足麻木等周围神经毒性症状，出血者慎用
	强力天麻杜仲胶囊	散风活血，舒筋止痛	
肝功能损伤	复方木鸡颗粒	制酸止痛，理气化瘀，温中健脾，收敛止血	具有抑制甲胎蛋白升高的作用，用于肝炎、肝硬化、肝腹水、肝癌
	护肝片	疏肝理气，健脾消食	具有降低转氨酶的作用

续表

不良反应	药物名称	中医治则	临床体会
肝功能损伤	鸡骨草胶囊	疏肝利胆，清热解毒	适用于肝胆湿热所致的右胁痛、口苦、厌油腻食物、腹胀等症
	利肝隆颗粒	疏肝解郁，清热解毒	对血清谷丙转氨酶、黄疸指数均有降低作用，对乙型肝炎表面抗原转阴有一定效果
	复方益肝灵片	益肝滋肾，解毒祛湿	具有改善肝功能、保护肝细胞膜的作用，用于肝肾阴虚，湿毒未清证
	急肝退黄胶囊	清肝利胆，退黄除湿	适用于黄疸，症见身目俱黄，发热或无热，食欲不振，胸脘痞满，舌苔黄腻等症
肾功能损伤	六味地黄丸	滋阴补肾	忌辛辣食物。不宜在服药期间服感冒药
	金匮肾气丸	温补肾阳，化气行水	用于肾虚水肿，腰膝酸软，小便不利，畏寒肢冷等症。不宜同时服用赤石脂或其制剂。本品中肉桂属温热药，不宜用于具有口干舌燥、便干尿黄等阴亏热盛者

续表

不良反应	药物名称	中医治则	临床体会
肾功能损伤	百令胶囊	补肺肾，益精气	药性偏温热，多用于肺癌、肾癌患者，有实热、湿热者慎用
	金水宝胶囊	补益肺肾、秘精益气	药性偏温热，多用于肺癌、肾癌患者，有实热、湿热者慎用
	黄葵胶囊	清利湿热，解毒消肿	用于下焦湿热之水肿，腰痛，蛋白尿，血尿等症
	茸术口服液	补肾健脾	用于肺癌、胃癌、乳腺癌等肿瘤患者化疗后的脾肾两虚证，症见面色萎白、纳少不化、精神委靡、腰膝酸软、畏寒肢冷、小便频数等
皮肤、软组织损伤、静脉炎	如意金黄散	通气活血、清热解毒	用于化疗药物外渗引起的皮肤损伤、静脉炎等
	新癀片	清热解毒、活血化瘀、消肿止痛	

化疗期间可能出现恶心呕吐、食欲不振、便秘、腹泻、乏力等毒副反应，合理使用中成药对于改善上述症状、减轻患者及家属对化疗的恐惧、提高化疗完成率大有裨益；因化疗期间消化功能或多或少会受到损害，因此中成药的使用应少而精当，避免加重消化道的负担或重复刺激消化道；中成药的使用应遵循中医辨证论治的根本原则，因人而异，随时随证变化，从而实现中医“个体化”、“灵活”的优势。

（赵 炜 侯 炜）

三、放疗辅助中成药应用

放疗是以放射线杀伤局部肿瘤的一种治疗方法，是治疗恶性肿瘤最常用的方法之一。放射治疗多延误一天，治愈率就会下降 0～4%，需要增加 0.6Gy 的剂量才能弥补[1]。这是因为放疗 3～4 周后，肿瘤的增殖速度加快，可以达到原来的 10 倍[2]。因此，提高放疗的按时完成率对于保障疗效至关重要。中成药配合放疗，主要有两方面作用。一方面可局部增敏，提高放射疗效；另一方面可预防和治疗放疗的毒副反应，防止后遗症的产生。

不同组织对放射线的耐受程度不同，而且瘤体内存在程度不同的抗辐射乏氧细胞，因此放疗中必须提高肿瘤细胞对放射线的敏感性才能提高疗效。一些基于中医扶正培本、活血化瘀、化痰软坚治则的中成药有放疗增敏效果。

放疗主要损伤肿瘤周围的正常组织，产生一系列放疗反应如食欲减退、疲乏无力、血象下降、口干舌燥、五心烦热、小便黄赤、大便干结、舌红苔黄等热盛津伤、气虚血扰的“火热伤正”之象，并根据放射部位的不同而产生不同的局部炎症反应。中医认为放射线是一类“火热之毒”，以毒攻毒杀伤肿瘤的同时耗气伤阴。因此放疗中减毒的中成药应遵循清热、养阴、凉补气血、滋补肝肾的主要原则。但值得注意的是，由于患者体质差异，放射线作用于人体或不同部位，也可能产生“虚寒”、“寒湿”、“湿热”的表现，应辨证论治，切不可见放疗一概清热；清热、养阴药物久用伤害脾胃，使气愈虚、阴愈伤，故使用过程中应密切观察患者的症状体征变化，尤其是舌质舌苔的变化，及时调整治疗方案。

(一)头部放疗

于放疗开始前 1～3 日开始服用滋肾养肝、化痰通窍、清热解毒的中成药，以防治头部放疗引起的头痛头晕、恶心呕吐、头昏目胀、心烦易怒、舌红苔黄等症状。（表 3-6）

(二)胸部放疗

胸部放疗容易导致放射性肺炎、食管炎、心脏毒性等，从而产生刺激性干咳、心悸气短、吞咽困难、胸骨后疼痛等症状，严重时可危及生命。因此胸部放疗前开始使用养阴清热、益气养血、活血化瘀的中成药，对于防治胸部放疗毒副反应有一定作用。（表 3-7）

表 3-5 放疗期间提高免疫功能中成药应用表

药物名称	中医治则	临床体会
养阴生血合剂	养阴清热,益气生血	兼具放疗保护和放疗增敏作用,适用于阴虚内热、气血不足者
安多霖胶囊	益气补血,扶正解毒	主治气血两虚证,对肿瘤放射治疗中因辐射损伤造成的淋巴细胞微核率增高等有改善作用。可用于辐射损伤
健脾益肾颗粒	健脾益肾	药性平和,可长期应用
贞芪扶正颗粒(胶囊)	补气养阴	药性平和,可长期应用
云芝糖肽胶囊	补益精气、健脾养心	对放疗所致免疫功能低下有改善作用
银耳孢糖胶囊	益气和血、滋阴生津、扶正固本	用于放射损伤的辅助治疗,并可治疗肿瘤放疗所致的白细胞减少
血复生片	益气养血,滋阴凉血,化瘀解毒	用于癌症放疗后的血象异常;尤其是对白细胞减少症,有明显的升高白细胞作用
增抗宁	益气健脾、养阴生津、清热	用于放疗引起的白细胞减少症
紫芝多糖片	滋补强壮、养心安神	用于电离辐射所致的造血损伤,肿瘤患者放疗后白细胞下降等症
芦笋胶囊	益气生津	用于癌症放疗后口干舌燥,食欲不振,全身倦怠者

表 3-6 头部放疗中成药应用表

药物名称	中医治则	临床体会
鼻咽清毒颗粒	清热解毒，化痰散结	用于热毒蕴结型鼻咽肿痛以及鼻咽部慢性炎症、鼻咽癌放射治疗后分泌物增多等症
金果饮咽喉片	养阴生津，清热利咽，润肺开音	用于放疗引起的咽干不适。不宜同时服用温补性中成药
新癀片	清热解毒、活血化瘀、消肿止痛	用于热毒瘀血所致的咽喉肿痛，牙痛等症。胃及十二指肠溃疡患者、肾功能不全者及孕妇慎用；有消化道出血史者忌用
冰硼散	清热消肿，凉血解毒，敛疮生肌	用于放疗所致的咽喉肿痛、咳嗽、咯痰、喑哑作痛
马蔺子素	放射增敏	与放疗合用治疗头颈部肿瘤。适于饭后服用，以减少胃肠道反应，建议从小剂量开始服用
梅花点舌丹	清热解毒、消肿止痛	用于放射性口腔炎，见口干口苦、红肿热痛等实热证表现
蟾酥注射液	清热解毒	肿瘤放射疗法辅助用药。具有抗炎、放疗保护、镇痛等作用
清开灵注射液	清热解毒，化痰通络，醒神开窍	神志不清或高热者适用；表证畏寒发热者慎用；如出现过敏反应，应及时停药并做脱敏处理

续表

药物名称	中医治则	临床体会
杞菊地黄丸	滋肾养肝	用于肝肾亏虚证，表现为眩晕、耳鸣、目涩畏光等症状。脾胃虚寒、大便稀溏者慎用
青果丸	清热利咽，消肿止痛	用于肺胃蕴热所致的咽部红肿、咽痛、失音声哑、口干舌燥、干咳少痰。不宜同时服用滋补性中药
康复新液	通利血脉，养阴生肌	内服用于放射性食道炎，局部外用治疗放疗引起的皮肤黏膜损伤
锡类散	清热解毒，消肿止痛，化腐生肌	外用治疗口腔咽喉糜烂肿痛。忌食辛辣食物
如意金黄散	通气活血，清热解毒	具有抗炎、镇痛等作用，用于放疗引起的局部皮肤损伤
双料喉风散	清热解毒，消肿止痛	用于咽喉肿痛、口腔糜烂、牙龈疼痛、鼻窦脓肿、中耳化脓及皮肤溃烂等症。应清洁患处，如用于口腔、咽喉处，用药后30～60分钟后进食
口腔溃疡药膜	清热解毒，消肿止痛	用于口腔溃疡的治疗。饭后和晚上贴敷，不宜久用
口腔炎喷雾剂	清热解毒，消肿止痛，祛腐生肌	用于口腔溃疡、牙龈肿痛、口舌生疮等

表 3-7 胸部放疗中成药应用表

药物名称	中医治则	临床体会
养阴清肺膏/口服液	养阴润肺，清热利咽	适于咽干、干咳、少痰或无痰者；痰湿壅盛者（如痰多黏稠），风寒咳嗽者（如咳嗽声重，鼻流清涕）不宜服用；支气管扩张、肺脓肿、肺心病患者应在医师指导下服用
生脉饮口服液	益气复脉，养阴生津	适于气阴两亏，心悸气短，自汗；感冒发热者不宜服用；糖尿病及高血压、心脏病、肝病、肾病等慢性病严重者应在医师指导下服用
益肺清化颗粒	益气养阴、清热解毒、化痰止咳	兼具止咳化痰、润肠功效；便溏、出血倾向者慎用
榄香烯注射液	逐瘀利水	尤适用于伴发胸水、腹水、心包积液、放射性肺炎者；出血倾向者慎用
生脉注射液	益气养阴，复脉固脱	适于素有心脏疾患者，防治放疗期间出现的心悸、气短、四肢厥冷、汗出等症

续表

药物名称	中医治则	临 床 体 会
安替可胶囊	软坚散结、解毒定痛、养血活血	用于食管癌瘀毒证，与放疗合用可增强对食管癌的疗效。心脏病患者慎用，注意观察血象
新癀片	清热解毒、活血化瘀、消肿止痛	用于放射性食管炎等黏膜损伤。胃及十二指肠溃疡者、肾功能不全者及孕妇慎用；有消化道出血史者忌用
云南白药	止血、消肿镇痛、活血化瘀、祛腐生肌	用于放射性食管炎。减轻放疗副作用
百合固金丸	滋肾保肺，止咳化痰	用于放射性肺炎的治疗，症见咳嗽气喘，痰中带血，咽喉燥痛，舌红少苔，脉细数等
马蔺子素	放射增敏	与放疗合用，治疗肺癌、食管癌等恶性肿瘤。适于饭后服用，以减少胃肠道反应，建议从小剂量开始服用
珍香胶囊	清热解毒，活血化瘀，消痰散结	用于痰瘀凝聚、毒热蕴结的食管癌放疗患者，有增效减毒作用

(三)腹部、盆腔放疗

容易导致放射性肠炎、盆腔炎、膀胱炎,从而产生腹胀、纳呆,黏液便,大便次数增多、里急后重、肛门坠痛、甚至便血,尿频、尿急甚至血尿;小腹及腰部疼痛等症状,严重影响患者生活质量。应在放疗前、放疗早期开始应用清热利湿、补肾养阴、凉血的中成药。(表3-8)

参 考 文 献

[1] 万钧．食管癌的放射治疗[M]．北京:原子能出版社,2000,81.

[2] 殷蔚伯,谷铣之．肿瘤放射治疗学[M]．北京:中国协和医科大学出版社,2002,562.

(赵　炜　侯　炜)

四、常见症状中成药应用

肿瘤患者常常被肿瘤疾病本身和(或)治疗的毒副作用产生的症状所困扰,严重影响其生活质量,对病情的转归与预后也会产生潜在的影响。如何采取恰当的治疗措施控制和改善其临床症状,这是现代治疗领域的重要内容之一。肿瘤患者诉说的症状往往众多而复杂,如疼痛、发热、食欲不振、腹泻、便秘等,中医药长期而丰富的临床经验为我们提供了手段和依据,甚至可以解决一些西药治疗困难的症状。通过辨证施治,调节人体的脏腑功能和阴阳平衡,使相关症状得到改善,生活质量得以提高,在某些方面可以发挥中医治疗的优势,弥补西医治疗的不足。随着对疾病认识的进步和治疗理念的

表 3-8 盆腔放疗中成药应用表

药物名称	中医治则	临床体会
复方苦参注射液	清热利湿、凉血解毒、散结止痛	有止痛功效
葛根芩连颗粒	解肌，清热，止泻	适于放射性直肠炎患者
八正颗粒	清热泻火，利水通淋	用于膀胱癌、放射性膀胱炎，症见尿频、尿急、尿时涩痛，淋沥不畅，小便混赤，小腹急满，口燥咽干，口舌生疮，咽喉肿痛，舌苔黄腻等湿热证表现
冰硼散	清热燥湿，调气活血	用于大肠癌、盆腔肿瘤或放射性直肠炎，症见腹痛便脓血，里急后重，肛门灼热，小便短赤，舌苔黄腻，脉弦数等湿热证表现
知柏地黄丸	滋阴清热	适用于阴虚内热，症见潮热盗汗，耳鸣遗精，口干咽燥等。怕冷，手足凉，喜热饮等虚寒性证候患者不适用，宜空腹或饭前服用
泻痢固肠丸	健脾化湿，益气固肠	适用于脾胃虚弱，久泻脱肛，腹胀腹痛，肢体疲乏者。不可长期应用

改变，在治疗肿瘤的同时应当越来越关注控制和改善肿瘤患者临床症状，从而为患者提供更具“个体化”的治疗，最大限度地提高患者的生存质量。

（一）发热

癌性发热是恶性肿瘤常见症状，是指癌症患者出现的直接与恶性肿瘤有关的非感染性发热。西医学采用一般的抗感染药物治疗无效，解热镇痛以及糖皮质激素治疗疗效不持久且存在较大的副作用，是临床上常见的难治病症之一。

中医学认为癌性发热属内伤发热范畴，其病因与患者体内有形之癌密切相关。癌症本身就是有形之邪，阻碍气血的运行，进而使气机郁滞而化热；同时肿瘤之积阻碍气血津液的运行，进而产生瘀血、痰湿等病理产物，使气机郁滞而化热；癌毒生长于人体，乖戾没有节制，损伤机体正气，产生气血阴阳虚衰，也能引起虚性发热；此外，西医学的一些治疗手段如手术及化放疗损伤人体正气，也能引起虚性发热。因此从病机角度讲，癌性发热当分虚实两端。实性发热多由癌肿、瘀血、痰湿等有形之邪阻遏气机，气机壅遏而化热。虚性发热多是脏腑功能失调、气血阴阳亏虚而引起。（表3-9）

临床中由于影响癌性发热的因素较多，患者往往虚实错杂，因此必须辨明标本虚实，合理用药。此外，也应该清楚地认识到癌性发热的发生与肿瘤本身有直接的联系，只有控制肿瘤的发展才是解决癌性发热的根本方法。

（刘　浩　张培彤）

表 3-9　治疗癌性发热的中成药表

药物名称	中医治则	临床体会
志苓胶囊	益气健脾，滋阴润燥	适用于气阴两虚型癌症发热，适宜于较长时间的发热不退。因内含西药成分，不宜同时应用其他退热药。服药后汗出过多的患者应补充足够的水和电解质。感染所致的发热不属本品治疗范围，应配合使用抗生素。出血、溃疡、血糖高者慎用
新癀片	清热利湿、凉血解毒、散结止痛	适用于肿瘤瘀毒蕴结化热，特别是兼具肿块与疼痛者
小柴胡颗粒	解表散热，疏肝和胃	适用于肿瘤患者症见寒热往来，胸胁苦满，心烦喜呕，口苦咽干
龙胆泻肝丸	泻肝火，清湿热	适用于治疗肝胆实火上炎，肝胆湿热下注。症见身热口干，胁痛口苦，小便色黄，舌红苔黄，脉弦数等。脾胃虚寒者慎用，不可多服、久服
补中益气丸	益气升阳、调补脾胃	用于脾胃气虚、中气下陷证引起的气虚发热

续表

药物名称	中医治则	临床体会
归脾丸	益气健脾，补血养心	用于心脾气血两虚引起的血虚发热。阴虚血热者慎用
犀黄丸	解毒散结、消肿止痛	用于各种晚期癌症见发热、肿块、舌红、脉滑数等火郁内热者。脾胃虚寒者不宜长期应用
痰热清注射液	清热，解毒，化痰	适用于肿瘤痰热壅盛型患者，症见发热，咳嗽，咯痰不爽，口渴，舌红，苔黄
清开灵口服液	清热解毒	用于火毒内盛所致发热、咽喉肿痛、舌质红绛、苔黄、脉数者。不宜同时服用滋补性中药。久病体虚患者如出现腹泻时慎用
安宫牛黄丸	清热解毒，镇惊开窍	用于热病，邪入心包，高热惊厥，神昏谵语者。方中含朱砂、雄黄，不宜过量久服，肝肾功能不全者慎用

(二)疲劳

疲劳(the cancer-related fatigue,CRF)是癌症患者中极常见的症状,不同于一般的疲乏,它发生快,程度重,持续时间长,不能通过休息来缓解。它从体力、精神、心理、情绪方面影响患者,临床上可出现无精力、虚弱、懒散、冷漠、思想不集中、记忆力减退、沮丧等多种表现形式。疲劳的影响是持久的、全身性的,涉及生理、认知和情绪的改变,表现形式多样,严重影响个体日常生活能力及生命质量。

目前有关疲劳诱因的大量研究显示:癌症本身、癌症治疗及并发症、药物作用以及生理和精神心理等因素都和疲劳的发生有关。有关临床干预措施方面的研究认为,治疗贫血、调节内分泌紊乱、控制疼痛、加强运动锻炼、增强营养、提高睡眠质量、加强心理指导以及药物性治疗对于减轻疲劳均有显著作用。

中医认为:疲劳是因气虚不能充养四肢,故常以虚证论治。临床所见,肿瘤本身以及手术、放化疗均可导致人体气、血、阴、阳虚损,五脏诸不足,进而出现疲乏无力,少气懒言等症状,故通过补养气血、调理脏腑以及扶正祛邪可以改善疲劳症状。(表 3-10)

【现代研究】中医认为具有健脾益气功效的中成药可以明显改善机体疲乏状态,无论是中医传统药物,还是近年来新开发的中药静脉注射制剂,在临床上都发挥了很好的作用。

表 3-10 治疗疲劳的中成药表

药物名称	中医治则	临床体会
参一胶囊	培元固本，补益气血	主要适用于肿瘤患者脾肺气虚证，能显著改善神疲乏力等症状，提高机体免疫功能。对火热证或阴虚内热证者慎用，出血者慎用
补中益气丸	补中益气，升阳举陷	主要适用于肿瘤患者脾胃虚弱，中气下陷，体倦乏力者
参芪片	补气养血，健脾益肾	用于气血两虚证，表现为乏力自汗，面色淡白或萎黄，头晕目眩，舌淡而嫩，脉细弱无力等
八珍丸	益气补血	
十全大补丸	补益气血	
参芪十一味颗粒	补气养血，健脾益肾	
参芪扶正注射液	益气扶正	主要适用于手术、化疗期间肿瘤患者，有助于预防毒副反应，促进机体康复，改善神疲乏力症状。对有出血倾向者应慎用
黄芪注射液	益气养元，扶正祛邪，养心通脉，健脾利湿	用于心脾气虚证，具有调节免疫、防治化疗引起的心脏毒性作用

续表

药物名称	中医治则	临床体会
生脉注射液	益气养阴，复脉固脱	主要适用于肿瘤患者气阴两虚证，症见神疲乏力、口渴、舌红、脉细
十味扶正颗粒	补益气血，温阳健脾	阴虚内热者忌用
健延龄	填精髓、养气血、调脏腑、固本元	用于精气虚乏、阴血亏损所致神疲乏力、食欲减退、健忘失眠、头晕耳鸣等
微达康膏	扶正固本、益肾安神	用于脾肾亏虚引起的体虚乏力、失眠多梦、食欲不振等
香云肝泰片	滋补强壮，扶正固本，益胃增食	适用于肝癌的综合治疗
气血康口服液	抗衰、扶正培本、益气强心、健脾固本、滋阴润燥、生津止咳	用于肿瘤患者虚衰及放疗、化疗、手术后出现的一切虚证

续表

药物名称	中医治则	临 床 体 会
金菌灵胶囊	调补气血、扶正固本	用于化疗引起的乏力纳呆，恶心呕吐，白细胞、血红蛋白下降的治疗
养正合剂	益气健脾，滋养肝肾	用于肿瘤患者化疗后引起的气阴两虚，症见神疲乏力，少气懒言，五心烦热，口干咽燥等及白细胞减少
生血宝颗粒	补肝肾、益气血	用于恶性肿瘤放化疗引起的白细胞减少及神疲乏力、腰膝酸软、头晕耳鸣、心悸气短等症
生血康口服液	补气生血、健脾益肾、化瘀解毒	用于气血两虚兼脾肾虚损，热毒未清，症见面色苍白、神疲乏力、腰膝酸软、头晕耳鸣、食欲不振、恶呕等
复方扶芳藤	益气补血，健脾养心	用于气血不足，心脾两虚，症见气短胸闷，神疲乏力，心悸健忘，失眠多梦，舌淡胖或有齿痕，脉细弱等
螺旋藻	益气养血，化痰降浊	用于气血亏虚、痰浊内蕴，症见四肢倦怠、面色萎黄、头晕头昏、食欲不振等。忌食油腻食物

人参大补元气，固脱生津，是自古以来治疗虚证之要药，可补阳中之阴，阴中之阳；鼓舞脾胃，益气养血。参一胶囊（人参皂苷 Rg3）是由中药人参提取而成。林洪生等[1]报道观察 151 例气虚型原发性非小细胞肺癌患者，采用随机对照的方法分为治疗组（参一胶囊＋化疗）120 例，对照组（单纯化疗）31 例，两组患者均采用 EP 或 MVP 化疗 2 个周期，治疗组同时服用参一胶囊 0.8mg/kg，40～50mg/日，1 日 2 次，共 6 周。结果显示：治疗组患者症状改善分别为：神疲乏力 72.5%，少气懒言 57.3%，自汗 72.7%；对照组分别为：神疲乏力 7.1%，少气懒言 8.7%，自汗 0，两组比较差异显著，$P<0.01$。进一步研究显示参一胶囊能够显著提高肿瘤患者免疫功能和生活质量，临床适于脾肺气虚为主的患者使用。

生脉注射液源于《内外伤辨惑论》中古方生脉饮，由人参、麦冬、五味子精制而成，三药配伍具有益气养阴、生津敛汗的功效。於伟民等[2]将 60 例晚期胃癌化疗患者随机分为生脉注射液治疗组及单纯化疗对照组各 30 例，治疗组出现神疲乏力症状者 17 例，神疲乏力持续时间平均 3 天；对照组出现神疲乏力 21 例，神疲乏力持续时间平均 7.5 天，两组比较有显著差异 $P<0.05$。作者认为生脉注射液适用于气阴两虚证肿瘤患者，可使患者神疲乏力的程度及发生率减低，改善胃癌患者生活质量。

参芪扶正注射液采用我国传统的扶正补气药

物党参、黄芪为主要原料，具有扶正固本、提高人体免疫功能的作用。陈云莺等[3]报道采用参芪扶正注射液治疗42例脾肺气虚型晚期癌症患者，在改善乏力症状及提高生活质量方面的有效率为85.7%，参芪扶正注射液可改善患者机体自主神经功能，抗疲劳，增强抗病能力。

参考文献

[1] 林洪生，朴炳奎，李树奇．参一胶囊治疗肺癌Ⅱ期临床试验总结[J]．中国肿瘤临床，2002，29(4)：276-279.

[2] 於伟民，江锦红，徐益元，等．生脉注射液辅助化疗治疗晚期胃癌临床观察[J]．浙江中西医结合杂志，2006，16(3)：160-161.

[3] 陈云莺，陈乃杰，吴丹红，等．参芪扶正注射液对42例晚期癌症患者生活质量的影响[J]．福建中医药，2008，39(1)：38-39.

（刘　浩　张培彤）

（三）疼痛

疼痛是一种令人不快的感觉和情绪上的感受，常伴有实质的或潜在的组织损伤，不仅是躯体受到有害刺激的结果，而且患者精神、心理状态和社会经济因素也可加重患者的疼痛程度。

癌性疼痛常常是由于肿瘤本身侵犯、转移或压迫至骨骼、脏器、软组织及神经系统所引起。WHO推荐的癌痛患者三阶梯止痛方案，可以使85%～90%的癌痛患者得到缓解，但是由于癌痛的病因较为复杂，同时夹杂着心理及社会等影响因素，因此并不能使所有的癌症患者完全彻底地摆脱疼痛。倘若能够合理有效地配合使用中医中药，可使癌痛的治疗再上一个台阶。中医中药在镇痛的同时能够帮助解决精神、心理对患者疼痛所造成的影响，改善患者机体整体状况。中药与西药止痛药配合使用，既可增强西药的疗效，又可减少其副作用。

中医认为癌痛的病机虽然复杂，但不外乎虚实两个方面，即实证的“不通则痛”和虚证的“不荣则痛”。“不通则痛”是由于正邪交争于体内脏腑经络，影响机体的功能，使气体升降失常，气滞血瘀，瘀阻脉络，凝聚成块，不通则痛。“不荣则痛”则是因为肿瘤日久，邪伤正气，气血虚弱，无法荣养脏腑经络，不荣则痛。治疗癌痛的常用法则包括散寒止痛、理气化瘀、清利湿热以及补益气血、温肾健脾。（表 3-11）

（刘　浩　张培彤）

（四）食欲下降

中晚期肿瘤患者常常出现食欲不振、极度消瘦、全身代谢改变等症状，临床上将这一类症候称之为癌症食欲不振-恶病质综合征（CACS）。研究表明：大于 80％的晚期肿瘤患者都存在癌症食欲不振-恶病质综合征，而以消化系统肿瘤发生率最高，它最主要的危害在于极大地影响了患者的生活质量。醋酸甲地孕酮被认为是治疗癌症食欲不振-恶病质综合征的最有效的药物，它是人工合成的口服孕激素药物，容易诱发血栓形成、子宫出血、外周水肿、高血糖、高血压、产生肾上腺抑制和肾上腺功能减退等副作用。

表 3-11 治疗癌性疼痛的中成药表

药物名称	中医治则	临床体会
少腹逐瘀丸	活血祛瘀，温经止痛	用于寒凝血瘀少腹证，如子宫癌、盆腔肿瘤症见少腹积块疼痛，月经不调，四肢不温等
血府逐瘀丸	活血化瘀，行气止痛	用于气滞血瘀证。如肺癌、胃癌症见胸痛、头痛，痛如针刺，痛处固定等
鳖甲煎丸	祛瘀化痰，软坚消癥	用于肝癌，胃癌，子宫肿瘤，卵巢肿瘤等，症见胁下癥块，触之硬痛，腹中疼痛，肌肉消瘦等
桂枝茯苓丸	活血化瘀，缓消癥块	用于妇科、盆腔肿瘤血瘀证，见肿块，疼痛拒按，或漏下不止，舌质紫黯或有瘀点，脉沉涩等
梅花点舌丹	清热解毒，消肿止痛	用于癌性疼痛，见口干口苦，红肿热痛等实热证
六神丸	解毒，消肿，止痛	用于治疗咽喉肿痛，局部溃烂、肿痛等热毒偏盛者。常见的副作用为消化道反应，脾胃功能弱者慎用。因含有蟾酥，与地高辛合用易导致强心苷中毒，引起频发室性早搏。不宜过量久服，心脏病患者慎用

续表

药物名称	中医治则	临床体会
小金胶囊	化痰祛湿，祛瘀通络	用于寒湿痰凝证，初起皮色不变，或肿硬作痛者。因含五灵脂，不可与含人参等有参之药同服
犀黄丸	解毒散结，消肿止痛	用于热毒瘀痰，症见发热、肿块，或瘰疬痰核、舌红，脉滑数等。不宜久服，易伤脾胃
加味西黄丸	解毒散结，消肿止痛	用于痈疽疮疡，多发性脓肿，淋巴结炎，寒性脓肿。因含有蟾酥，与地高辛合用易导致强心苷中毒，引起频发性室早搏。不宜过量久服，心脏病患者慎用
片仔癀	清热解毒，活血通络，消肿止痛	用于湿热、热毒、瘀血等证，具有改善肝脏功能的作用。胆道完全阻塞者忌服
新癀片	清热解毒，活血化瘀，消肿止痛	用于热毒瘀血所致的咽喉肿痛，牙痛、痹痛、胁痛等症。胃及十二指肠溃疡者、肾功能不全者及孕妇慎用；有消化道出血史者忌用

续表

药物名称	中医治则	临床体会
紫金锭	辟瘟解毒，消肿散结，止痛	用于痰涎偏盛，滴水难进，胸膈疼痛等痰浊邪毒较盛者，体虚忌服
云南白药胶囊	止血，消肿镇痛，活血化瘀，祛腐生肌	用于白血病、胃癌、头颈部肿瘤等癌性疼痛、出血
金龙胶囊	破瘀散结，解郁通络	用于血瘀郁结证，症见右胁疼痛，神疲乏力，腹胀纳差等。有出血倾向者慎用。服药期间出现过敏者，应及时停药，并给予相应的治疗措施
志苓胶囊	益气健脾，滋阴润燥	适用于肿瘤气阴两虚证。糖尿病、高血压、活动性胃十二指肠溃疡、胃出血、未经手术切除的胃癌、溃疡性结肠炎患者禁用。对非甾体类抗炎镇痛药过敏者禁用。肝肾功能不全者禁用
软坚口服液	化瘀，解毒，益气	适用于瘀毒气虚型肝癌，见胁肋疼痛、腹痛、纳呆、腹胀、神疲乏力等症。阴虚患者慎用

续表

药物名称	中医治则	临床体会
复方蟾酥丸	消解疮毒	注意毒性，不可过量服用；患处已溃疡者不宜外敷
天蟾胶囊	行气活血，通络止痛	用于轻中度癌性疼痛属气滞血瘀证者
两面针镇痛片	清热解毒，理气活血，通络止痛	用于瘀热郁结引起的腹部疼痛
元胡止痛片	理气，活血，止痛	用于气滞血瘀证。偶有恶心、眩晕、乏力，但过量可出现呼吸抑制、帕金森综合征等表现。药性温燥，阴虚火旺者慎服
复方苦参注射液	清热利湿，凉血解毒，散结止痛	适用于中晚期肿瘤，对属湿热内蕴的癌性疼痛或出血患者疗效较好。并且具有一定的抑制肿瘤的作用
乌头注射液	散寒止痛	用于晚期癌症的疼痛，属阴寒瘀毒蕴结者。注意毒性，不可过量应用
蟾酥注射液	清热解毒	静脉滴注剂量过大时，输液部位可能会有疼痛。严重心、肝、肾疾病患者慎用

续表

药物名称	中医治则	临床体会
艾迪注射液	清热解毒，消瘀散结	具有一定的抑制肿瘤的作用。过敏体质者慎用
康莱特注射液	益气养阴，消瘀散结	适用于气阴两虚，脾虚湿困证，具有一定的抗恶病质和止痛作用。脂质代谢严重失调时禁用
如意金黄膏	通气活血，清热解毒	外用，治疗痈疽肿毒初起，脓未形成，局部红肿坚硬，灼热疼痛者。以及化疗药物外渗引起的损伤
阿魏化痞膏	化痞消积	外用，治疗气滞血凝，癥瘕痞块，脘腹疼痛，胸胁胀满
蟾酥锭	活血解毒，消肿止痛	外用，治疗疔毒恶疮、痈疽发背初起，红肿坚硬，麻木疼痛，乳痈肿痛等症
蟾酥镇痛膏	活血化瘀，消肿止痛	外贴于疼痛区域，治疗中晚期肿瘤局部疼痛。患处溃疡忌用
蟾乌巴布膏	活血化瘀，消肿止痛	外用，治疗多种癌症引起的疼痛。含马兜铃科植物细辛，不宜长期使用，定期复查肾功能。肾脏病患者、孕妇、新生儿禁用
复方蟾酥膏	活血化瘀，消肿止痛	外用，治疗多种癌症引起的疼痛

中医认为：脾胃为后天之本，水谷的受纳与腐熟有赖脾胃功能的正常协调，肿瘤耗伤气血，进而影响脾胃运化功能，而手术及放化疗更会损及脾胃而致食欲下降、乏力消瘦，大便粗糙不化，病初或因虚致实，或因实致虚，久则虚实夹杂。因此治疗当以健脾开胃、理气导滞、补养气血为主，又因脾喜香燥，胃喜柔润，故用药应注意补而不滞，消不伤正，温而不燥，使脾胃调和，气机调畅，达到增进食欲，强壮身体，提高生活质量的目的。（表 3-12）

在治疗肿瘤患者食欲不振的同时，尚应注意补充肠内、肠外营养，及时给予心理干预措施等，只有通过临床综合治疗才能取得满意疗效。

（刘　浩　张培彤）

（五）便秘

便秘是指排便次数减少，或排便次数不少但粪便干燥难以排出，或排便次数不少，粪便不干，但排出困难。

肿瘤患者引起便秘的原因很多，包括肿瘤因素：如结直肠肿瘤导致肠腔狭窄或刺激肠腔引起功能紊乱而便秘；药物因素：如化疗过程中使用的5-羟色胺受体拮抗剂，作用于外周和中枢的神经元而阻断神经肠道松弛导致便秘，或使用吗啡类药物引起肠道松弛而造成便秘；此外久病体虚，活动量减少等也是导致便秘的重要原因。

中医学认为，便秘主要是由于胃肠积热，热伤津液而致大肠失润；阴血不足所致肠燥便秘；气虚气滞不能推动粪便下行；过食寒凉之品致冷气横

表 3-12　治疗食欲下降症状的中成药表

药物名称	中医治则	临床体会
加味保和丸	健胃消食	脾胃虚弱者应与益气健脾药同用
香砂养胃丸	温中和胃	用于不思饮食，胃脘满闷或泛吐酸水者。忌生冷油腻食物。胃部灼热，隐隐作痛，口干舌燥者不宜服用
理中丸	温中散寒，健胃	用于腹部畏寒喜暖、脾胃虚寒者
六味能消胶囊	宽中理气，润肠通便	适用于气滞便秘者，具有调节血脂的作用
人参健脾丸	健脾益气，消食和胃	用于脾胃虚弱所致的饮食不化、恶心呕吐、体弱倦怠等症
健胃消食片	健胃消食	用于脾胃虚弱所致的不思饮食、嗳腐酸臭、脘腹胀满等症
四磨汤口服液	顺气降逆，消积止痛	适用于气滞食积证，多见腹胀、食欲不振、腹痛、便秘等
大山楂丸	开胃消食	用于食积内停所致的食欲不振、消化不良、脘腹胀闷。不宜同时服用滋补性中药。脾胃虚弱、无积滞而食欲不振者不适用
枳实导滞丸	消积导滞，清利湿热	用于脘腹胀痛，不思饮食，大便秘结，里急后重。忌食生冷食物

于肠道，大便无以下行。从病机角度又将便秘分为实秘和虚秘，实秘包括热秘和气滞秘。虚秘包括气虚便秘、血虚便秘、阳虚便秘。临床上热秘主要表现为：大便干结，排出困难，排便次数减少，心烦、身热、口臭、腹胀、腹痛、舌红苔黄。气滞秘的临床表现主要为：大便干结或不干，排出不畅或欲便不得，情绪抑郁、胸胁痞闷、腹胀排气则舒。气虚便秘主要表现为：大便不干但难下，平时气短乏力、神情疲倦；血虚便秘主要表现为：大便干硬如球，便次正常，排出困难，面唇舌甲色淡无华，心悸失眠头晕；阳虚便秘主要表现为：大便并不干燥但排出困难，体寒肢冷、面黯、小便清长、腰膝凉痛、舌淡苔白。

肿瘤患者便秘多虚实并见，以虚为主，故不能妄投峻泻之品，以免伤及正气，使便秘缠绵难愈，应在仔细辨证的基础上，因人因证治之，“实则泻之，虚则补之润之”，只有辨证准确，用药得当，才能更好地发挥中医药的优势，达到彻底治疗便秘的目的。

【现代研究】临床中治疗便秘的中成药按功效主要分为四类：清热通便类，如复方芦荟胶囊、新清宁胶囊，适用于实热型便秘；滋阴清热类，如芪蓉润肠口服液、麻仁润肠丸，适用于虚实夹杂型便秘；行气导滞类，如通便宁片、番泻叶冲剂，适用于气滞型便秘；补益通便类，如便通胶囊、半硫丸，适用于阳虚型便秘。（表 3-13）

表 3-13　治疗便秘症状的中成药表

药物名称	中医治则	临床体会
麻仁润肠丸	润肠通便	适用于肠燥便秘；病情较重或初服时仍未通便者，可用少量开塞露协助通便。虚寒性便秘不宜服用
芪蓉润肠口服液	益气养阴，健脾滋肾，润肠通便	适用于气阴两虚、脾肾不足、肠失濡润引起的虚性便秘，症见脘腹胀闷，食欲不振，大便不畅的患者
复方芦荟胶囊	清热润肠，调肝益肾	适用于大便燥结或因大便数日不通引起的腹胀、腹痛等。年老体弱者避免长期使用
通便灵胶囊	泻热导滞，润肠通便	
新清宁胶囊	清热解毒，活血攻下	适用于实热便秘；不适用于阴虚，虚火上炎引起的大便不通，头晕耳鸣
通便宁片	宽中理气，泻下通便	适用于实热便秘；体虚者忌长服、久服。部分患者服药后，排便前有腹痛感
番泻叶冲剂	泻热，行滞，通便	主要适用于顽固性便秘，口服其他药物效果不明显者；注意：完全性肠梗阻患者禁用
六味安消胶囊	健脾和胃，导滞消积，行血止痛	用于胃痛胀满，消化不良，大便秘结。不适用于久病体虚的胃痛患者
便通胶囊	健脾益肾，润肠通便	用于老年、体虚者、阳虚便秘者
半硫丸	温肾通便	多用于年老体衰、久病之阳虚便秘者，表现为大便艰涩、排出困难、腹中冷痛、四肢不温、小便清长、面色苍白等

复方芦荟胶囊是在古代名方更衣丸的基础上，取其方意，经过反复临床实践总结形成的药物，由芦荟、青黛、琥珀、朱砂组成，芦荟为本方主药，苦寒无毒，有清热通便、凉肝消积、杀虫之功，实验研究有抗绿脓杆菌及结核杆菌的作用，并有较强的抗癌作用；琥珀味甘平无毒，有镇惊安神、散瘀止血、利水通淋之效，加入青黛清热解毒，全方共奏清热润肠，调肝益肾之效。谈钊等[1]报道临床观察100例便秘患者，采用复方芦荟胶囊每次2～3粒，每日2～3次，并停用其他通便药物，待大便通畅后服维持量1日1粒。结果显示，100例中治愈71例，好转23例，无效6例，总有效率94%，服药最长60天，最短7天，复方芦荟胶囊对肠道实热便秘患者疗效最佳。

芪蓉润肠口服液由黄芪、肉苁蓉、当归、生地黄、白术、郁李仁等组成，方中黄芪、白术益气健脾；肉苁蓉、当归补肾养血；生地黄、郁李仁等润肠通便，本方寓通便于补益之中，标本兼治，诸药合用，共奏益气养阴，健脾滋肾，润肠通便之效。李宗信等[2]随机观察400例气阴两虚、脾肾不足型便秘患者，其中治疗组采用芪蓉润肠口服液治疗300例，对照组采用益气润肠膏治疗100例，2周为1个疗程，结果显示：治疗组显效130例，有效34例，无效18例，有效率94%；对照组痊愈20例，显效29例，有效40例，无效11例，有效率88%，治疗组优于对照组($P<0.01$)；停药两周后对治疗组118例痊愈患者进行疗效追踪观察，又

发生便秘者19例，占16.1%。上述研究提示芪蓉润肠口服液对气阴两虚、脾肾不足型虚性便秘疗效确切。

通便宁由番泻叶、牵牛子、砂仁、豆蔻等组成，该药具有宽中理气，泻下通便的功能，主治实证型便秘。方中番泻叶含有蒽醌苷，能泻下导滞；牵牛子能刺激肠黏膜，使肠道分泌增加，蠕动增强而产生泻下作用，但两药均偏苦寒，故又配伍适量辛温芳香之豆蔻与砂仁，既化湿行气，又温中健脾。郑筱文等[3]将407例实证便秘患者随机分为治疗组（通便宁组）313例，对照1组（润肠丸组）52例，对照2组（清泻丸组）42例，2～3天为1个疗程，结果显示：通便宁组显效率为57.82%，总有效率为95.52%；润肠丸组显效率为21.15%，总有效率为88.45%；清泻丸组显效率为38.09%，总有效率为85.71%。治疗组与对照组比较有显著性差异（$P<0.01$），提示通便宁治疗实证便秘的疗效优于对照组。

除了上述药物治疗以外，便秘患者，尤其是长期便秘患者，还要注意改变不良生活习惯，如饮食不足、进食油脂过少、进食含纤维食物过少；起居不时、睡眠不足、久卧不起、久坐不动；忽视排便、抑制排便、排便姿势不当、过度依赖缓泻药等。

参考文献

[1] 谈钊，熊秀芳．复方芦荟胶囊治疗便秘100例[J]．四川中医，2001，19(8)：35-36.

[2] 李宗信，黄小波，张东岳，等．芪蓉润肠口服液治疗习惯性便秘400例临床观察[J]．中医杂志，1997，38(7)：424-425.

[3] 郑筱文，陈露西，朱柏华，等．通便宁治疗实证便秘313例临床总结[J]．中药新药与临床药理，2000，11(2)：74-75.

（刘 浩 张培彤）

（六）腹泻

腹泻是指每日排便次数超过3次以上，粪质稀薄，水分增加，或含未消化食物或脓血、黏液的症状。

癌症相关性腹泻的病因包括：①肿瘤因素：如消化道肿瘤发展到一定程度，可造成肠黏膜损伤，进而出现不规则腹泻；内分泌肿瘤，如胃泌素瘤易使肠道分泌量超过吸收能力，导致腹泻。②手术因素：胃肠道肿瘤手术时，会切除部分肠段，造成肠道功能改变而导致腹泻。③化疗因素：化疗药物对肠壁有毒性作用，可干扰肠细胞分裂，引起肠壁细胞坏死及肠壁炎症，形成腹泻。④放疗因素：有些肿瘤患者，肿瘤切除术后需在腹部、盆腔、下胸部或腰部脊柱放疗，导致放射性肠炎，继发肠黏膜萎缩，引起急性渗出性腹泻。⑤靶向治疗因素：有些靶向治疗药物可引起腹泻的不良反应，如Tarceva、Sorafenib等。⑥肠运动障碍：肿块如影响到胃肠运动功能，也会出现胃肠道消化、吸收紊乱，致使大便次数增加。

在癌症相关性腹泻中，最多见的是分泌型腹

泻，因而选择性药物治疗非常重要。对轻、中度腹泻患者可用苯乙哌啶加易蒙停进行治疗，对严重腹泻患者可采用苯乙哌啶加阿托品进行治疗。严重腹泻和长期腹泻的患者，由于大量水分丧失，会出现脱水状态，从而出现钾、钠、钙、镁等电解质失调和酸碱平衡紊乱现象，应根据具体情况及时纠正治疗。

癌症相关性腹泻属于中医慢性泄泻范畴，中医认为其起病缓慢，病程较长，病位在肠，病机的关键在于脾虚湿胜，久病则寒热虚实错杂，正如《景岳全书·泄泻》所说："泄泻之本，无不由于脾胃。"脾虚失运致使食物不能化为精微，水湿内生而泄泻，而湿盛又可进一步影响脾的运化，脾虚与湿盛互相影响。故中医治疗以健脾化湿为基本治则，临证时则根据患者具体情况或以健脾为主，或以化湿为主，同时注意"久泻不宜过投分利之品，清热莫过用苦寒之味，补虚勿纯用甘温之药，虚实相兼者宜补虚祛邪并用，寒热错杂者须温清并行"。李中梓在《医宗必读》一书中提出治泻九法：淡渗、升提、清凉、疏利、甘缓、酸收、燥脾、温肾、固涩，对临证具有重要的指导意义。

【现代研究】由于肿瘤患者腹泻症状多病程较长，病机复杂，因此临证时应根据患者具体情况，或以健脾益肾为主，或以化湿清热为主，对虚实错杂患者更要攻补兼施，在众多治疗腹泻中成药中，只有辨证准确，药物选择恰当，临床才能有效。

雷晓红[1]报道将36例恶性肿瘤放化疗引起的脾虚为主的泄泻患者随机分为两组，治疗组21例采用参苓白术散治疗；对照组15例用诺氟沙星等常规及对症治疗，14天后观察疗效，结果显示：治疗组显效13例，有效6例，总有效率90%；对照组显效7例，有效3例，总有效率80%；两组治疗前后症状、体征、结肠直肠黏膜变化比较，治疗组均优于对照组（$P<0.01$）。作者认为化疗药物或放射性治疗耗伤人体正气，使脾气虚弱，运化失职，湿浊内生，致大肠传导功能异常而出现腹泻，本品通过健脾化湿，既能调整肠道菌群，又可抑制细菌生长，能较好地治疗肿瘤放化疗引起的腹泻等胃肠功能紊乱。

固肠胶囊以花椒、干姜温中祛寒，黄连清热坚肠，厚朴、建曲消和除满，川芎和血行气开郁以止痛，赤石脂之温涩，乌梅之酸涩，牡蛎助赤石脂收涩下利之滑脱。葛文津等[2]报道34例患者采用固肠胶囊治疗1个疗程，显效12例，好转1例，无效1例；16例经2个疗程治疗，显效12例，好转2例，总有效率98%。经治疗后患者泄泻、腹胀、黏液或脓血便、溏便、纳差、乏力等症状明显改善，各项症状改善率平均为92%。进一步研究显示本药作用机制为解痉止痛，消炎，提高机体免疫功能，改善微循环和血液流变学指标，促进肠道慢性炎症愈合，适用于寒热错杂、虚实互见之久泻患者。

唐波等[3]报道对30例大便次数增多，每日3

次以上，同时伴有泄泻急迫或泻而不爽，大便色黄褐，肛门灼热，舌苔黄腻，脉濡数或滑数，符合中医湿热型泄泻的患者，采用葛根芩连颗粒治疗 6 天，痊愈 20 例，显效 8 例，总有效率 93.4%。湿热型泄泻多为肠道黏膜发生溃疡败坏所引起的一系列症状，葛根芩连颗粒能解毒消炎，敛溃愈疡，恢复大肠传导功能，作者认为对于此类泄泻需要注意不宜过用收敛止涩药物，否则会导致湿热交阻，不仅大便次数不减，反而导致邪毒不清，腹胀、腹痛加重。（表 3-14）

参考文献

[1] 雷晓红，余守雅．参苓白术散加味治疗恶性肿瘤放化疗后腹泻[J]．中成药，2007，29(10)：1419-1421.

[2] 葛文津，甘毓麟，陈瑜，等．固肠胶囊治疗慢性泄泻临床与实验研究[J]．中医杂志，1994，16(02)：128-130.

[3] 唐波，汤小宁．葛根芩连汤精制颗粒治疗湿热泄泻临床研究[J]．时珍国医国药，2000，11(10)：920-921.

（刘　浩　张培彤）

五、常见恶性肿瘤中成药应用

（一）肺癌

【概述】肺癌又称原发性支气管肺癌，是一种生长在支气管上皮和肺泡上皮的癌症，临床常见消瘦、咳嗽、气短、乏力、咯血、胸痛、声音嘶哑等表现。一般分成小细胞肺癌和非小细胞肺癌两大类

表 3-14　治疗腹泻症状的中成药表

药物名称	中医治则	临床体会
参苓白术散(丸)	健脾益气,渗湿止泻	适用于脾虚泄泻,症见食少便溏,体倦乏力等。肛门有下坠感者忌服。服本药时不宜同时服用藜芦、五灵脂、皂荚或其制剂
四神丸	温肾暖脾,涩肠止泻	用于长期腹泻或凌晨腹泻者
附子理中丸	温中健脾	适用于脾虚寒湿泄泻,症见脘腹冷痛,便溏肢冷者
固本益肠片	健脾温肾,涩肠止泻	适用于脾虚或脾肾阳虚所致慢性泄泻,症见慢性腹痛腹泻、大便清稀或有黏液及黏液血便、形寒肢冷、舌淡苔白、脉虚
泻痢固肠丸	健脾化湿,益气固肠	用于久泻脱肛,腹胀腹痛者;不宜久服
补中益气丸	益气升阳,调补脾胃	用于脾胃气虚、中气下陷,症见少气乏力,大便溏稀,头晕目眩,嗜睡纳差等
六君子丸	补脾益气,燥湿化痰	适用于脾胃气虚兼有痰湿所致的泄泻
固肠胶囊	散寒清热,调和气血,涩肠止泻	适用于寒热错杂、虚实互见之久泻者
葛根芩连颗粒	清热,化湿,止泻	用于急性腹泻伴发热者,适用于湿热下注型泄泻
藿香正气水/软胶囊/滴丸	解表化湿,理气和中	用于舌苔厚腻,呕吐肠鸣腹泻者

型。小细胞肺癌：占所有肺癌的10%～25%，生长快速且会很早就由淋巴或血道扩散。非小细胞肺癌：占所有肺癌的80%以上，常见的有三种类型：鳞状细胞癌、腺癌、大细胞癌。

肺癌可归属于中医学的“息贲”、“肺壅”、“息积”、“肺积”等范畴。多因正气内虚、脏腑失调，或兼外邪侵肺、寒热太过，以致肺气郁滞，痰气胶结，瘀毒内蕴，乃成肺积。中医脏腑病机与肺、脾两脏关系密切。

西医治疗多根据肺癌患者的病理类型、TNM分期、体力状况、治疗反应、病情变化等因素，有计划、合理地综合应用现有的几种治疗手段，如手术、化疗、放疗、分子靶向治疗、免疫治疗等，使得肺癌的治愈率有所提高，晚期疾病的生存期也有所延长。但临床疗效的提高大部分归功于肺癌的早期诊断，大多数患者在诊断时已是局部晚期或有远处转移，故总体5年生存率较低。美国Surveillance Epidemiology and End Results (SEER)的研究资料显示肺癌1996～2000年的5年生存率为15%，其中Ⅰ期为56%、Ⅱ期32%、Ⅲ期9%、Ⅳ期2%。延长肺癌患者生存期，提高生存质量是全球肿瘤工作者所面临的重要难题。

中医药治疗肺癌的优势在于稳定肿瘤病灶，防治肿瘤复发或转移，增强机体免疫功能，改善临床症状，减轻放、化疗毒副作用，提高生活质量，延长带瘤生存时间等方面。中医药治疗肺癌强调辨证论治与辨病论治相结合，在较好的生活质量和较长的生存时间基础上取得最大限度的肿瘤缓解率，而不是单纯强调瘤体缩小、消退及无病生存时间。因此，“带瘤生存”和“生活质量的提高”是中医药治疗肺癌的特点。

【中成药应用】

1. 治疗用药　适宜于围手术期后或放化疗后处于观察期的患者，或者不适合手术及放化疗的患者。推荐中成药如表 3-15。

2. 辅助用药　适宜于围手术期或放、化疗期的患者。推荐中成药详见相关章节。

3. 症状用药　针对肺癌病程中常见不适临床表现，选择相应的中成药治疗。推荐中成药如表 3-16。

【临床经验与现代研究】

1. 肺癌发病过程中以气虚、阴虚、痰结为主要病机特点，治疗应注重健脾益气，顾护肺阴，化痰散结，慎用耗气伤阴、滋腻碍胃的中药。切忌一味应用大热大补或活血解毒药物。当出现咳血等出血症状时，慎用具有活血化瘀作用的中成药。

2. 大多数肺癌患者都适于采用中西医结合的治疗方案，对于不具备放化疗指征或高龄老年体力状况较差的患者，可以推荐采用中医药为主的治疗方案。①肺癌早期术后患者以及肺癌晚期患者病情稳定时，宜采用口服中成药巩固疗效，防治肿瘤进展。林洪生[1]等以手术后Ⅰ～ⅢA 期非

表 3-15 肺癌治疗用药表

药物名称	中医治则	临床体会
康莱特注射液	益气养阴，消瘀散结	尤适用于体弱或伴营养不良者；血脂高者慎用
榄香烯注射液	逐瘀利水	尤适用于伴发胸水、腹水、心包积液、放射性肺炎者；出血倾向者慎用
华蟾素注射液/片	清热解毒，消肿止痛，活血化瘀，软坚散结	尤适用于淋巴结肿大、肝转移者；心功能异常者慎用
艾迪注射液	清热解毒，消瘀散结	有扶正功效；过敏体质者慎用
复方苦参注射液	清热利湿，凉血解毒，散结止痛	有止痛功效；尤适用于晚期患者
消癌平注射液/片	清热解毒，化痰软坚	个别患者在用药期间有低热、多汗、游走性肌肉关节疼痛等不适
康艾注射液	益气扶正	扶正祛邪兼顾，偶见过敏反应

续表

药物名称	中医治则	临床体会
鸦胆子油乳注射液/口服液	抗癌	可用于肺癌脑转移者。少数患者有厌油腻，恶心，厌食等消化道反应。如药品有分层，应停止使用
斑蝥酸钠维生素 B_6 注射液	抗癌	肾功能不全者慎用，泌尿系统出现刺激症状者应暂停用药
益肺清化颗粒	益气养阴，清热解毒，化痰止咳	兼具止咳化痰、润肠功效；便溏、出血倾向者慎用
参莲胶囊	清热解毒，活血化瘀，软坚散结	恶心、消化功能不良者慎用
平消胶囊	活血化瘀，止痛散结，清热解毒，扶正祛邪	宜间断用药，长期服用需监测肝肾功能
复方斑蝥胶囊	破血消瘀，攻毒蚀疮	心功能、消化功能不良，伴发胃肠溃疡、泌尿系统疾病者慎用

续表

药物名称	中医治则	临床体会
金复康口服液	益气养阴,清热解毒	适用于非小细胞肺癌气阴两虚证患者
鹤蟾片	解毒除痰,凉血祛瘀,消癥散结	有轻度消化道反应、心悸的报道,脾胃虚弱者、心脏病患者慎用
安康欣胶囊	活血化瘀,软坚散结,清热解毒,扶正固本	扶正祛邪兼顾;不可超量服用
清肺散结丸	清肺散结,活血止痛,解毒化痰	服药后如有口干现象,宜多饮水
参蟾消解胶囊	化瘀解毒,豁痰消肿	脾胃虚弱者、心脏病患者慎用
紫龙金片	益气养血,清热解毒,理气化瘀	用于肺癌气血两虚兼瘀热证患者辅助化疗
复方万年青胶囊	解毒化瘀,扶正固本	扶正祛邪兼顾,忌与藜芦同服

表 3-16　肺癌常见症状用药表

临床表现	药物名称	中医治则	适　应　证
咳嗽	通宣理肺丸	解表散寒，宣肺止咳	适于风寒咳嗽，症见发热恶寒，头痛鼻塞，咳嗽痰白，无汗而喘等
	急支糖浆	清热化痰，宣肺止咳	适于风热咳嗽，症见咳嗽不爽，痰黄或黄白而稠，发热咽痛等
	金果饮	养阴生津，清热利咽，润肺开音	适于津亏燥咳，症见干咳无痰，或痰少而黏，痰中带血，咽干鼻燥，声音嘶哑等
	强力枇杷露	养阴敛肺，镇咳祛痰	适于久咳劳嗽，阴虚干咳，症见咳喘气促，体弱无力，痰少质黏等
	止咳橘红口服液	清肺，止咳，化痰	用于痰热阻肺引起的咳嗽痰多、胸满气短、咽干喉痒
	养阴清肺膏	养阴润燥，清肺利咽	用于阴虚肺燥，咽喉干痛，干咳少痰
	参蛤平喘胶囊	滋补肺肾，纳气平喘	用于肺肾不足所致的气喘，咳嗽，痰多，腰膝酸软。感冒、实热及痰湿内盛之喘咳忌服。本品宜饭前服用

续表

临床表现	药物名称	中医治则	适 应 证
咳痰	桂龙咳喘宁胶囊	止咳化痰，降气平喘	适于寒痰阻肺，症见痰多色白，胸膈满闷，动则气喘，舌苔白腻或白滑等
	复方鲜竹沥液	清热，化痰，止咳	适于痰热壅肺，症见痰黄黏腻，或有腥味，发热咽痛，大便干燥等
	痰热清注射液	清热，解毒，化痰	
咯血	云南白药胶囊	化瘀止血，活血止痛，解毒消肿	适于出血、瘀血疼痛等症
	三七胶囊	散瘀止血，消肿止痛	

小细胞肺癌为研究对象，益肺清化膏组 184 例，安慰剂组 176 例，服药时间共 6 个月。益肺清化膏组两年生存率（96%）优于对照组（83%），可以明显改善患者临床症状，提高患者 KPS 评分，并有增加患者体重的趋势，改善术后患者身体状况、功能状况及社会家庭状况等领域生存质量。孙燕[2]等观察Ⅲ～Ⅳ期非小细胞肺癌 115 例，所有患者纳入后均接受 NP 化疗，并随机分入治疗组（口服参一胶囊）或对照组（口服安慰剂）。结果显示参一胶囊辅助化疗可提高患者的近期疗效和生存期。治疗组近期有效率为 33.3%（17/51），对照组为 14.5%（8/55）（P=0.011）；治疗组中位生存期为 10.0 个月，对照组为 8.0 个月（P=0.0088）。刘嘉湘[3]等观察金复康口服液治疗Ⅱ、Ⅲ、Ⅳ期非小细胞肺癌的临床疗效，290 例患者分为金复康组、化疗组及化疗加金复康组，结果显示金复康口服液配合化疗有明显的增效减毒功效，化疗加金复康组 PR42%，PR+NC95%，明显高于化疗组 PR23.33%，PR+NC78.88%（P<0.01）；化疗加金复康组白细胞下降、胃肠道反应、脱发等毒性发生率及程度均较单纯化疗组明显减轻（P<0.01）。同时，金复康口服液能改善症状，提高免疫功能和生存质量。②肺癌患者病情进展时，或晚期患者 PS 评分 0～3，单纯接受中医药治疗时，宜选用中药注射剂治疗控制病情。林洪生等[4]以非手术ⅢA～Ⅳ期非小细胞肺癌为研究对象，中医治疗组 173 例，给予华蟾素注射液、榄香

烯注射液、康莱特注射液交替使用，或单独使用，总共3周期；中西医结合组（化疗3～6周期＋参一胶囊6个月）183例，西医治疗组（化疗3～6周期＋安慰剂6个月）201例。结果显示中医治疗组中位生存期10.92个月，中西医结合组12.03个月，均优于西医治疗组8.46个月；中医治疗组在症状改善、KPS评分提高方面均优于其他两组，而且没有化疗所引起的毒性。赵亚利[5]等系统评价研究显示，榄香烯＋西艾克＋顺铂的疗效优于西艾克＋顺铂；常规化疗基础上加用榄香烯可以改善其临床疗效；单独使用榄香烯与使用环磷酰胺＋阿霉素＋顺铂相比疗效差异无统计学意义；单独使用榄香烯注射液或榄香烯注射液＋常规方案治疗肺癌与常规治疗相比，疗效无统计学差异，1年及以上的生存率无统计学差异，但可能减少由常规治疗引起的副反应例数。

参考文献

[1] 林洪生．中药延长非小细胞肺癌术后患者生存期的多中心随机对照临床试验研究[J]．中国临床肿瘤学教育专辑，2007：173-183.

[2] 孙燕，林洪生，朱允中，等．长春瑞滨合并顺铂(NP)加参一胶囊或安慰剂治疗晚期非小细胞肺癌的多中心双盲随机临床研究报告[J]．中国肺癌杂志，2006，9(3)：254-258.

[3] 刘嘉湘，潘敏求，黎月恒，等．金复康口服液治疗原发性非小细胞肺癌临床研究[J]．肿瘤，2001，21(6)：463-465.

[4] 林洪生. 中药干预晚期非小细胞肺癌治疗的临床研究[M]//曹洪欣. 中医药发展与人类健康——庆祝中国中医研究院成立 50 周年论文集(上册). 北京:中医古籍出版社,2005:690-697.

[5] 赵亚利,彭晓霞,王亚东,等. 榄香烯注射液治疗肺癌的有效性与安全性评价[J]. 中国循证医学杂志,2005,5(3):216-228.

(刘　杰　林洪生)

(二)食管癌

【概述】食管癌(又称食道癌)是人类常见的恶性肿瘤之一,是指好发于食道颈、胸、腹段的恶性肿瘤。临床常见进行性咽下困难、胸骨后和剑突下疼痛、食物滞留感和异物感、食物反流、嗳气、呃逆、声音嘶哑、气急和干咳等症状。

我国是食管癌的高发地区,每年因食管癌死亡者约 15 万人,占全部恶性肿瘤死亡总数的近 1/4。食管癌在食管上、中、下三段均可发生,以中段最多见,下段次之,上段较少见。我国食管癌病死率男性高于女性。发病率以高年龄组较高,70 岁以后逐渐降低。食管癌发生因素众多,如化学物质因素、饮食习惯、吸烟饮酒、遗传因素、毒菌污染等,精神因素也是本病发生的重要原因。食管癌有多种分型法,按组织细胞学分类,可分为鳞状上皮癌和腺癌;按病理学、X 线诊断学和临床分类,可分为髓质型、溃疡型、蕈伞型、缩窄型、乳头型 5 型。

食管癌可归于中医学的"噎膈"范畴。明代

王肯堂将本病分为“噎”和“膈”两类，“噎者，咽喉噎塞不通，饮易入食难入也；膈者，胃口隔塞不通，饮食暂下稍顷即吐也。”本病多由忧思郁怒，酒食所伤而引起。其病位在食道，属胃气所主。气滞、痰凝、血瘀是本病的主要病机，属本虚标实之证。

西医一般对较早期病变采用手术治疗；对较晚期病变，且位于中、上段而年龄较大或有手术禁忌证者，以放射治疗为佳。外科手术是治疗食管癌的首选方法。下段癌肿手术切除率在90%，中段癌在50%，上段癌手术切除率平均在56.3%～92.9%。根据病情可分姑息手术和根治手术两种。姑息手术主要对晚期不能根治或放疗后的患者，为解决进食困难而采用食管胃转流术、胃造瘘术、食管腔内置管术等。根治性手术原则上应切除食管大部分，食管切除范围至少应距肿瘤5cm以上。食管癌放射治疗包括根治性和姑息性两大类。凡患者全身状况尚可、能进半流质或顺利进流质饮食、胸段食管癌而无锁骨上淋巴结转移及远处转移、无气管侵犯、无食管穿孔和出血征象、病灶长度＜7～8cm而无内科禁忌证者，均可做根治性放疗。其他患者则可进行旨在缓解食管梗阻、改善进食困难、减轻疼痛、提高患者生存质量和延长患者生存期的姑息性放疗。目前虽应用于食管癌的化学药物较多，但确有疗效者少见。目前研究发现个别靶向治疗药物可取得一定疗效。

中西医结合治疗食管癌是我国肿瘤研究的成就，从辨证论治出发，调整机体功能，改善症状，减轻放、化疗毒副反应，综合了整体与局部结合的观点，把扶正祛邪、攻与补相结合，取长补短，提高了临床疗效。中医治疗食管癌应辨证察其虚实。初期以标实为主，根据气结、痰阻、血瘀的不同，分别进行治疗，但均需加入滋阴养血润燥之品；后期以本虚为主，应根据津血枯涸及阳气衰弱的程度，给予不同的调治。其优势在于：中、晚期食管癌不能手术或不能耐受放化疗的病例以中医药治疗为主，可以缓解不适症状；早期可以手术及放化疗的病例，中医药有利于手术顺利进行、增强手术效果、改善手术后虚弱症、治疗术后并发症、减轻放化疗毒副作用、提高疗效等。

【中成药应用】

1. 治疗用药　适宜于肿瘤的治疗，注射剂按疗程应用，口服药可持续较长时间应用，亦可考虑与注射剂交替使用。推荐中成药如表3-17。

2. 辅助用药　适宜于围手术期、放疗、化疗及其他有创治疗期间的患者。推荐中成药详见相关章节。

3. 症状用药　针对食管癌病程中常见不适临床表现，可用以下推荐中成药治疗（表3-18）：

表 3-17　食管癌治疗用药表

药物名称	中医治则	临床体会
消癌平注射液/片	清热解毒、化痰软坚	个别患者在用药期间有低热、多汗、游走性肌肉关节疼痛等不适
华蟾素注射液/片	解毒、消肿、止痛	尤适于淋巴结肿大、肝转移者;过敏体质慎用;心功能异常慎用
复方苦参注射液	清热利湿、凉血解毒、散结止痛	适用于中晚期合并疼痛者;对于合并水肿、胸腹腔积液、出血者也有一定疗效
鸦胆子油注射液/口服液	抗癌	可用于肺癌脑转移者。少数患者有厌油腻、恶心、厌食等消化道反应。如药品有分层,应停止使用
去甲斑蝥酸钠注射液/片	抗癌	对有出血倾向的患者,应慎用较高剂量。静脉给药时,注意避免药液漏出血管壁外
安替可胶囊	软坚散结、解毒定痛、养血活血	适用于瘀毒证者;长期服用时,个别患者出现轻度白细胞下降,无需特殊处理;避免合并服用兴奋心脏药物
平消胶囊	活血化瘀、止痛散结、清热解毒、扶正祛邪	口服汤药时避免与人参同服;含马钱子,不宜久服

续表

药物名称	中医治则	临床体会
食道平散	降逆止呕、涤痰解毒、凉膈消积	有食道溃疡、糜烂、胃溃疡者可先以小剂量试服或含化；如服药后有微痛或烧灼感，或减量或含化或饭后服。本品含有马兜铃科植物细辛，宜在医生指导下服用，定期复查肾功能。出血倾向者慎用
莲芪胶囊	解毒化瘀、扶正祛邪	适于毒蕴血瘀兼正虚者；出血倾向者慎用
珍香胶囊	清热解毒、活血化瘀、消痰散结	对于证属痰瘀凝聚、毒热蕴结的食管癌患者的放疗有协同作用。因吞咽困难者，可去掉胶囊外壳，将胶囊中药物调蜜含服
梅花点舌丹	清热解毒、消肿止痛	用于晚期食管癌癌性疼痛，见口干口苦、红肿热痛等实热证者
复方天仙胶囊	清热解毒、活血化瘀、散结止痛	严重青光眼及心脏病患者慎用，不宜与洋地黄类药物同用
金蒲胶囊	清热解毒、消肿止痛、益气化痰	适用于痰湿瘀阻及气滞血瘀证。偶见恶心，不可过量服用
抗癌平丸	清热解毒、消肿止痛	用于热毒血瘀证，初服时可由少到多，逐步增加，如胃部有发胀感，可酌情减量；服药期间忌食霉菌类食物
仙蟾片	化瘀散结、益气止痛	含马钱子，不宜超量服用

表 3-18 食管癌常见症状用药表

临床表现	药物名称	中医治则	适应证
进食哽噎	增生平片	清热解毒，化瘀散结	治疗食管和贲门上皮增生，具有呃逆、吞咽不利、口干、口苦等热瘀内结表现者。含黄药子，应定期复查肝功能，发现肝功能异常应及时停药。肝功能异常、素体虚寒者忌服
	噎膈丸	补益肺肾，润燥生津，通咽利膈	用于噎膈、咽炎、吞咽不利、咽哽干燥；亦可用于食管黏膜上皮不典型增生及食管癌的辅助治疗
	紫金锭	辟瘟解毒，消肿止痛，散结	内服、外涂均可
胸背疼痛	血府逐瘀丸	活血化瘀，行气止痛	用于瘀血停滞胸中而见胸痛、头痛，痛如针刺而有定处，或呃逆干呕、烦急、心悸失眠、午后潮热，或唇舌紫黯、舌有瘀点、脉弦涩等症
	失笑散	活血祛瘀，散结止痛	
反酸、烧心	左金丸	清泻肝火，降逆止呕	肝火犯胃证。胁肋疼痛，嘈杂吞酸，呕吐口苦，舌红苔黄，脉弦数
	舒肝和胃丸	燥湿健脾、行气和胃	腹胀纳呆、吞酸呕吐
消瘦、贫血	十全大补丸	温补气血	用于气血两虚，面色苍白，气短心悸，头晕自汗，体倦乏力，四肢不温，月经量多
	生血丸	补肾健脾，填精补髓	

【临床经验与现代研究】

1. 中医药治疗食管癌提高疗效的根本在于把握住病机的变化，本病初期以标实为主，多见气结、痰凝、血瘀，故应早用行气化痰，活血化瘀之品。晚期本虚为主，气血双亏、阴阳枯竭，因此气血双补，滋阴壮阳势在必行。此外保护胃气应贯穿食管癌治疗的始终。

2. 中成药联合放化疗治疗食管癌，可起到减低放化疗毒副作用、增加其疗效的作用。李凯[1]等观察了 45 例经病理组织学或细胞学确诊的晚期食管癌患者，随机分为 5-FU＋DDP＋消癌平组、5-FU＋DDP 组和单用消癌平组，结果显示，消癌平联合化疗组与单纯化疗组疗效无统计学差异，但生活质量明显提高，骨髓抑制明显减轻，消癌平组生活质量明显好于另外两组。赵保民[2]等观察 60 例适合根治性放疗的患者，分为单放疗组和放疗加华蟾素组，结果提示，后者的吞咽困难改善明显好于前者，1、3 年生存率较前者的 43.3％、10％分别提高到 70％、23.3％，白细胞下降也由 33.3％减少到 10％。郭金涛[3]采用随机对照的方法，观察中晚期食管癌 182 例，观察组放射治疗加口服安替可胶囊，对照组单纯放射治疗，结果是安替可胶囊与放疗合并使用有较好的增敏作用。张富同[4]等将 108 例中上段食管癌患者随机分为治疗组（平消胶囊＋放射治疗）和对照组（单纯放疗），结果前者 CR＋PR 为 96.3％，明显好于后者的 74.1％，骨髓抑制治疗组较轻，消化道反应治疗组稍高，但经处理后不影响放射治疗的进行。

参 考 文 献

[1] 李凯，邹华伟．消癌平联合化疗治疗晚期食管癌的临床观察[J]．中华肿瘤防治杂志，2007，14（16）：1272-1273.

[2] 赵保民，孙凌飞．华蟾素对食管癌放射治疗的减毒增效作用[J]．中国肿瘤临床与康复，1998，5（6）：25-26.

[3] 郭金涛．安替可胶囊合并放疗治疗中晚期食管癌 90 例疗效观察[J]．南通医学院学报，1999，19（4）：478，487.

[4] 张富同，李秀莉，李慧杰，等．平消胶囊与放疗同步治疗中上段食管癌疗效的对比性研究[J]．河北中医，2007，29（9）：786-787.

（刘　硕　闫洪飞）

（三）胃癌

【概述】胃癌是指发生在胃上皮组织的恶性肿瘤，是我国最常见的恶性肿瘤之一。胃癌发病有“三高”和“三低”的特点，即发病率高、转移率高、死亡率高；早期确诊率低、根治切除率低、5 年生存率低。胃癌可发生于胃的任何部位，但多见于胃窦部，尤其是胃小弯侧。胃癌早期症状常不明显，如不规律的上腹部不适、隐痛、嗳气、反酸、食欲减退、轻度贫血等，部分类似胃、十二指肠溃疡或慢性胃炎的症状。随着病情的进展，胃部症状渐转明显，出现上腹部疼痛、食欲不振、消瘦、体重减轻和贫血等。后期常有癌肿转移，出现腹部肿块、左锁骨上淋巴结肿大、黑便、腹水及严重营养不良等。根据癌组织浸润深度分为早期胃癌和进展期胃癌。按具体形态分型，早期胃癌可分为隆起型、浅表型和凹陷型；进展型胃癌分为蕈伞型、溃疡型、浸润型、混合型、多发癌。按组织分型分为腺癌、未分化癌、黏液癌（即印戒细胞癌）、特殊类型癌（包括腺鳞癌、鳞状细胞癌、类癌等）。

中医并无胃癌之名，应属于“胃脘痛”、“胃反”、“翻胃”、“心腹痞”、“伏梁”、“积聚”等范畴。多因饮食不节，情志失调，劳倦内伤或感受邪毒，引起机体阴阳平衡失调，脏腑功能失常，进而气滞、血瘀、痰结、邪毒内蕴等病理改变导致癥瘕积聚，形成癌肿。中医脏腑病机与胃、肝、脾关系密切。

目前，胃癌的首选治疗手段是手术。由于早期诊断率低，在胃癌确诊时往往已表现为局部晚期或发生浸润、远处转移而无法手术；而肿瘤局限者也有接近 50%无法根治性切除，即使是早期患者，在根治切除后仍有 50%会复发转移。根据美国临床肿瘤学会（ASCO）资料，胃癌手术治疗的 5 年生存率Ⅰ期 63%，Ⅱ期 22%，Ⅲ期 5%，Ⅳ期 0%。与其他消化道肿瘤相比，胃癌是对化疗相对敏感的肿瘤。胃癌的化疗曾经面临缓解期短而毒性高的窘境，中位生存期只有 6～9 个月，因此积极研发高效低毒的化疗新药和新方案极为重要。迄今胃癌的化疗尚没有“金标准”规范方案可循，但是近年来新方案的客观缓解率多已超过40%。单药对胃癌有效的药物有：S1、L-OHP、Xeloda、Taxol、GPT-11、PDD、5-FU 等，部分药物有效率已超过20%。放疗对胃癌的敏感性低、疗效差，加之胃部周围重要脏器多，放射治疗常伤及机体的正常细胞和组织，故一般较少采用。

大量临床实践证明，在胃癌的综合治疗中，中医药可用于胃癌围手术期、化学治疗、放射治疗等全过程。中医药与其他疗法同时应用，可提高综合疗效，尤其在减少放、化疗对机体的不良反应、提高人体抵抗力、减轻临床症状及改善生活质量等方面具有一定的作用。而对于晚期胃癌患者的治疗，更重要的是减轻痛苦，改善症状，延长带瘤生存时间，从而降低胃癌的病死率。

【中成药应用】

1. 治疗用药　适宜于肿瘤治疗的全程，推荐中成药如表3-19。

2. 辅助用药　适宜于围手术期、放疗、化疗及其他有创治疗期间的患者。推荐中成药详见相关章节。

3. 症状用药　针对食管癌病程中常见不适临床表现，可用以下推荐中成药治疗(表3-20)：

表 3-19 胃癌治疗用药表

药物名称	中医治则	临床体会
消癌平注射液/片	清热解毒、化痰软坚	个别患者在用药期间有低热、多汗、游走性肌肉关节疼痛等不适
华蟾素注射液/片	解毒、消肿、止痛	尤适于淋巴结肿大、肝转移者；过敏体质慎用；避免与剧烈兴奋心脏药物配伍
复方苦参注射液	清热利湿、凉血解毒、散结止痛	适用于中晚期合并疼痛者；对于合并水肿、胸腹腔积液、出血者也有一定疗效
鸦胆子油注射液/口服液	抗癌	少数患者有厌油腻、恶心、厌食等消化道反应。如药品有分层，应停止使用
安替可胶囊	软坚散结、解毒定痛、养血活血	适用于瘀毒证者；长期服用时，个别患者出现轻度白细胞下降，无需特殊处理；避免合并服用兴奋心脏药物
平消胶囊	活血化瘀、止痛散结、清热解毒、扶正祛邪	口服汤药时避免与人参同服
小金胶囊	散结消肿、化瘀止痛	尤适于胃癌合并淋巴结转移者；避免与人参同服

续表

药物名称	中医治则	临床体会
梅花点舌丹	清热解毒、消肿止痛	用于晚期食管癌癌性疼痛，见口干口苦，红肿热痛等实热证
复方天仙胶囊	清热解毒、活血化瘀、散结止痛	严重青光眼及心脏病患者慎用，不宜与洋地黄类药物同用
金蒲胶囊	清热解毒、消肿止痛、益气化痰	适用于痰湿瘀阻及气滞血瘀症。偶见恶心，不可过量服用
抗癌平丸	清热解毒、消肿止痛	用于热毒血瘀证，初服时可由少到多，逐步增加，如胃部有发胀感，可酌情减少；服药期间忌食霉菌类食物
仙蟾片	化瘀散结、益气止痛	含马钱子，不宜超量服用
参蟾消解胶囊	化瘀解毒、豁痰消肿	脾胃虚弱者、心脏病患者慎用
柘木糖浆	抗癌	用于防治胃癌前病变，联合化疗增效减毒
复生康胶囊	活血化瘀、消积止痛、补气健脾	使用期间注意检查血象

表 3-20　胃癌常见症状用药表

临床表现	药物名称	中医治则	适　应　证
胃痛	良附丸	温胃散寒，理气止痛	胃痛暴作，恶寒喜暖，得温痛减，遇寒加重者
	柴胡舒肝丸	疏肝理气，和胃止痛	胃脘胀满，脘痛连胁，喜长叹息，遇烦恼郁怒则痛甚者
	黄芪建中丸	温中健脾，和胃止痛	胃痛隐隐，喜温喜按，空腹痛甚，劳累加重，神疲倦怠，手足不温者
	血府逐瘀丸	活血化瘀，行气止痛	用于气滞血瘀证。如肺癌、胃癌症见胸痛、头痛，痛如针刺，痛处固定等
	云南白药胶囊	止血，消肿镇痛，活血化瘀，祛腐生肌	用于癌性疼痛、出血
	天蟾胶囊	行气活血，通络止痛	用于轻中度癌性疼痛属气滞血瘀证者
	乌头注射液	散寒止痛	用于晚期癌症的疼痛，属阴寒瘀毒蕴结者。注意毒性，不可过量应用

续表

临床表现	药物名称	中医治则	适 应 证
胃痛	蟾酥注射液	清热解毒	静脉滴注剂量过大时，输液部位可能会有疼痛。严重心、肝、肾疾病者慎用
	阿魏化痞膏	化痞消积	外用，治疗气滞血凝，癥瘕痞块，脘腹疼痛，胸胁胀满
	蟾酥镇痛膏	活血化瘀，消肿止痛	外贴于疼痛区域，治疗中晚期肿瘤局部疼痛。患处溃疡忌用
	蟾乌巴布膏	活血化瘀，消肿止痛	外用，治疗多种癌症引起的疼痛。含马兜铃科植物细辛，不宜长期使用，定期复查肾功能。肾脏病患者、孕妇、新生儿禁用
	复方蟾酥膏	活血化瘀，消肿止痛	外用，治疗多种癌症引起的疼痛
嗳气、反酸	舒肝和胃丸	燥湿健脾，行气和胃	腹胀纳呆、吞酸呕吐
	左金丸	清泻肝火，降逆止呕	嘈杂吞酸、呕吐口苦

续表

临床表现	药物名称	中医治则	适应证
呕血、黑便	十灰散	凉血止血	用于热证出血，血色鲜红，来势急暴者
	归脾丸	健脾养心，益气摄血	用于吐血缠绵不止，血色黯淡，神疲乏力，心悸气短者
	云南白药胶囊	化瘀止血，活血止痛，解毒消肿	各种出血，跌打损伤，瘀血肿痛者
	地榆槐角丸	疏风润燥，凉血泻热	失血过多，身体虚弱者禁用
	新阿胶	滋阴，补血，止血	用于血虚体弱者以及化疗引起的血小板减少
消瘦、贫血	十全大补丸	温补气血	用于面色苍白，气短心悸，头晕自汗，体倦乏力，四肢不温者
	八珍丸	健脾和胃，补气养血	用于面白或萎黄，头晕目眩，乏力，心悸气短，食欲不振者

【临床经验与现代研究】

1. 在胃癌的发病及治疗的全过程中，中医药治疗的疗效是肯定的。胃癌手术以后，2～3 年内的复发和转移率较高，因此术后常需坚持服用中药，起到积极的预防和治疗作用。但因本病所处消化道主要部位，有部分患者不能长期耐受口服药物，尤其是刺激性的汤药，可酌情改为间断口服药物治疗，或更换刺激性小的中成药；随着中药剂型的不断创新，中药注射剂的使用给胃癌患者带来了很大的益处。李财宝[1]等将 241 例胃癌手术后患者分为中西药综合治疗组 149 例和西药对照组 92 例，综合治疗组在对照组化疗 1 年及免疫疗法 2 年的基础上，加用“扶正逐邪汤”中药治疗 2 年，结果提示：中西药综合治疗组的生活质量、化疗后毒副反应及 5 年生存率（综合治疗组 50.34%，对照组 39.13%）明显优于对照组，说明中西药综合治疗胃癌手术后的疗效优于单纯西药治疗。

2. 对于晚期未能手术、姑息手术或（和）胃肠功能较差的患者，可采取中药注射剂联合使用的方法。张志强[2]等观察华蟾素联合羟基喜树碱治疗晚期胃癌的近期疗效，将 60 例晚期胃癌患者随机分为两组，治疗组 30 例，采用华蟾素注射液静脉滴注，同时羟基喜树碱化疗，对照组 30 例，单用羟基喜树碱化疗，两组均用 3 周。两组近期疗效及不良反应无显著性差异（$P>0.05$），治疗组疼痛缓解率为 83.3%，生活质量评分增加 18.6

分;对照组疼痛缓解率为43.3%,生活质量评分增加9.3分,两组比较均有显著性差异($P<0.05$)。研究结果提示,华蟾素联合羟基喜树碱治疗晚期胃癌能明显缓解疼痛,改善生活质量,是一种安全有效的姑息治疗方法。

另外,由于胃癌患者本身就有不同程度的消化道症状,如果采取化疗或放疗,症状将会有不同程度的加重,这时使用中药,要本着先"护脾胃",后"调全身"的原则,切勿攻毒寒凉太过。对于未手术或姑息手术的患者,尤其是既往有吐血和大便潜血阳性病史的患者,要慎用活血化瘀药物,以免造成消化道大出血。

参 考 文 献

[1] 李财宝,龚航军,冯寿全.149例胃癌术后化疗与中药综合治疗临床观察[J].上海中医药杂志,2002,36(2):15-16.

[2] 张志强,汪岩,荣大庆.华蟾素联合羟基喜树碱治疗晚期胃癌的近期疗效[J].实用医药杂志,2006,23(7):210-211.

(刘 硕 杨宗艳)

(四)大肠癌

【概述】大肠癌包括结肠癌和直肠癌,大肠癌的早期症状如间断性腹痛、便秘或腹泻、黏液便、缺铁改变等均不特异。随着肿瘤的进展,可出现进一步的症状如体重减轻、疲乏、梗阻、出血和穿孔。晚期患者,尤其是右侧结肠癌可触及腹部包块。出血通常表现为肉眼血便，急性出血很少发生。偶尔右侧结肠癌也可出现黑便。极少量的出血可通过大便潜血试验检测。梗阻多见于乙状结肠癌患者。急性穿孔常伴有腹痛、发热和腹部包块。慢性穿孔临床表现较隐匿，常伴有结肠膀胱瘘，女性可出现结肠子宫瘘和结肠阴道瘘等。大肠癌组织学分类：腺癌占大肠癌中近 4/5，黏液癌占约 1/5。未分癌占约 2%。其他鳞癌、鳞腺癌、小细胞癌等，均罕见。

大肠癌可归于中医学的“肠覃”、“肠风”、“肠澼”、“锁肛痔”、“脏毒”、“便秘”、“便血”、“积聚”等范畴。多因嗜食醇酒肥甘厚味，或过食辛辣，湿热内蕴，胃肠积热，或年老体弱，气虚阳衰，津液干枯，或忧思郁怒，导致气血运行失调，凝结成积。中医病位在大肠，与脾、胃、肝密切相关。

大肠癌的西医治疗，早期仍以手术作为首选的治疗方式，术后根据 TNM 分期以及是否存在不良预后因素决定是否需要化疗，直肠癌可同时给予术前或术后放射治疗，或同步放化疗。随着靶向药物的出现以及各种治疗手段的联合应用，大肠癌的疗效有所提高，晚期转移性大肠癌的中位生存期已经提高到 20 个月，但Ⅲ期 5 年生存率很少超过 50%，Ⅳ期 5 年生存率不到 10%，局部复发和远处转移是大肠癌治疗失败的最主要原因。随着各种治疗手段的不断应用，所带来的副反应也相应增多，由此造成患者的身心痛苦以及生活质量下降也随之增多。

中医药在大肠癌的治疗中，目前仍是作为辅助治疗，对于不能耐受手术和放化疗的患者以及放化疗期间的患者，辨证论治中医药治疗可以减轻放化疗毒性、控制肿瘤、延缓肿瘤发展、改善患者生存质量、延长患者生存期，并且在防治大肠癌的复发或转移以及改善临床症状、缓解并发症等方面存在优势。

【中成药应用】

1. 治疗用药　适用于围手术期或放、化疗期后处于观察期的患者，或者不适合手术及放化疗的患者。部分药可与放化疗同用，具有解毒增效的作用。推荐中成药如表 3-21。

2. 辅助用药　适用于围手术期或放、化疗期的患者。推荐中成药详见相关章节。

3. 症状用药　针对大肠癌病程中常见临床表现，选择相应的中成药治疗。推荐中成药如表 3-22。

【临床经验与现代研究】

1. 大肠癌早期术后患者，放化疗期间以及放化疗后可使用中药调整免疫功能，清除残存肿瘤细胞，起到巩固治疗效果、防治复发转移、延缓化疗耐药及减轻放化疗毒性的作用。陈万源[1]观察艾迪注射液防治术后早期免疫功能下降的作用，对照组 30 例，治疗组 20 例，治疗组于术前 5 天和术后 5 天连续使用艾迪 50ml＋5％GS450ml 静脉滴入。结果显示，大肠癌患者 NK 细胞活性及 CD3＋、CD4＋明显低于正常组，CD8＋明显增加

表 3-21　大肠癌治疗用药表

药物名称	中医治则	临床体会
消癌平注射液/片	清热解毒，化痰软坚	个别患者在用药期间有低热、多汗、游走性肌肉关节疼痛等不适
华蟾素注射液/片	解毒，消肿，止痛	静脉用药对外周血管有刺激，建议中心静脉滴注。对白细胞有影响，使用时应监测白细胞
艾迪注射液	清热解毒，消瘀散结	对外周血管有刺激，建议中心静脉输注，有扶正功效，对伴有乏力者效果较好。可与放化疗同用
复方苦参注射液	清热利湿，凉血解毒，散结止痛	兼有止痛止血作用，对伴有腹痛便血者效果较好。可与放化疗同用
鸦胆子油注射液/口服液	抗癌	少数患者有厌油腻、恶心、厌食等消化道反应。如药品有分层，应停止使用
康艾注射液	益气扶正	扶正祛邪兼顾，偶见过敏反应
平消胶囊	活血化瘀，止痛散结，清热解毒，扶正祛邪	本品含有马钱子，不可超量服用
复方斑蝥胶囊	破血消瘀，攻毒蚀疮	心功能、消化功能不良，伴发胃肠溃疡、泌尿系统疾病者慎用

表 3-22 大肠癌常见症状用药表

临床表现	药物名称	中医治则	适应证
便血	地榆槐角丸	疏风润燥，凉血泻热	用于便血，发炎肿痛。失血过多、身体虚弱者禁用
	十灰散	凉血止血	用于热证出血，血色鲜红，来势急暴者
	归脾丸	健脾养心，益气摄血	用于吐血缠绵不止，血色黯淡，神疲乏力，心悸气短者
	云南白药胶囊	化瘀止血、活血止痛、解毒消肿	各种出血，跌打损伤，瘀血肿痛者
	新阿胶	滋阴、补血、止血	用于血虚体弱者以及化疗引起的血小板减少
腹痛	少腹逐瘀丸	活血祛瘀，温经止痛	用于寒凝血瘀少腹证，见少腹积块疼痛，四肢不温，舌黯苔白，脉沉弦而紧等
	天蟾胶囊	行气活血，通络止痛	用于轻中度癌性疼痛属气滞血瘀证者
	两面针镇痛片	清热解毒，理气活血，通络止痛	用于瘀热郁结引起的腹部疼痛

续表

临床表现	药物名称	中医治则	适 应 证
腹痛	乌头注射液	散寒止痛	用于晚期癌症的疼痛，属阴寒瘀毒蕴结者。注意毒性，不可过量应用
	蟾酥注射液	清热解毒	静脉滴注剂量过大时，输液部位可能会有疼痛。合并严重心、肝、肾疾病者慎用
	阿魏化痞膏	化痞消积	外用，治疗气滞血凝，癥瘕痞块，脘腹疼痛，胸胁胀满
	蟾酥镇痛膏	活血化瘀、消肿止痛	外贴于疼痛区域，治疗中晚期肿瘤局部疼痛。患处溃疡忌用
	蟾乌巴布膏	活血化瘀，消肿止痛	外用，治疗多种癌症引起的疼痛。含马兜铃科植物细辛，不宜长期使用，定期复查肾功能。肾脏病患者、孕妇、新生儿禁用
	复方蟾酥膏	活血化瘀，消肿止痛	外用，治疗多种癌症引起的疼痛
	元胡止痛片	理气，活血，止痛	用于气滞血瘀证。偶有恶心、眩晕、乏力，但过量可出现呼吸抑制、帕金森综合征等表现。药性温燥，阴虚火旺者慎服

($P<0.05$)，术后免疫功能进一步下降，尤其在术后1周最为明显，与术前比较差异有显著意义($P<0.05$)，2周后逐渐恢复；治疗组患者术后1、2、3周免疫功能均无明显变化。张静文[2]等将103例大肠癌行根治性手术后进行辅助性化疗的患者随机分为治疗组和对照组。治疗组给予艾迪注射液配合HLF方案化疗，对照组给予单纯HLF方案化疗。两组化疗后生存质量均有改善，治疗组有效率达54.7%，对照组为28.0%($P<0.01$)。治疗组白细胞计数下降不明显，不良反应较轻。提示艾迪注射液配合大肠癌术后辅助化疗可以减轻化疗的骨髓毒性，改善患者的生存质量。

2. 大多数大肠癌晚期患者都适于采用化疗联合中药治疗，可增强化疗疗效，稳定瘤体，延长生存期，延缓病情进展。李海金[3]等将117例大肠癌患者随机分为两组，对照组52例单用FOLFOX4化疗方案，治疗组65例在对照组治疗基础上加用艾迪注射液60ml加入5%葡萄糖注射液250ml中静脉滴注，连用10天。结果显示：治疗组和对照组有效率分别是44.62%、30.77%($P=0.126$)，KPS评分改善率分别是66.15%、40.38%($P=0.005$)，1年生存率分别是53.85%、40.38%($P=0.148$)，不良反应治疗组明显少于对照组($P<0.05$)。邝艳敏[4]等观察复方苦参注射液联合化疗治疗晚期大肠癌的疗效及不良反应。观察组30例采用奥沙利铂100mg/m²，静脉滴注2小时，亚叶酸钙200mg/m²静脉滴注2小时，随后

5-氟尿嘧啶 400mg/m^2 静脉注射，氟尿嘧啶 214～310mg/m^2 持续静脉滴注 46 小时，复方苦参注射液 15ml，第 1～10 天用，2 周重复；对照组 30 例单纯化疗。4 个周期后评价疗效。结果显示，观察组有效率较高，但与对照组相比差异无统计学意义，病变进展率两组比较差异有统计学意义（$P<0.05$）。提示联合复方苦参注射液进行治疗可使患者的病情进展得到延缓，生存期得以延长。

3. 大肠癌患者在疾病发展过程中往往并发肠梗阻，所以应注意保持患者大便通畅。老年人常常因阳气不足、阴液枯竭而至排便困难，导致肠梗阻；肠内营养困难，电解质紊乱，导致多种并发症，缩短生存期，降低生活质量。中药使用上应用温阳、润肠、益气、行气药对维持大便通畅长期疗效较好，短期内可以使用如大黄、芒硝等肠道刺激性泻药缓解症状。

参 考 文 献

[1] 陈万源．艾迪注射液防治大肠癌术后早期免疫功能下降的临床疗效[J]．肿瘤防治杂志，2003，10(5)：523-524.

[2] 张静文，王继栓．艾迪注射液配合大肠癌术后辅助化疗的临床观察[J]．中国综合临床，2004，20(11)：999-1000.

[3] 李海金，董良，符淑媛，等．艾迪注射液联合 FOLFOX4 化疗治疗晚期大肠癌的临床观察[J]．中国中西医结合杂志，2007，27(12)：1086-1089.

[4] 杨全良，周彤，翁伟进，等．艾迪与化疗联合应用治疗晚期大肠癌的临床疗效观察[J]．肿瘤防治杂志，2002，9(1)：86-87.

[5] 郑兴斌，孙素红．复方苦参注射液在直肠癌术后化疗中的临床观察[J]．中国临床医生，2005，33(6)：27-28.

[6] 邝艳敏，陈小兵，罗素霞，等．复方苦参注射液联合化疗晚期结直肠癌[J]．临床医学，2007，27(8)：36-37.

（关念波　张培宇）

（五）原发性肝癌

【概述】原发性肝癌是指自肝细胞或肝内胆管细胞发生的癌肿。原发性肝癌早期缺乏特异性症状，除普查外，难以发现，待出现肝区疼痛、腹部肿块、腹胀、消瘦、黄疸等症状时，则多属中晚期，90％患者已失去手术切除治疗的可能。原发性肝癌大体分型可分为：巨块型（多见）、结节型（多见）、弥漫型（少见）和小癌型。组织学分型可分为：肝细胞型（多见，约占 90％）、肝胆管型（较少见，且预后较好）以及混合型（较少见）。

原发性肝癌可归于中医学的“肝积”、“肥气”、“痞气”、“胁痛”、“癥瘕”、“积聚”、“黄疸”、“鼓胀”等范畴。多因脏腑气血亏虚，脾虚湿聚，痰凝血瘀；六淫邪毒入侵，邪凝毒结；七情内伤，情志抑郁等，而使气、血、湿、热、瘀、毒互结而成肝癌。中医病位在肝，与脾、胆、胃密切相关。

原发性肝癌强调综合治疗的原则，早期手术切除或肝移植，中晚期也尽量采取动脉栓塞、局部消融、化疗、放疗及生物靶向治疗等措施，使治愈率不断提高。目前原发性肝癌总体的术后5年生存率达到30%～40%，小肝癌术后5年生存率达60%～70%。但原发性肝癌是一种恶性程度很高的恶性肿瘤，大多数病例发现时已无手术指征，能够手术切除的仅占28%左右。不能手术切除的中晚期肝癌患者一般生存期仅3～6个月，虽然经动脉介入治疗取得了较好的近期疗效，但远期疗效并不理想，综合报道总的5年生存率仅在9%～16.2%之间。原发性肝癌复发率高，总的5年复发率>60%，目前尚无有效的抗转移复发的手段。因此，原发性肝癌的总体疗效尚不十分理想。

就诊时分期晚，复发转移率高，放化疗效果不理想，这些都决定了中医药在原发性肝癌的治疗中，目前是主要治疗手段之一。尤其是在预防原发性肝癌方面，中医药更是起着举足轻重的作用；在治疗肝炎以及肝硬化方面，中医药的作用已经被多次证明，并已成为主要治疗方法。通过辨证论治中医药治疗可以在保证患者生存质量的前提下，起到控制肿瘤、延缓肿瘤发展、延长患者生存期的作用，还能保护肝功能，减少肝移植术后出现的排斥反应，并且在防治肝癌术后复发或转移等方面存在优势。

【中成药应用】

1. 治疗用药　适用于围手术期、介入治疗后或放、化疗后处于观察期的患者，或者不适合手术、介入治疗及放化疗的患者。推荐中成药如表3-23。

表 3-23　原发性肝癌治疗用药表

药物名称	中医治则	临床体会
华蟾素注射液/片	解毒，消肿，止痛	对外周血管有刺激，建议中心静脉输注，对白细胞有影响，使用时应监测白细胞；应注意观察患者的心脏功能，避免与氨茶碱、异丙肾上腺素等同时应用
艾迪注射液	清热解毒，消瘀散结	对外周血管有刺激，建议中心静脉输注，有扶正功效，对伴有乏力者效果较好
复方苦参注射液	清热利湿，凉血解毒，散结止痛	兼有止痛止血作用，对伴有腹痛便血者效果较好
康莱特注射液	益气养阴，消癥散结	肝癌患者往往脂肪代谢功能减低，使用时应监测血脂
消癌平注射液	清热解毒，化痰软坚	个别患者在用药期间有低热、多汗、游走性肌肉关节疼痛等不适
鸦胆子油注射液/口服液	抗癌	少数患者有厌油腻、恶心、厌食等消化道反应。如药品有分层，应停止使用

续表

药物名称	中医治则	临 床 体 会
去甲斑蝥酸钠注射液/片	抗癌	对有出血倾向的患者，应慎用较高剂量。静脉给药时，注意避免药液漏出血管壁外
得力生注射液	益气扶正，消癥散结	用于气虚瘀滞证，症见右胁腹积块，疼痛不移，腹胀食少，倦怠乏力等。忌直接静脉推注。因含斑蝥素和华蟾蜍次素，注意肝、肾功能检测。如出现泌尿系统刺激症状应停药
斑蝥酸钠维生素 B_6 注射液	抗癌	肾功能不全者慎用，若泌尿系统出现刺激症状，应暂停用药
金龙胶囊	破瘀结，解郁通络	味道较腥，部分脾胃功能较弱或食欲差的患者使用时应注意
复方斑蝥胶囊	破血消瘀，攻毒蚀疮	糖尿病患者及糖代谢紊乱者慎用
槐耳颗粒	扶正活血	味道腥苦，可服药前加用果汁等调味

续表

药物名称	中医治则	临床体会
慈丹胶囊	化瘀解毒，消肿散结，益气养血	本品含有马钱子、鸦胆子等，不可超量服用
安替可胶囊	软坚散结，解毒定痛，养血活血	适用于瘀毒证者；长期服用时，个别患者出现轻度白细胞下降，无需特殊处理；避免合并服用兴奋心脏药物
平消胶囊	活血化瘀，止痛散结，清热解毒，扶正祛邪	本品含有马钱子，不可超量服用
楼莲胶囊	行气化瘀，清热解毒	对乙肝有一定疗效。偶见恶心，轻度腹泻
片仔癀	清热解毒，活血通络，消肿止痛	口服或外用，适用于兼具肿块与疼痛者
加味西黄丸	解毒散结，消肿止痛	适用于有肿块、淋巴结转移者，脾胃功能较弱者慎用
大黄䗪虫丸	祛瘀生新，缓中补虚，消癥通络	用于肝癌形体羸瘦，腹满不能饮食，肌肤甲错，两目黯黑等瘀血内结证。破血祛瘀之品较多，体虚者慎用或联合补虚中药

续表

药物名称	中医治则	临床体会
鳖甲煎丸	祛瘀化痰，软坚消癥	破血祛瘀之品较多，体虚者慎用或联合补虚中药
复方万年青胶囊	解毒化瘀，扶正固本	扶正祛邪兼顾，忌与藜芦同服
软坚口服液	化瘀，解毒，益气	适用于肝癌瘀毒气虚证，阴虚患者慎用。注意观察血、尿常规及肝、肾功能
复方木鸡颗粒	制酸止痛，理气化瘀，温中健脾，收敛止血	具有抑制甲胎蛋白升高的作用，用于肝炎、肝硬化、肝腹水、肝癌
复方鹿仙草颗粒	疏肝解郁，活血解毒	用于肝癌肝郁气滞，毒瘀互阻证
肝复乐片	健脾理气，化瘀软坚，清热解毒	适用于肝郁脾虚证，见上腹肿块，胁肋疼痛，神疲乏力，食少纳呆，脘腹胀满，心烦易怒，口苦咽干等。对肝纤维化有改善作用，有明显出血倾向者慎服
莲芪胶囊	解毒化瘀，扶正祛邪	适于毒蕴血瘀兼正虚者；出血倾向者慎用

2. 辅助用药　适用于围手术期、介入治疗或放、化疗期的患者。推荐中成药详见相关章节。

3. 症状用药　针对原发性肝癌病程中常见不适临床表现，选择相应的中成药治疗。推荐中成药如表3-24。

【临床经验】原发性肝癌早期术后患者、介入治疗和化疗患者以及放化疗后患者，均可使用中药治疗，对介入治疗和化疗有解毒增效作用，能调整人体免疫功能，清除残存肿瘤细胞，起到巩固治疗效果、防治复发转移、保护肝功能、提高生存质量、延长生存期的作用，在治疗中晚期原发性肝癌方面，具有“攻邪不伤正”的特点。

介入治疗是中晚期肝癌患者常用的治疗手段，但难以彻底阻断肿瘤血供，并且肝动脉栓塞后常可再通或建立侧支循环，使肿瘤组织又可获得血供而复活。因而，在中晚期肝癌介入治疗的同时，辅以中药治疗，能有效地抑制肿瘤生长，降低肿瘤转移率，延长生存期。董海涛[1]等观察艾迪注射液联合肝动脉介入治疗原发性肝癌33例，对照组32例，单用肝动脉介入治疗。2个周期后疗效评价结果显示，治疗组有效率(CR＋PR)为57.5%，对照组40.6%($P>0.05$)；治疗组AFP异常升高患者经治疗下降10例(55.6%)，而对照组下降7例(43.8%)，治疗组明显优于对照组($P<0.05$)；生活质量改善率、白细胞下降情况治疗组均优于对照组。提示艾迪注射液具有减毒增效、提高免疫功能、提升血象的作用。吴洪梅[2]等

表 3-24　原发性肝癌常见症状用药表

临床表现	药物名称	中医治则	适　应　证
黄疸	复方益肝丸	清热利湿，疏肝理脾，化瘀散结	用于肝胆湿热兼气滞血瘀者，表现为胁肋胀痛，口干口苦，黄疸，苔黄脉弦等症
	葫芦素	解毒清热，利湿退黄	用于湿热毒盛所致迁延性肝炎、慢性肝炎及原发性肝癌的辅助治疗。部分患者有胃肠道反应，不可过量服用，严重消化道溃疡患者忌服
	复方茵陈糖浆	清热解毒，祛瘀凉血，利湿退黄	用于肝胆湿热证，胁肋胀痛，恶心呕吐，纳呆腹胀，大便溏泄，小便短赤，或见黄疸，舌质红，苔黄腻，脉弦数或滑数
	茵栀黄注射液/口服液	清热解毒，利湿退黄	用于肝胆湿热之面目悉黄、胸胁胀痛、恶心、呕吐、小便黄赤。可致心动过缓和过敏的不良反应
	清肝利胆口服液	清利肝胆湿热	主治纳呆、胁痛、疲倦乏力、尿黄、苔腻、脉弦、肝郁气滞、肝胆湿热未清等证

续表

临床表现	药物名称	中医治则	适　应　证
胁痛	元胡止痛片	理气，活血，止痛	适用于肝郁气滞疼痛者
	肝达康片	疏肝健脾，化瘀通络	适用于肝郁脾虚兼血瘀证候者，表现为胁痛腹胀、疲乏纳差、大便溏薄、胁下痞块、舌色淡或色黯有瘀点、脉弦缓或涩
	天蟾胶囊	行气活血，通络止痛	用于轻中度癌性疼痛属气滞血瘀证者
	乌头注射液	散寒止痛	用于晚期癌症的疼痛，属阴寒瘀毒蕴结者。注意毒性，不可过量应用
	蟾酥注射液	清热解毒	静脉滴注剂量过大时，输液部位可能会有疼痛。合并严重心、肝、肾疾病者慎用
	阿魏化痞膏	化痞消积	外用，治疗气滞血凝，癥瘕痞块，脘腹疼痛，胸胁胀满
	蟾酥镇痛膏	活血化瘀，消肿止痛	外贴于疼痛区域，治疗中晚期肿瘤局部疼痛。患处溃疡忌用

续表

临床表现	药物名称	中医治则	适应证
胁痛	蟾乌巴布膏	活血化瘀,消肿止痛	外用,治疗多种癌症引起的疼痛。含马兜铃科植物细辛,不宜长期使用,定期复查肾功能。肾脏病患者、孕妇、新生儿禁用
	复方蟾酥膏	活血化瘀,消肿止痛	外用,治疗多种癌症引起的疼痛
腹水	五苓散	利水渗湿,化气布津	不宜久煎,以免减弱渗利之性,津液耗伤者不可用
	臌症丸	利水消肿,除湿健脾	用于各种肿瘤引起的腹水、四肢浮肿、便秘等。不可与甘草同服,忌食盐及荞麦面
	甘参胶囊	行气逐水,兼益气养血	适用于水湿停聚,兼见脾虚证候者
	榄香烯注射液	逐瘀利水	尤适用于伴发胸水、腹水、心包积液、放射性肺炎者;出血倾向者慎用

采用华蟾素静滴加肝动脉插管栓塞化疗(TAE)治疗原发性肝癌36例，与常规TAE治疗的44例进行临床观察对比，结果显示华蟾素组肿瘤缩小率、AFP下降与转阴率、肿瘤转移率和1年生存率，均明显优于常规TAE组。生存期超过12个月者，华蟾素组24例，TAE组18例，两者比较，有显著性差异($P<0.05$)。

参 考 文 献

[1] 董海涛，贺用和，卢雯平，等. 艾迪注射液联合肝动脉介入治疗原发性肝癌33例临床观察[J]. 中国中医药信息杂志，2007，13(12)：62-63.

[2] 吴洪梅，朱德增，凌昌全，等. 华蟾素肝动脉插管栓塞化疗治疗肝癌临床观察[J]. 辽宁中医杂志，2000，27(3)：127-128.

(关念波　董海涛)

(六)乳腺癌

【概述】乳腺癌是女性最常见的恶性肿瘤之一，就世界范围而言，年发病人数约120万，约50万妇女死于乳腺癌，其发病率以欧美最高，亚、非、拉美最低。以美国为例，1994年新发乳腺癌18.3万人，4.63万人死亡。目前我国尚没有全国性的乳腺癌发病率确切统计数字，据上海市新近统计，该市乳腺癌发病率已从10年前的23/10万迅速上升到37.2/10万，从第七位跃居女性肿瘤发病率的首位。我国乳腺癌世界标化病死率为3.77人，全国每年约有2万女性死于该病，占全部女性恶性肿瘤死亡的6%～7%。近年来我国乳腺癌有加速上升的趋势，已经高于日本和韩国。影响乳腺癌疗效的关键在于能否早发现、早诊断、早治疗。据统计，直径在1cm以内的早期乳腺癌手术后五年生存率为90%以上；如果已扩散到淋巴结，五年生存率为71%；如果广泛转移，五年生存率仅为18%。

中医认为乳腺癌属于我国古代"乳岩"的范畴，即乳房结块，坚如岩石，其病因多为情志内伤，肝脾气逆，或冲任失调，肝肾亏损，从而使经络受阻，气血瘀凝，且久结毒不散，积成坚核而成。病位多在肝、脾、肾三脏，其病机特点是正虚邪实，虚实夹杂。

自20世纪90年代以来，北美和英国等地的乳腺癌发病率虽然呈上升趋势，但病死率均下降。目前认为，乳腺癌病死率下降的原因与早期诊断和综合治疗的进步，特别是术后辅助治疗的进步有关。近年来乳腺癌的西医治疗在治疗理念上有了很大的变化，逐渐开始重视在取得最好疗效的同时保持患者的躯体完整及生活质量。目前西医针对不同临床分期乳腺癌的治疗原则大致如下：Ⅰ期患者，手术治疗为主，趋向于保乳手术加放射治疗；对具有高危复发倾向的患者可考虑术后辅助化疗；如果受体阳性，应该在化、放疗结束后给予内分泌治疗。Ⅱ期患者，先手术治疗，术后再根据病理和临床情况进行辅助化疗；对肿块较大、有保乳倾向的患者，可考虑新辅助化疗(术前化疗)；

对部分肿块大、淋巴结转移数目多的病例可选择性放疗；如果受体阳性，应该在化、放疗结束后给予内分泌治疗。Ⅲ期患者，先辅助化疗后再做手术治疗，术后再根据临床和病理情况放疗、化疗；如果受体阳性，应该在化、放疗结束后给予内分泌治疗。Ⅳ期患者，主要采用以内科治疗为主的综合治疗[1]。

由于乳腺癌患者生存期较长且治疗周期较长，中医药治疗在乳腺癌治疗的不同阶段发挥的作用不同，主要包括两个方面：①中西医结合治疗：配合西医治疗，起到减毒增效的作用；②纯中医治疗：主要针对西医巩固治疗阶段的患者和晚期纯中医姑息治疗的患者两种人群，还包括一些因年龄、体质及患者意愿等原因不能或不愿接受西医治疗的患者。对西医巩固治疗阶段的患者可起到改善症状、防止复发和转移等作用，而对晚期的患者可起到提高生存质量，延长生存期等作用。此外，一些研究显示，中医药对部分乳腺癌前病变有干预作用，体现了中医"治未病"的特色和优势。通过多年来的临床实践以及现代实验与临床研究证实，中医中药在乳腺癌治疗中的作用主要体现在以下几个方面：①乳腺癌放、化疗中应用中医药可以减少放化疗毒性，提高放化疗完成率，增加疗效；②乳腺癌围手术期的患者应用中医药可以促进康复，改善乳腺癌术后出现的皮瓣坏死、皮下积液和患侧上肢肿胀等并发症，长期应用在一定程度上还可以控制肿瘤术后复发、转移；③中药治疗能够在一定程度上减轻内分泌治疗带来的潮热、盗汗、失眠等副反应;④对于不适于手术和放化疗的患者,主要为晚期肿瘤、老年、内分泌治疗无效及体质差的患者,中医药可以在一定程度上控制肿瘤发展,减轻临床症状,提高生活质量,延长生存时间;⑤中医药针对乳腺癌癌前病变的患者,有预防和减少肿瘤发生的作用趋势。

【中成药应用】

1. 治疗用药　适用于围手术期或放、化疗后处于观察期及内分泌治疗中的患者,或者不适合手术、放化疗及内分泌治疗无效的患者。部分药可与放化疗同用,具有解毒增效的作用。推荐中成药如表 3-25。

2. 辅助用药　适用于围手术期或放、化疗期的患者。推荐中成药详见相关章节。

3. 症状用药　针对乳腺癌病程中常见的不适临床表现,选择相应的中成药治疗。推荐中成药如表 3-26。

【临床经验与现代研究】

1. 中医药参与围手术期治疗　①提高患者对手术的耐受性:因乳腺癌患者本虚标实,手术虽有祛邪之功,却有耗气伤血之虞,通过扶正培本的方法可提高患者对手术的耐受性。②并存疾病的治疗:心、肝、肺、肾等重要器官的合并症,需要在手术前进行纠正。③处理手术、麻醉带来的副作用及并发症:术后机体功能紊乱、疲劳综合征、术后早期的血液高凝状态等,可引起术后并发症的

表 3-25　乳腺癌治疗用药表

药物名称	中医治则	临 床 体 会
榄香烯注射液	活血化瘀，抗癌散结	对乳腺癌出现胸、腹水及脑转移的患者有一定疗效，可用于介入、腔内化疗及癌性胸腹水的辅助治疗。对外周血管有刺激，部分患者用药后可有静脉炎、发热、局部疼痛、过敏反应、轻度消化道反应。有出血倾向的患者慎用
艾迪注射液	扶正益气，消瘀散结	扶正祛邪并重，适用于各期乳腺癌，注意主要成分斑蝥的膀胱刺激性
复方苦参注射液	清热利湿，凉血解毒，散结止痛	适用于晚期乳腺癌，有一定的止痛作用
华蟾素注射液/片	解毒，消肿，止痛	对乳腺癌肝转移有一定的效果
平消胶囊	活血化瘀，止痛散结，清热解毒，扶正祛邪	攻补兼施，可长期服用，如消化功能不好，可将胶囊打开，加糖冲服。乳腺增生患者亦可服用

续表

药物名称	中医治则	临床体会
小金胶囊	化痰祛湿，祛瘀通络	适用于乳腺癌寒湿痰凝型或乳腺癌初起皮色不变者，或肿硬作痛者。䜣酒送下效果更佳
康力欣胶囊	扶正祛邪，软坚散结	适用于舌质紫黯等血瘀证较明显的患者
片仔癀胶囊	清热解毒，消炎止痛，活血化瘀	适用于炎性乳腺癌等热毒症状较明显的患者
加味西黄丸	解毒散结，消肿止痛	适用于症见发热等热毒瘀痰者。久服伤脾胃，不可连续长期服用。脾胃虚寒、化疗期间不建议使用

表 3-26 乳腺癌常见症状用药表

临床表现	药物名称	中医治则	适 应 证
烘热汗出	知柏地黄丸	滋阴降火	用于阴虚火旺所致的潮热盗汗，口干咽痛，小便短赤等症。因为阴虚是本，火旺是标，所以降火药只能暂用，虚热证消失后应改用六味地黄丸
	六味地黄丸	滋阴补肾	用于伴有头晕耳鸣，腰膝酸软等阴虚症状较明显者
局部皮肤红肿或破溃	云南白药	止血，消肿镇痛，活血化瘀，祛腐生肌	局部应用促进愈合，改善出血、疼痛等症
	如意金黄散	通气活血，清热解毒	具有抗炎、镇痛等作用，用于放疗引起的局部皮肤损伤
	蟾酥锭	活血解毒，消肿止痛	外用，治疗乳痈初起红肿坚硬，麻木疼痛
	生肌玉红膏	化腐生肌	用于局部破溃或久不收口
烦躁易怒	加味逍遥丸	疏肝清热，健脾养血	用于肝郁血虚，肝脾不和，两胁胀痛，头晕目眩，倦怠食少，月经不调，脐腹胀痛
	当归龙荟丸	泻火通便	适用于肝胆火旺证，症见心烦不宁，头晕目眩，耳鸣耳聋，胁肋疼痛，脘腹胀痛，大便秘结

发生，如皮瓣缺血、皮下积液、下肢血栓形成、上肢水肿等，影响患者的康复。④围手术期放、化疗的减毒增效作用。通过益气养血、滋补肝肾等法治疗骨髓功能抑制，升高周围血白细胞、红细胞和血小板；益气健脾、和胃降逆等法改善化疗所致的恶心、呕吐等消化道反应[2]。⑤中医药有预防、延缓乳腺癌术后复发、转移的趋势。

乳腺癌术后皮瓣坏死糜烂，皮肤灰白黯滞，腐肉色黯以及放疗与化疗药外渗，溃疡久不愈合，系局部气血瘀滞，经脉受损，复受邪热感染，常在扶正祛邪辨证治疗的基础上加活血化瘀、清化湿毒之品。溃疡脓腐未净，外用红油膏、九一丹；脓腐脱净，创周瘀滞、紫黯，外用冲和膏、生肌散。蔡炳等[3]用生肌玉红膏（炉甘石、珍珠层粉、冰片等）外敷治疗 20 例乳腺癌术后皮瓣坏死，与 10 例用凡士林纱布条者作对照。结果：治疗组溃疡全部愈合，溃疡平均收缩率为 0.17，对照组为 0.11，有显著差异。孙贻安[4]采用手术后第二天加服血府逐瘀胶囊的方法，可使皮瓣异常转为皮瓣坏死的发生率降至 13.9%，皮下积液治疗的总有效率达到 93.8%，优于对照组（$P<0.05$）。卢雯平等[5]采用四黄膏和生肌玉红膏纱条治疗乳腺癌术后切口不愈及胸壁放射性溃疡患者，有效率 70%，经济有效。

2. 中医药参与术后辅助治疗　中药联合乳腺癌术后辅助化疗或放疗，具有协同作用，能减少复发和转移，延长患者生存期。

早在20世纪80年代，王桂绵[6]等选用逍遥散加减，六君子汤加减，桃红四物汤合五味消毒饮加减及自拟方（党参、当归、鸡血藤、山慈菇等），同时配合人工牛黄散（人工牛黄、乳香、没药、黄芪、三七粉、薏苡仁、首乌等）吞服，间断服药5年以上，在放化疗期间则改服升血汤（太子参、白术、当归、枸杞子、女贞子、麦冬等），用上述方法对216例各期乳腺癌治疗观察5年以上，结果5年生存率达78.7%，高于单纯西药治疗的5年生存率。其中8例单纯中医治疗，5年生存率37.5%，74例采用手术、化疗、放疗及中医药综合治疗，5年生存率高达92.0%。孙靖中等[7]用艾迪注射液联合CMF治疗乳腺癌，结果提示艾迪注射液无明显副作用，能抗肿瘤、提高生活质量、增强免疫功能，与放疗、化疗有协同作用。

3. 中医药配合内分泌治疗　中药治疗能够在一定程度上减轻内分泌治疗带来的潮热、盗汗、失眠等副反应，从而提高生活质量。

中医药在解决或预防内分泌药的不良反应方面有较好的效果。如李萍萍[8]以清肝凉血、健脾补肾的中药复方改善乳腺癌三苯氧胺（TAM）治疗的副反应，与使用维生素B_1、B_6和谷维素相比，潮热、多汗、心悸、失眠的改善均优于对照组，尤其是潮热盗汗的症状得到明显改善。并通过检测证实所用中草药不含植物雌激素，不影响三苯氧胺疗效。张培宇等[9]采用随机对照方法观察中药对乳腺癌术后雌激素或（和）孕激素受体阳性患者服用TAM时的副作用的影响，发现使用疏肝益肾中药干预，能明显改善颜面潮红、五心烦热、盗汗、抑郁、失眠等症状。

参考文献

[1] 孙燕，石远凯．临床肿瘤内科手册[M]．5版．北京：人民卫生出版社，2007：431.

[2] 刘鹏熙，林毅，陈前军．乳腺癌围手术期中医药参与治疗的若干问题探讨[J]．中西医结合学报，2005，3(3)：178-180.

[3] 蔡炳，郭勤，郭智涛，等．生肌玉红膏对乳腺癌术后皮瓣坏死溃疡的疗效观察[J]．中医外治杂志，1997，(5)：11.

[4] 孙贻安．血府逐瘀胶囊防治乳腺癌术后并发症的临床观察[J]．山东中医药大学学报，2003，27(1)：39

[5] 卢雯平，林洪生．中药外治乳腺癌术后切口不愈及胸壁放射性溃疡[J]．中国临床医生，2008，36(2)：55.

[6] 王桂绵，赵莉，余桂清．中西医结合治疗乳腺癌216例临床效果观察[J]．中级医刊，1988，23(8)：48.

[7] 孙靖中．中医药在乳腺癌围手术期中的应用研究[J]．华夏医药，2006，1(2)：98-100.

[8] 李萍萍．中医药治疗乳腺癌研究进展[G]//第十一届全国中西医结合肿瘤学术大会论文集．2008：664.

[9] 张培宇，卢雯平，林洪生．疏肝益肾法对乳腺癌术后内分泌疗法副作用的临床研究[J]．国际中医中药杂志，2009，31(4)：7.

（李道睿　卢雯平）

（七）恶性淋巴瘤

【概述】恶性淋巴瘤是原发于淋巴结或淋巴

结外组织或器官的一种恶性肿瘤，来源于淋巴细胞或组织细胞的恶变。根据临床和病理特点不同分为两大类，即霍奇金淋巴瘤(HL)和非霍奇金淋巴瘤(NHL)。恶性淋巴瘤为常见恶性肿瘤，其发病率有逐年上升的趋势，发病率占所有恶性肿瘤的4%。我国恶性淋巴瘤发病率较低，约为3～4/10万，其中霍奇金病(HD)占所有恶性淋巴瘤的10%左右。病死率为1.5/10万，占所有恶性肿瘤死亡位数的第11～13位。其发病多与感染、免疫功能缺损、化学、物理及其他因素有关。

恶性淋巴瘤属中医“恶核”、“失荣”、“瘰疬”、“阴疽”、“石疽”等范围。胸腔、纵隔淋巴瘤属“肺积”范畴，而腹腔淋巴瘤则可属“积聚”范畴。中医认为淋巴瘤多与“痰”有关，所谓“无痰不成核”。病因病机主要是脏腑气血阴阳失调，脾肾两虚，气滞、痰浊、水湿、瘀血、癌毒相互搏结而成。本病以正虚为本，气滞、痰浊、水湿、瘀血、癌毒为标。痰毒、瘀血易于流窜，或流窜于皮下肌肤，或注于筋骨关节，故体表经络筋骨脏腑均可受累。

在西医治疗方面，首次治疗的成功与否对恶性淋巴瘤的预后起到至关重要的作用，治疗前必须充分了解患者的机体状态、病理类型、临床分期等因素，准确评估预后，制定有计划的合理的综合治疗方案，以达到最好的治疗效果。恶性淋巴瘤的治疗以化疗为主，虽然近年来放射治疗在恶性淋巴瘤治疗中所占的比重有所下降，但仍然是局限期患者重要的治疗手段之一，即使对于进展期的患者，局部残存病变的放射治疗仍然具有重要的临床意义。儿童患者的放射治疗必须十分慎重，以免影响生长发育，产生远期并发症。原发于消化道的恶性淋巴瘤如发生或可能发生梗阻、穿孔，则常首先需要外科手术切除。近年来针对特异性抗原的单抗、自体造血干细胞支持下的高剂量化疗、新的抗肿瘤药物的应用等，使恶性淋巴瘤的疗效有了新的提高，治疗也更趋向于个体化，患者的生活质量得到了更多的重视和保证。HL 已经成为可治愈的疾病，NHL 的总体长期无病生存率也超过了 50%[1]。

在中医治疗方面，因本病以正虚为本，痰、毒、瘀为主要病理产物，故扶正培本、化痰软坚、清热解毒为其治疗大法。在本病放化疗期间，应选用扶正为主的中药配合治疗，起到减毒增效的作用。在患者放化疗结束后的稳定观察期，应以扶正与祛邪相结合的方法，防止其复发与转移。一般来说，中医药治疗应从患者诊断明确开始，应用于肿瘤治疗的全程，持续 3～5 年。此外，由于本病部分发生于青少年，临床用药应注意到患者放化疗之后的生理发育及心理状况。

【中成药应用】

1. 中医治疗用药　适用于围手术期或介入治疗后和放、化疗后处于观察期的患者，或者不适合手术、介入治疗及放化疗的患者。推荐中成药如表 3-27。

表 3-27 恶性淋巴瘤治疗用药表

药物名称	中医治则	临床体会
艾迪注射液	清热解毒,消瘀散结	扶正与祛邪相结合,有扶正功效,对伴有乏力者效果较好
复方苦参注射液	清热利湿,凉血解毒,散结止痛	兼有止痛止血作用,对伴有腹痛便血者效果较好
康艾注射液	益气扶正	扶正祛邪兼顾,偶见过敏反应
复方斑蝥胶囊	破血消瘀,攻毒蚀疮	心功能、消化功能不良,伴发胃肠溃疡、泌尿系统疾病者慎用
内消瘰疬丸	软坚散结	颈项结块,或如串珠,伴咽干,舌红苔黄,脉弦滑或弦细而数
大黄䗪虫丸	祛瘀生新,缓中补虚,消癥通络	适用于恶性淋巴瘤伴肝脾肿大者,有出血倾向者慎用
小金胶囊	化痰祛湿,祛瘀通络	用于寒湿痰凝型,初起皮色不变或肿硬作痛者
犀黄丸	解毒散结,消肿止痛	适用于症见发热等痰热瘀毒型淋巴瘤患者。久服伤脾胃,不可连续长期服用
平消胶囊	活血化瘀,止痛散结,清热解毒,扶正祛邪	本品含有马钱子,不可超量服用
安康欣胶囊	活血化瘀,软坚散结,清热解毒,扶正固本	脾胃虚寒,且有出血倾向的患者慎用

2. 中医辅助用药　适用于围手术期或放、化疗期的患者。推荐中成药详见相关章节。

3. 中医症状用药　针对恶性淋巴瘤病程中常见的不适临床表现，选择相应的中成药治疗。推荐中成药如表3-28。

【临床经验与现代研究】恶性淋巴瘤的治疗以化疗及放疗为主，中医药治疗是综合治疗中的重要部分，可起到放化疗减毒增效的作用。刘伟胜[2]等认为小金丹适用于恶性淋巴瘤的寒痰凝滞证，每次1丸，每日早晚各1次，黄酒小半杯温服；西黄丸较适用于恶性淋巴瘤的热毒血瘀证，每次3g，每日2次，温水送服；大黄䗪虫丸适用于恶性淋巴瘤伴肝脾肿大者，每次3g，每日3次，温水送服；六味地黄丸适用于肝肾阴虚型淋巴瘤，每次9g，每日2次，温水送服。罗定新[3]报道用艾迪注射液(80ml＋5%GS500ml，静滴，1次/天，21天为1个疗程)＋标准CHOP方案，治疗非霍奇金恶性淋巴瘤38例(治疗组)，对照组35例仅用标准CHOP方案。治疗组有效率64%，对照组为46%，提示艾迪注射液联合应用CHOP方案可显著提高NHL化疗疗效。王文玲等[4]观察参芪扶正注射液联合化疗治疗NHL，与单纯化疗组比较，能提高患者细胞免疫功能，降低白细胞减少、神经毒性及心脏毒性的发生率，改善生存质量。

表 3-28　恶性淋巴瘤常见症状用药表

临床表现	药物名称	中医治则	适　应　证
皮肤瘙痒	当归苦参丸	活血化瘀，清热除湿	本病为慢性过程，短期服用效果不显，一般连续服药至少应在 4 周以上
	肤痔清软膏	清热解毒，化瘀消肿，除湿止痒	外用。对于过敏体质者或儿童等，宜将本品用温开水按 1∶5 稀释后在面部局部涂抹，30 分钟后若无红疹或不适，即可使用，稀释液按摩后保留 2 小时
	皮肤血毒丸	清血解毒，消肿止痒	用于温热血燥引起的皮肤刺痒。感冒期间停服
潮热、盗汗	知柏地黄丸	滋阴降火	用于潮热盗汗，耳鸣遗精，口干咽燥等属阴虚火旺者
	麦味地黄口服液	滋肾养肺	用于肺肾阴亏，潮热盗汗，咽干，眩晕耳鸣，腰膝酸软。忌油腻食物。感冒病人不宜服用
	丹栀逍遥丸	疏肝解郁，清热调经	用于肝郁化火证，表现为潮热、胸胁胀痛、烦闷急躁、口干、食欲不振等。少吃生冷及油腻难消化的食品

参 考 文 献

[1] 孙燕,石远凯．临床肿瘤内科手册[M].5 版．北京:人民卫生出版社,2007:363-364.

[2] 刘伟胜,徐凯．肿瘤科专病中医临床诊治[M].北京:人民卫生出版社,2000:444-452.

[3] 罗定新．艾迪注射液对非何杰金氏恶性淋巴瘤的化疗增效及减毒作用研究[J]. 江西中医药,2003,34(1):18.

[4] 王文玲,文小平,韩蕾,等．参芪扶正注射液联合 CHOP 方案治疗恶性淋巴瘤的临床研究[J]. 中国中西医结合杂志,2006,26(6):508-510.

(李道睿　石闻光)

(八)头颈部恶性肿瘤

1. 鼻咽癌

【概述】鼻咽癌指发生于鼻咽部的恶性肿瘤,早期无特异性临床表现,由于与眼、耳、鼻、咽喉、颅底、颅神经相邻,易于上行侵及颅底、颅内,下行转移至颈淋巴结或血行转移至骨、肝、肺等多组织器官。根据其侵袭部位不同,可出现回缩性血涕或鼻出血,耳鸣、听力减退或耳内闭塞感、头痛、面麻、复视等。鼻咽癌发病有明显的种族及家族聚集现象,约 10%的鼻咽癌患者有明确的家族史,其机制与抑癌基因的缺失或灭活有关。本病病因可能与 Epstein-Barr(EB)病毒感染、遗传因素、环境与饮食因素有关。

鼻咽癌属中医"鼻渊"、"鼻息肉"、"失荣"、"控脑痧"、"上石疽"等范畴。究其成因,不外在正气内虚(多属肺肾两虚)的基础上,肺热痰火及肝胆毒热上犯鼻窍,毒邪损络,肺气失宣,鼻塞不通,发为本病。

放射治疗是鼻咽癌的首选治疗方法,只要没有多发远处转移,符合条件的初治患者都应首选放疗(根治性或姑息性放疗)或放化疗同步治疗。晚期患者如有远处转移则应首选全身化疗。近来报道甲氨蝶呤(PTX)、健择(GEM)、长春瑞宾(NVB)等化疗药物对鼻咽癌有一定疗效。

中医药在防治鼻咽癌放疗毒副作用方面显示出明显的优势,同时具有一定的防治复发与转移的作用。由于鼻咽部神经组织丰富,放射线极易对鼻咽部、口腔黏膜、唾液腺、牙龈、耳、面及三叉神经造成损伤,导致唾液分泌减少,口鼻干燥,吞咽困难,牙齿松动,耳鸣,听力减退,面麻,口腔溃疡,便干,便秘等症,甚则出现骨髓抑制和消化道反应。中医药可根据其不同治疗阶段及临床症状进行辨证施治,从而改善生活质量,延长生存期。

【中成药应用】

1. 单纯中药治疗　适宜年老体弱者或一般状况较差、已不适合手术及放化疗的晚期患者。推荐使用中成药如表 3-29。

2. 辅助用药　适宜于放、化疗期的患者。推荐中成药详见相关章节。

3. 症状用药　针对鼻咽癌病程中常见的临床症状,结合中医辨证,选择相应的中成药治疗。推荐中成药如表 3-30。

表 3-29 鼻咽癌治疗用药表

药物名称	中医治则	临床体会
复方苦参注射液	抗癌，镇痛，止血	配合益气扶正药物，对晚期患者有一定的抗癌、镇痛、止血作用
艾迪注射液	清热解毒，消瘀散结	因含有微量斑蝥素，外周静脉给药时注射部位静脉有一定刺激，首次应用本品应在医生指导下使用
平消片/胶囊	活血化瘀，止痛散结，清热解毒	应严密注意马钱子中毒的发生
安康欣胶囊	活血化瘀，软坚散结，清热解毒，扶正固本	有一定抗癌作用，对脾胃虚寒且有出血倾向的患者慎用
犀黄丸	清热解毒，化瘀软坚	配合扶正药物，具有一定的清热开窍、解毒抗癌作用。对贫血、脾胃虚寒、老年、体弱患者慎用
六神丸	解毒，消肿，止痛	用于热毒证。常见的副作用为消化道反应，脾胃功能弱者慎用。因含有蟾酥，与地高辛合用易导致强心苷中毒，引起频发室性早搏。不宜过量久服，心脏病患者慎用
鹤蟾片	解毒除痰，凉血祛瘀，消癥散结	有轻度消化道反应和心悸的报道，脾胃虚弱者、心脏病患者慎用

表 3-30 鼻咽癌常见症状用药表

临床表现	药物名称	中医治则	临床体会
口干	芦笋胶囊	益气生津	用于放、化疗后口干舌燥，食欲不振，全身倦怠患者
	养阴生血合剂	益气养阴	适用于放化疗后热毒伤阴，气阴两虚患者
咽痛	六神丸	清热解毒，消肿止痛	适用于本病或放疗后咽喉肿痛者。脾胃虚寒、慢性腹泻患者慎用
	加味西黄丸	清热解毒，软坚散结	适用于本病或放疗后咽喉肿痛者。脾胃虚寒、大便稀溏患者慎用
	金果饮咽喉片	养阴生津，清热利咽，润肺开音	适用于本病放疗引起的咽干、咽痛不适。脾胃虚寒、大便稀溏患者慎用
	两面针镇痛片	清热解毒，理气活血，通络止痛	适用于本病放疗引起的咽干、咽痛不适。有出血倾向、脾胃虚寒、大便稀溏患者慎用
	复方苦参注射液	抗癌，镇痛，止血	适用于本病或放疗后咽喉肿痛不适者

续表

临床表现	药物名称	中医治则	临床体会
血涕	鼻咽清毒颗粒	清热解毒，化痰散结	适用于本病或放疗后出现血涕者。脾胃虚寒、慢性腹泻、大便稀溏患者慎用
	复方苦参注射液	抗癌，镇痛，止血	适用于本病或放疗后出现血涕者
颈部淋巴结转移	内消瘰疬丸	软坚散结	用于颈项结块，或如串珠，伴咽干，舌红苔黄，脉弦滑或弦细而数
	复方蟾酥膏	活血化瘀，消肿止痛	外用，治疗颈部淋巴结转移，肿物红肿疼痛未破溃者
	蟾乌巴布膏	活血化瘀，消肿止痛	外用，治疗颈部淋巴结转移，肿物红肿疼痛未破溃者。肝肾功能损害者慎用
	复方苦参注射液	抗癌，镇痛，止血	适用于颈部淋巴结转移，肿物红肿疼痛者
	小金胶囊	化痰祛湿，祛瘀通络	用于寒湿痰凝证，初起皮色不变或肿硬作痛者。因含五灵脂，不可与含人参等有参之药同服
	梅花点舌丸	清热解毒，消肿止痛	用于各种肿瘤，无名肿毒及疖疮肿痛，见口干口苦，红肿热痛等实热证者
	夏枯草膏	清火，明目，散结，消肿	用于治疗瘰疬，瘿瘤，淋巴结结核等

【临床经验与现代研究】

1. 鼻咽癌的治疗目前仍以放疗为主。中医药治疗鼻咽癌重点在于放疗后的辅助治疗，能起到增效减毒的作用。放疗后“热毒”之邪侵袭肌表，伤及正气，中医治疗以清热解毒，养阴生津为法。谢方云等[1]将病理确诊为鼻咽癌并有淋巴结转移的初治患者随机分为两组，治疗组（46 例）用安替可胶囊联合放射治疗，对照组（43 例）单纯给予常规放射治疗。两组鼻咽癌完全消退所需的平均放射剂量分别为（41.6±8.9）Gy 和（50.7±9.2）Gy（$P<0.05$），颈淋巴结完全消退所需的平均放射剂量分别为（47.4±10.3）Gy 和（56.2±9.7）Gy（$P<0.05$）。治疗组 NK 细胞活性、CD3、CD4 值治疗后较治疗前升高（$P<0.05$），对照组较治疗前降低（$P<0.05$）。治疗结束后 3 个月，临床检查鼻咽癌完全消退率分别为 93.5%和 88.4%（$P>0.105$），颈淋巴结完全消退率分别为 87.0%和 65.1%（$P<0.05$）。两组放疗毒副反应相似（$P>0.05$）。提示安替可胶囊联合放射治疗鼻咽癌有助于提高肿瘤消退速度和完全消退率，对改善鼻咽癌患者机体免疫功能和一般状况有一定的作用。姚洁等[2]观察 142 例鼻咽癌患者，随机分成两组。鼻咽部采用 Sature 直线加速器高能 X 线（6MV2X 线）常规分割照射，化疗方案采用顺铂 50mg/w，w1～w3，w5～w7。参麦组采用参麦注射液 50ml 静脉滴注，每日 1 次，放化疗同步用药。对照组仅予以放化疗。结果显示参麦注射液在配合鼻咽癌放化疗时对口腔反应、骨髓抑制、胃肠道反应都有明显的预防和治疗作用，对鼻咽癌放化疗减毒有效。

2. 中药在鼻咽癌的预防、治疗以及改善预后等方面发挥了积极的作用。从中草药中寻找出无毒或低毒的抗 EB 病毒的药物是预防和降低鼻咽癌发病率的有效途径。曾春等[3]采用荧光定量 PCR 方法定量检测 64 例初诊鼻咽癌患者治疗前后血浆 EBV/DNA 含量并进行分析。结果显示，痰热清注射液 NPC 治疗组治疗后血浆 EBV/DNA 水平明显低于治疗前和对照组治疗前后的血浆水平，差异均具显著意义。提示痰热清注射液可抑制鼻咽癌 EB 病毒 DNA 的表达，对 EB 病毒有杀伤作用。

参考文献

[1] 谢方云，黄惠英，胡家柱，等．安替可胶囊联合放射治疗鼻咽癌的疗效观察[J]．中国中西医结合杂志，2001，21(12)：888-890.

[2] 姚洁，叶永来．参麦注射液在鼻咽癌放化疗中的减毒作用[J]．江西中医药，2009，4：34.

[3] 曾春，梁彩倩，刘智勇．痰热清注射液抗鼻咽癌 EB 病毒的研究[J]．中国中医急症，2006，15(12)：1341-1342，1357.

（林飞　熊露）

2. 甲状腺癌

【概述】甲状腺癌在甲状腺恶性疾患中最多见，约占全部癌瘤的 1%，约占头颈部肿瘤的

5.1%。绝大多数甲状腺癌发生在青壮年。其病因与甲状腺癌刺激激素（TSH）、低剂量放疗、碘过高或缺乏、遗传、甲状腺炎等有关。常见病理类型有乳头状癌（约占 60%）、滤泡样癌（约占 20%）、髓样癌（5%）、未分化癌（15%）。其临床特点以未分化癌进展较快，5 年生存率约 7%，其他类型则多表现为甲状腺区的无痛性包块，发展缓慢，病程较长，单发结节或双侧结节，肿瘤向邻近器官浸润。若肿瘤生长迅速可产生压迫症状，如出现呼吸困难、咯血、吞咽困难、声嘶等症状[1]。

中医古代文献中无甲状腺癌之病名，其属于中医“石瘿”“瘿瘤”的范畴。《三因极一病证方论》中记载：“坚硬不可移者名曰石瘿”。《诸病源候论》谓“瘿者由忧恚气结所生”。故中医学认为本病发生多因肝郁气滞，痰凝毒聚，渐成痰毒瘀阻，发为石瘿。

外科手术切除是甲状腺癌的主要治疗手段，但未分化癌生长快而固定，不宜切除。甲状腺癌中未分化癌对放疗有一定敏感性，但髓样癌对放射线敏感性较差。滤泡癌吸碘能力较强，在甲状腺切除后用 ^{131}I 治疗转移灶有一定疗效。对于全甲状腺切除的患者要长期服用甲状腺素以防止 TSH 升高。全身化疗的疗效很不理想，仅作为姑息治疗或术后巩固治疗的一种手段。

甲状腺癌术后可见一些并发症，中药内服可有效预防和治疗并发症。甲状腺癌绝大部分分化程度高，恶性程度低，发展缓慢，坚持中医药治疗具有独特的疗效。晚期甲状腺癌由于远处转移，通过中医药治疗，常可明显改善症状，提高生活质量，延长生存期。

【中成药应用】

1. 治疗用药　适宜于围手术期后或放、化疗后处于观察期的患者，或者不适合手术及放化疗的患者。推荐中成药如表 3-31。

2. 辅助用药　适宜于围手术期和放、化疗期的患者。推荐中成药详见相关章节。

3. 症状用药　针对甲状腺癌病程中常见的不适临床表现，选择相应的中成药治疗。推荐中成药如表 3-32。

【临床经验与现代研究】

1. 甲状腺癌的发生与肝脾肾三脏失调有关，总属虚实夹杂证。治疗以消散法为主，采用化痰散结、化瘀散结、解毒散结等治法；同时注意理气开郁在治疗中的作用。

2. 临床上中药对甲状腺癌的治疗有着较好的作用。刘尚全[2]采用益气养血、软坚散结兼以活血化瘀的方法治疗甲状腺癌术后患者 18 例，结果中药治疗组痊愈显效率 72.2%，对照组痊愈显效率为 58.3%。临床症状得到很好的改善，并且从起效时间来看，中药组对症状的改善作用明显优于西药组，平均起效时间提前近一周。

表 3-31　甲状腺癌治疗用药表

药物名称	中医治则	临床体会
复方苦参注射液	抗癌，镇痛，止血，提高免疫功能	有止痛功效；尤适用于晚期患者
艾迪注射液	清热解毒，消瘀散结	因含有微量斑蝥素，外周静脉给药时注射部位静脉有一定刺激，首次应用本品应在医生指导下使用
安康欣胶囊	活血化瘀，软坚散结，清热解毒，扶正固本	适用于本病各种类型，脾胃虚寒、有出血或出血倾向者慎用
平消片/胶囊	活血化瘀，止痛散结，清热解毒	应严密注意马钱子中毒的发生
桂枝茯苓丸	活血化瘀，缓消癥块	适用于甲状腺肿瘤，症见肿块，舌质紫黯或有瘀点，脉沉涩等
紫金锭	辟瘟解毒，消肿散结，止痛	适用于甲状腺肿瘤痰涎偏盛者，滴水难进、胸膈疼痛、苔厚腻或浊腻等痰浊邪毒较盛者

续表

药物名称	中医治则	临床体会
犀黄丸	清热解毒，化瘀软坚	配合扶正药物，具有一定的清热开窍、解毒抗癌作用。对贫血、脾胃虚寒、老年、体弱患者慎用
六神丸	解毒，消肿，止痛	用于热毒证。常见的副作用为消化道反应，脾胃功能弱者慎用。因含有蟾酥，与地高辛合用易导致强心苷中毒，引起频发室性早搏。不宜过量久服，心脏病患者慎用
夏枯草膏	清火，明目，散结，消肿	用于治疗瘰疬，瘿瘤，淋巴结结核等
内消瘰疬丸	软坚散结	颈项结块，或如串珠，伴咽干，舌红苔黄，脉弦滑或弦细而数
复方红豆杉胶囊	祛邪扶正，通络散结	用于气虚痰湿、气阴两虚、气滞血虚所致的中晚期肿瘤患者的治疗。服药后如有口干现象，宜多饮水

表 3-32　甲状腺癌常见症状用药表

临床表现	药物名称	中医治则	临床体会
颈部淋巴结转移	内消瘰疬丸	软坚散结	颈项结块，或如串珠，伴咽干，舌红苔黄，脉弦滑或弦细而数
	复方蟾酥膏	活血化瘀，消肿止痛	外用，治疗颈部淋巴结转移，肿物红肿疼痛未破溃者
	蟾乌巴布膏	活血化瘀，消肿止痛	外用，治疗颈部淋巴结转移，肿物红肿疼痛未破溃者。肝肾功能损害者慎用
	复方苦参注射液	抗癌，镇痛，止血	适用于颈部淋巴结转移，肿物红肿疼痛者
	小金胶囊	化痰祛湿，祛瘀通络	用于寒湿痰凝证，初起皮色不变或肿硬作痛者。因含五灵脂，不可与含人参等有参之药同服
	梅花点舌丸	清热解毒，消肿止痛	用于各种肿瘤、无名肿毒及疖疮肿痛，见口干口苦，红肿热痛等实热证
	夏枯草膏	清火，明目，散结，消肿	用于治疗瘰疬，瘿瘤，淋巴结结核等

参 考 文 献

［1］周际昌．实用肿瘤内科学［M］.2版．北京:人民卫生出版社,2003.

［2］刘尚全．中医药对甲状腺癌术后患者症状改善的作用［J］．现代肿瘤医学,2003,11(2):112-113.

（林飞　熊露）

（九）颅内肿瘤

【概述】颅内肿瘤是指发生于颅内的肿瘤，简称脑瘤，分为原发和继发两大类。原发性颅内肿瘤发生于脑组织，占中枢神经系统的80%～90%。颅内肿瘤按病理组织学分型，最多见为各种胶质瘤，如星形细胞瘤、多形性胶质母细胞瘤、室管膜瘤、髓母细胞瘤等，其次为脑膜瘤、神经鞘瘤、垂体腺瘤和颅咽管瘤。除神经胶质瘤外，绝大多数为颅内良性肿瘤。继发性颅内肿瘤则是指身体其他部位的恶性肿瘤转移或侵入形成的转移瘤。颅内肿瘤一般以缓慢进行性颅内高压、神经功能障碍为主要临床表现，如头痛、呕吐、视盘水肿及局灶性神经系统体征或症状。

中医古代文献中无脑瘤之病名，其属于中医“头痛”、“眩晕”、“中风”、“癫痫”的范畴。多因风、火、痰湿、血瘀相互作用，加上脏腑虚弱，清气不升，导致痰湿结聚，血行不畅，血瘀闭阻脉络而成脑瘤。

颅内肿瘤的治疗有手术治疗、放射治疗和化学治疗。良性肿瘤多数可通过手术治愈。对于手术不能彻底切除的肿瘤，术后辅以放射治疗可以延迟肿瘤复发；对放射线敏感的肿瘤，手术困难时可首选放射治疗。对于不能手术切除者，则以放疗、化疗为主综合治疗。一般应用亚硝脲类单药化疗或以亚硝脲为主的联合化疗。

临床中医治疗脑瘤常以补肾化痰、软坚散结为基本大法，对于脑瘤手术切除术后或放化疗后的患者，进行系统的综合治疗，可提高其生活质量，延长肿瘤复发时间，提高生存期，中医药治疗在预防颅内肿瘤复发方面取得了一定的疗效。对于不能手术的患者，中医药可改善症状，稳定瘤体，进而延长生存期。

【中成药应用】

1. 治疗用药　适宜于围手术期后或放、化疗后处于观察期的患者，或者不适合手术及放化疗的患者。推荐中成药如表 3-33。

2. 辅助用药　适宜于围手术期和放、化疗期的患者。推荐中成药详见相关章节。

3. 症状用药　针对颅内肿瘤病程中常见不适临床表现，选择相应的中成药治疗。推荐中成药如表 3-34。

【临床经验与现代研究】

1. 颅内肿瘤发病缓慢，但病势凶险。病性虚实夹杂，以虚为本，以实为标。临床上治疗主要以补肾化痰，软坚散结为基本大法。诊治重点是了解毒、瘀、痰、湿以及气血和阴阳的盛衰程度，灵活运用扶正与祛邪的侧重，以取得最好的疗效。

表 3-33 颅内肿瘤治疗用药表

药物名称	中医治则	临床体会
榄香烯乳注射液	活血化瘀	高热患者、胸腹水合并感染的患者及出血倾向者慎用
鸦胆子油乳注射液/口服液	抗癌	脂代谢失常、过敏体质、心律失常及脾胃虚弱者慎用
平消片	活血化瘀，止痛散结，清热解毒，扶正祛邪	体质虚弱者慎用
控涎丹	祛痰逐饮	适于痰饮证，表现为头痛、神志昏倦多睡、饮食无味、痰唾稠黏、夜间喉中痰鸣、多流涎唾等
大活络丸	祛风止痛，除湿豁痰，舒筋活络	用于中风痰厥引起的瘫痪，足痿痹痛，筋脉拘急，腰腿疼痛等症

表 3-34　颅内肿瘤常见症状用药表

临床表现	药物名称	中医治则	适　应　证
头痛头晕	天麻钩藤颗粒	平肝息风，清热安神	用于肝阳上亢所致的头痛、眩晕、耳鸣、眼花、震颤、失眠。阴虚者慎用
	心脑欣片	益气养阴，活血化瘀	用于气阴不足、瘀血阻滞所引起的头晕、头痛、心悸、气喘乏力者
	正天丸	疏风活血，通络止痛	用于外感风邪、瘀血阻络引起的头痛。高血压、心脏病患者慎服。肝病、糖尿病、肾病等慢性病严重者应在医师指导下服用。不宜久服
高热神昏	安宫牛黄丸	清热解毒，豁痰开窍	适用于邪陷心包或痰阻心窍，高热神昏者
	清开灵注射液	清热解毒，化痰通络，醒神开窍	神志不清或高热者适用；表证畏寒发热者慎用；如出现过敏反应，应及时停药并做脱敏处理
	醒脑静注射液	清热泻火，凉血解毒，开窍醒脑	用于头痛、呕恶、高热烦躁、神昏谵语等症
癫痫	癫痫宁片	豁痰开窍，息风安神	用于风痰上扰之癫痫病，发作时见突然昏倒，不省人事，四肢抽搐，喉中痰鸣，口吐涎沫或眼目上视等症。或用于癔病、失眠等

2. 临床上依据患者的病情表现，采用辨病与辨证相结合的治疗方法，取得了不错的效果。钱伯文[1]将脑瘤分为五型：痰湿内阻型、肝胆实热型、肝肾阴虚型、气血郁结型、肝风内动型，并分别予以温胆汤、导痰汤、指迷茯苓汤、杞菊地黄丸/一贯煎、血府逐瘀汤/补阳还五汤、镇肝息风汤/羚角钩藤汤/天麻钩藤饮等加减，213 例脑瘤患者，3 年生存率为 34.9％，取得了较好的疗效。陶根鱼[2]教授 7 年来治疗脑瘤 19 例，以白花蛇舌草、重楼、三棱、莪术、山慈菇、神曲、冰片为基础方，经治疗多在 40 天后症状减轻，3 个月后症状消失。陈萍[3]等以解毒化痰、软坚散结消瘀、降逆止呕、镇静止痛为法治疗脑胶质细胞瘤 34 例，自拟脑瘤康平煎随症加减，总有效率 85.28％。万冬桂[4]等将 80 例原发性脑瘤分 6 型论治，分别予龙胆泻肝汤、温胆汤、血府逐瘀汤、杞菊地黄汤、天麻钩藤饮、金匮肾气丸加减，随诊 60 例，健全 28 例，死亡 38 例，平均生存 17.2 个月。宋洪恩[5]等 10 年内运用通络散结汤及祛风化瘀汤治疗脑瘤 92 例，治愈 36 例，临床治愈 29 例，显效 24 例，无效 3 例，总有效率高达 96.74％。

参 考 文 献

[1] 钱心兰．钱伯文诊治脑瘤的临证思路与经验[J]. 上海中医药杂志，1999，1：13-14.

[2] 迟丽屹，张彦海．陶根鱼教授治验脑瘤举隅[J]. 陕西中医学院学报，2002，25(2)：19-20.

[3] 陈萍，张玉芝，康由君．脑瘤康治疗脑胶质细胞瘤34例[J]. 时珍国医国药，2001，12(4)：361-362.

[4] 万冬桂，董秀荣，蔡光荣．原发性脑瘤80例中医病证分析[J]. 上海中医药杂志，1995，5：1-3.

[5] 宋洪恩，周艳丽，张秀贞．通络散结汤及祛风化瘀散治疗脑瘤92例疗效观察[J]. 天津中医药，2003，20(6)：77.

[6] 李忠．临床中医肿瘤学[M]. 沈阳：辽宁科学技术出版社，2002.

[7] 周际昌．实用肿瘤内科学[M]. 2版．北京：人民卫生出版社，2003.

（林　飞　石闻光）

（十）前列腺癌

【概述】前列腺癌是男性泌尿系统常见的恶性肿瘤。近年来，前列腺癌的发病率逐渐上升，其病因迄今不明确，前列腺淋病、病毒及衣原体感染、性生活强度及激素的影响可能与发病有关。前列腺癌可分为雄激素依赖性前列腺癌和雄激素非依赖性前列腺癌。前列腺癌一般发展较慢，无症状。在疾病晚期可出现膀胱出口梗阻或输尿管梗阻症状，导致血尿和脓尿。发生骨转移者会引起骨痛。

中医古代文献中无前列腺癌之病名，其属于中医"癃闭"、"淋证"、"血尿"的范畴。多因肾气亏虚，瘀血内阻，湿热蕴郁下注，阻塞尿路，发为癃闭。

内分泌治疗是前列腺癌治疗的重要手段之一。对于早期的前列腺癌患者可采用根治性前列腺癌切除术或适形放疗；局部进展期前列腺癌患者，选用放射治疗＋内分泌治疗或单纯内分泌治疗；转移性前列腺癌以内分泌治疗或化疗为主，对骨转移引起的疼痛可辅以放射治疗。

对于早期前列腺癌根治术的患者，中医药治疗的侧重在于围手术期的支持恢复治疗，减少术后并发症及不适，有助于提高生存率；中晚期前列腺癌患者多采用内分泌治疗及放射治疗，对于雌激素样的副作用、放疗后骨髓抑制、骨痛及晚期恶病质，中医药往往有一定的疗效。中西医结合治疗前列腺癌有其内在的互补性，对于控制肿瘤复发转移，提高临床疗效，提高患者生存质量，延长生存期有着突出的优势。

【中成药应用】

1. 治疗用药　适宜于围手术期后或放、化疗后处于观察期的患者，或者不适合手术及放化疗的患者。推荐中成药如表 3-35。

2. 辅助用药　适宜于围手术期和放化疗期的患者。推荐中成药详见相关章节。

3. 症状用药　针对前列腺癌病程中常见不适临床表现，选择相应的中成药治疗。推荐中成药如表 3-36。

【临床经验与现代研究】

1. 前列腺癌的治疗目前主要以手术及内分泌治疗为主。早期前列腺癌以局部肿瘤切除为主，全身辅助中医扶正治疗为辅；中晚期前列腺癌以内分泌治疗配合中医扶正固本与抗癌祛邪

表 3-35　前列腺癌治疗用药表

药物名称	中医治则	临床体会
复方苦参注射液	抗癌，镇痛，止血，提高免疫功能	有镇痛、止血功效，尤适用于晚期患者
艾迪注射液	清热解毒，消瘀散结	因含有微量斑蝥素，外周静脉给药时注射部位静脉有一定刺激，首次应用本品应在医生指导下使用
平消胶囊	活血化瘀，止痛散结，清热解毒，扶正祛邪	宜间断用药，长期服用需监测肝肾功能
加味西黄丸	清热解毒，消肿止痛	脾胃虚弱者慎用

表 3-36 前列腺癌常见症状用药表

临床表现	药物名称	中医治则	适应证
排尿困难	癃闭舒胶囊	温肾化气,清热通淋,活血化瘀,散结止痛	用于肾气不足,湿热瘀阻之癃闭
	前列康舒胶囊	解毒活血,补气益肾	用于肾虚湿热证,表现为尿频,尿急,尿痛,腰膝酸软,会阴胀痛,睾丸隐痛等症状
	癃清片	清热解毒,凉血通淋	用于热淋所致的尿频,尿急,尿痛,尿短,腰痛,小腹坠胀等症
	八正颗粒	清热泻火,利水通淋	用于湿热淋证所致的尿频、尿急、尿痛,淋沥不畅,小便浑赤,甚或癃闭不通,小腹急满,口燥咽干等症
夜尿频、肢冷	济生肾气丸	温肾化气,利尿通闭	用于肾阳不足者,表现为尿频、夜尿增多,小便不利,畏寒,下半身冷感,舌质淡胖,舌苔薄白
	金匮肾气丸	温补肾阳	
血尿	血尿胶囊	清热利湿,凉血止血	用于泌尿系统肿瘤的辅助治疗

为主。前列腺癌的进展相对较慢，对于晚期前列腺癌，通过中医辨证治疗，能够提高患者的免疫功能和抗癌能力，在一定程度上抑制肿瘤细胞的活性，防止肿瘤的转移，改善患者的生存质量，提高远期疗效。临床上主要以利湿通淋、活血化瘀、温肾健脾利水为治则。

2. 临床工作者对于前列腺癌的治疗，主要采用辨病与辨证相结合、局部治疗与整体治疗相结合的方法。李承功[1]总结了周智恒治疗前列腺癌的经验，认为用药治疗的关键是药效能使体内雄激素降至最低水平，方能辨证辨病相结合，提高生存质量。滋阴益肾、益气扶正、祛瘀除癌、解毒软坚中药能使患者体内雄激素降低，PSA、PAP（前列腺酸性磷酸酶）下降至正常，并维持恒定水平。张剑[2]对李辅仁治疗前列腺癌患者去势术后诸症的经验做了系统总结，临床治疗上从补肾入手，调整阴阳，平和气血。依据临床不同的证型及伴发症状加减，取得了很好的效果。

参考文献

[1] 李承功．周智恒治疗前列腺疾病经验[J]．江西中医药，2002，33(2)：5.

[2] 张剑．李辅仁治疗前列腺癌睾丸摘除术后诸症的经验[J]．中医杂志，1998，39(2)：83.

（林飞　李杰）

(十一)女性生殖系统肿瘤

卵巢恶性肿瘤

【概述】卵巢癌是发生于卵巢组织的恶性肿瘤,居女性生殖系统恶性肿瘤的第三位。晚婚、不育、环境、饮食、雌激素等为卵巢癌的危险因素。其病理主要有三种类型:上皮癌、恶性生殖细胞瘤、性索间质肿瘤。临床表现可出现下腹不适,腹胀腹痛,腹部肿块,月经紊乱,盆腔压迫等症状。卵巢癌临床有起病隐匿,早期不易发现,易转移,预后较差等特点。

中医古代文献中无卵巢癌之病名,其属于中医“癥瘕”、“积聚”的范畴。多因脏腑气虚,营卫失调,或因寒气客于肠外,与卫气相搏,气不得营,恶气乃起,息肉乃生,发为积聚。

早期卵巢癌的治疗以外科手术切除为主,术后预后较差的患者辅以化疗或辅助放疗。中晚期的卵巢癌患者行剖腹探查和肿瘤减灭术,术后行辅助化疗。对于已有远处转移的晚期患者以化疗为主。

卵巢恶性肿瘤患者应用中医药治疗,一方面能抑杀癌细胞,另一方面能增强患者的免疫力。围手术期患者进行中医药支持恢复治疗,对减少术后并发症等方面起着重要作用。同时中医药辅助治疗也能提高化疗患者对化疗的耐受程度及免疫力,对预防限制肿瘤转移也有一定的作用。

【中成药应用】

1. 治疗用药　适宜于围手术期后或放、化疗后处于观察期的患者，或者不适合手术及放化疗的患者。推荐中成药如表3-37。

2. 辅助用药　适宜于围手术期和放、化疗期的患者。推荐中成药详见相关章节。

3. 症状用药　针对卵巢恶性肿瘤病程中常见不适临床表现，选择相应的中成药治疗。推荐中成药如表3-38。

【临床经验与现代研究】

1. 卵巢癌的治疗目前仍以手术加化疗为主，虽然术后辅助全身化疗的效果已经得到肯定，但部分患者由于体质差而不能耐受全身化疗，增加了卵巢癌复发的可能，而中医药的辅助治疗能提高化疗患者的耐受程度及免疫力，改善患者的生存质量，延长其生存期。卵巢癌临床上有虚实之分，虚证有肝肾阴虚，脾肾阳虚，中气下陷；实证有肝郁气滞化火，湿毒瘀热，湿痰结聚。临床治疗以清热解毒，活血化瘀，涤痰软坚为主，根据患者具体情况随症加减。

2. 临床工作者对于卵巢癌患者术后复发及减轻化疗的毒副反应也进行了大量的研究，结果显示提高生存质量及延长寿命是中西医结合治疗卵巢癌的优势。刘爱武[1]等临床收集120例卵巢癌术后患者，分为治疗组（新加增免抑瘤方＋化疗）和对照组（单纯化疗）。临床结果表明：治疗组晚期卵巢癌5年生存率50%，高于对照组

表 3-37　卵巢恶性肿瘤治疗用药表

药物名称	中医治则	临床体会
艾迪注射液	清热解毒，消瘀散结	因含有微量斑蝥素，外周静脉给药时注射部位静脉有一定刺激，首次应用本品应在医生指导下使用
复方苦参注射液	抗癌，镇痛，止血，提高免疫功能	有止痛功效；尤适用于晚期患者
榄香烯乳注射液	逐瘀利水	尤适用于伴发胸水、腹水、心包积液、放射性肺炎者；出血倾向者慎用
康艾注射液	益气扶正	扶正祛邪兼顾，偶见过敏反应
复方斑蝥胶囊	破血消瘀，攻毒蚀疮	心功能、消化功能不良，伴发胃肠溃疡、泌尿系统疾病者慎用
楼莲胶囊	清热解毒，活血化瘀，软坚散结	恶心、消化功能不良者慎用

续表

药物名称	中医治则	临床体会
复方红豆杉胶囊	祛邪扶正，通络散结	用于气虚痰湿、气阴两虚、气滞血虚所致的中晚期肿瘤患者的治疗。服药后如有口干现象，宜多饮水
桂枝茯苓丸	活血化瘀，缓消癥块	适用于瘀阻胞宫证，表现为肿块，疼痛拒按，或漏下不止，血色紫黯，舌质紫黯或有瘀点，脉沉涩
鳖甲煎丸	祛瘀化痰，软坚消癥	用于子宫肿瘤，卵巢肿瘤等，症见胁下癥块，触之硬痛，腹中疼痛，肌肉消瘦等
大黄䗪虫丸	祛瘀生新，缓中补虚，消癥通络	适于子宫癌、卵巢癌等，症见形体羸瘦，腹满不能饮食，肌肤甲错，两目黯黑等瘀血内结之象。体虚者慎用或加以补虚之方
阿魏化痞膏	化痞消积	外用，治疗气滞血凝证，症见癥瘕痞块，脘腹疼痛，胸胁胀满

表 3-38　卵巢恶性肿瘤常见症状用药表

临床表现	药物名称	中医治则	适　应　证
烘热汗出	知柏地黄丸	滋阴降火	用于阴虚火旺所致的潮热盗汗，口干咽痛，小便短赤等症。因为阴虚是本，火旺是标，所以降火药只能暂用，虚热症消失后应改用六味地黄丸
	六味地黄丸	滋阴补肾	用于头晕耳鸣、腰膝酸软等阴虚症状较明显者
烦躁易怒	加味逍遥丸	疏肝清热，健脾养血	用于肝郁血虚，肝脾不和，两胁胀痛，头晕目眩，倦怠食少，月经不调，脐腹胀痛
腹水	五苓散	利水渗湿，化气布津	不宜久煎，以免减弱渗利之性，津液耗伤者不可用
	臌症丸	利水消肿，除湿健脾	用于各种肿瘤引起的腹水、四肢浮肿、便秘等。不可与甘草同服，忌食盐及荞麦面
	甘参胶囊	行气逐水，兼益气养血	适用于水湿停聚，兼见脾虚证候者
	榄香烯注射液	逐瘀利水	尤适用于伴发胸水、腹水、心包积液、放射性肺炎者；出血倾向者慎用

续表

临床表现	药物名称	中医治则	适应证
腹痛	少腹逐瘀丸	活血祛瘀，温经止痛	用于寒凝血瘀少腹证，见少腹积块疼痛，四肢不温，舌黯苔白，脉沉弦而紧等
	天蟾胶囊	行气活血，通络止痛	用于轻中度癌性疼痛属气滞血瘀证者
	两面针镇痛片	清热解毒，理气活血，通络止痛	用于瘀热郁结引起的腹部疼痛
	乌头注射液	散寒止痛	用于晚期癌症的疼痛，属阴寒瘀毒蕴结者。注意毒性，不可过量应用
	蟾酥注射液	清热解毒	静脉滴注剂量过大时，输液部位可能会有疼痛。合并严重心、肝、肾疾病者慎用
	阿魏化痞膏	化痞消积	外用，治疗气滞血凝证，症见癥瘕痞块，脘腹疼痛，胸胁胀满

续表

临床表现	药物名称	中医治则	适应证
腹痛	蟾酥镇痛膏	活血化瘀，消肿止痛	外贴于疼痛区域，治疗中晚期肿瘤局部疼痛。患处溃疡忌用
	蟾乌巴布膏	活血化瘀，消肿止痛	外用，治疗多种癌症引起的疼痛。含马兜铃科植物细辛，不宜长期使用，定期复查肾功能。肾脏病患者、孕妇、新生儿禁用
	复方蟾酥膏	活血化瘀，消肿止痛	外用，治疗多种癌症引起的疼痛
	元胡止痛片	理气，活血，止痛	用于气滞血瘀证。偶有恶心、眩晕、乏力，但过量可出现呼吸抑制、帕金森综合征等表现。药性温燥，阴虚火旺者慎服

33.3%。夏亲华[2]等以扶正培本、化瘀解毒为基本方治疗卵巢癌，中药联合腹腔化疗取得了较好的近期疗效，提高了化疗完成率，降低了化疗的副作用，提高了生存质量和生存率。苗厚润[3]等报道以中药化瘤丸为主治疗晚期卵巢癌 44 例，完全缓解 6 例，部分缓解 18 例，总缓解率 54.5%。潘天慧[4]等观察手术、化疗配合中药治疗原发性卵巢癌的临床疗效，随机将原发性卵巢癌分为 2 组，对照组为术后接受化疗，治疗组为术后接受化疗并同时服用中药治疗。结果发现中药能提高手术、化疗治疗原发性卵巢癌的疗效，并减少其消化道毒性和不良反应。于华香[5]等将自拟方参芪扶正败毒丸与化疗药物联合运用，治疗卵巢癌 20 例，治疗后观察组局部病灶变化有效率为 85.84%，明显优于对照组的 45.38%。

参 考 文 献

[1] 刘爱武，齐聪，胡争艳．中西医结合治疗卵巢癌疗效评估[J]．辽宁中医杂志，2001，28(10)：618.

[2] 夏亲华．中药扶正培本、化瘀解毒配合腹腔化疗治疗晚期卵巢癌[J]．安徽中医临床杂志，1999，11(1)：5-6.

[3] 苗厚润，尹国英．以中药为主治疗晚期卵巢癌 44 例临床疗效观察[J]．天津中医，1992，3：9.

[4] 潘天慧，樊巧云．手术、化疗配合中药治疗原发性卵巢癌的临床研究[J]．安徽中医学院学报，2004，23(4)：46.

[5] 于华香,王志学,许如秀. 参芪扶正败毒丸合并化疗治疗卵巢癌 200 例临床观察[J]. 山东中医杂志,2000,19(10):592.

（林飞　侯炜）

子宫颈癌

【概述】子宫颈癌系来自宫颈上皮的恶性肿瘤,居妇科恶性肿瘤首位。其发病因素与性混乱、初次性交年龄小、婚产因素、宫颈糜烂、病毒感染等有关。病理分类以鳞癌为主,其次为腺癌、混合癌。子宫颈癌早期临床表现可无任何症状,或仅在阴道检查时见表浅的糜烂,或有一般慢性炎症,中期常有白带增多,阴道不规则流血,臀部持续性疼痛,膀胱、直肠受侵可出现排尿、排便障碍等。

中医古代文献中无子宫颈癌之病名,其属于中医“崩漏”、“带下”、“五色带下”、“癥瘕”的范畴。多因肝郁气滞,冲任失调或肝经湿热,毒蕴下焦,发为崩漏。

子宫颈癌早期主要采用手术治疗,对早期不宜采用手术治疗的患者,放疗可取得与手术相同的治疗效果。中晚期子宫颈癌采用放疗同时联合化疗、放化疗同步治疗。对于有转移的晚期患者多采用化疗或加放疗。

中医药治疗能改善子宫颈癌患者的全身状况,减轻手术或放疗后尿潴留、放射性膀胱炎的程度,增强机体免疫功能,减轻临床症状,提高患者生存质量，延长生存期。对于中晚期患者，在放化疗的同时配合中药治疗，可降逆止呕，扶正固本，减轻放化疗的毒副反应，保证放化疗的顺利进行。在西医治疗子宫颈癌的过程中贯穿着中医药的辅佐，对于提高子宫颈癌的治愈率及生存率有着重要的意义。

【中成药应用】

1. 治疗用药 适宜于围手术期后或放、化疗后处于观察期的患者，或者不适合手术及放化疗的患者。推荐中成药如表 3-39。

2. 辅助用药 适宜于围手术期和放、化疗期的患者。推荐中成药详见相关章节。

3. 症状用药 针对子宫颈癌病程中常见不适临床表现，选择相应的中成药治疗。推荐中成药如表 3-40。

【临床经验与现代研究】

1. 中医中药对子宫颈癌有着较好的作用，尤其对早期子宫颈癌，以中药局部用药为主和辨证论治内服中药为辅进行治疗，使子宫颈癌病灶发生凝固、坏死、自溶、脱落，很大程度上降低子宫颈癌的发生率。即使是晚期子宫颈癌，亦可应用中医中药辨证论治进行治疗，临床上常以健脾补肾，疏肝理气，清热除湿，解毒散结为主要的治疗原则。

表 3-39　子宫颈癌治疗用药表

药物名称	中医治则	临床体会
康艾注射液	益气扶正	扶正祛邪兼顾，偶见过敏反应
艾迪注射液	清热解毒，消瘀散结	因含有微量斑蝥素，外周静脉给药时注射部位静脉有一定刺激，首次应用本品应在医生指导下使用
复方苦参注射液	抗癌，镇痛，止血，提高免疫功能	有止痛功效；尤适用于晚期患者
安康欣胶囊	活血化瘀，软坚散结，清热解毒，扶正固本	扶正祛邪兼顾；不可超量服用
康力欣胶囊	扶正祛邪，软坚散结	适用于舌质紫黯等血瘀证较明显的患者
楼莲胶囊	清热解毒，活血化瘀，软坚散结	恶心、消化功能不良者慎用
复方红豆杉胶囊	祛邪扶正，通络散结	用于气虚痰湿、气阴两虚、气滞血虚所致的中晚期肿瘤患者的治疗。服药后如有口干现象，宜多饮水
宫颈癌片	化痰镇痉，软坚散结，消肿	适用于子宫颈癌的治疗
宫颈癌栓	消肿散结	外用，治疗子宫颈癌及子宫颈癌前期的病变。使用时需口服宫颈癌片
阿魏化痞膏	化痞消积	外用，治疗气滞血凝证，见癥瘕痞块，脘腹疼痛，胸胁胀满

表 3-40 子宫颈癌常见症状用药表

临床表现	药物名称	中医治则	适 应 证
阴道流血	妇月康胶囊	养血化瘀，温经止痛	适用于血虚寒凝，瘀阻胞宫。症见恶露不绝，小腹冷痛，脉细或弦。血热者不宜使用；若恶露过多，出血不止，甚则汗出气短神疲者禁用
带下异常	复方蒺蕤颗粒	清热解毒，软坚散结，滋阴益气	用于白带恶臭、阴道接触性出血等
	妇炎康片	活血化瘀，清热解毒，除湿止痛	用于湿热带下，症见量多色黄、小腹痛属慢性盆腔炎、阴道炎者。经期、哺乳期慎用。月经过多者不宜服用
	千金止带丸	补虚止带，和血调经	用于赤白带下、月经不调、腰酸腹痛
月经失调	愈带丸	益气调经，散寒止带	用于气虚血亏，子宫湿寒引起的经血不调，腹痛，腰腿酸软，潮热，头晕耳鸣等症
	宁坤丸	补气养血，调经止痛	用于妇女血虚气滞，月经不调，经前经后腹痛腰痛。月经过多者不宜服用
	复方益母草膏	调经养血，化瘀生新	用于血瘀气滞引起的月经不调，行经腹痛，量少色黯。糖尿病患者慎服。月经过多者不宜服用

2. 宫颈癌中医临床治疗一般以辨证论治为原则，内服中药配合宫颈局部外用药，这样能够改善机体失衡状态，提高机体免疫力，针对性强，比单一方法治疗效果好。雷氏[1]用愈黄丹方治疗宫颈癌 81 例，其中Ⅰ期 19 例，Ⅱ期 45 例，Ⅲ期 17 例，结果 3 年存活率分别为 78.95%、22.22%、29.41%。吴氏[2]用莪术芍药汤治疗 45 例子宫颈癌放疗后并发直肠炎患者，结果治愈 33 例，好转 9 例，未愈 3 例，总有效率 93.3%。姚氏[3]用四核清宫丸共治 18 例宫颈癌，结果显效 4 例，有效 8 例，无效 6 例。中药外治方面，杨氏[4]采用“三品一条枪”辅以双紫粉治疗早期宫颈癌 243 例，近期治愈率 100%。王氏[5]用宫颈Ⅰ号栓治疗 28 例宫颈癌前病变和宫颈癌患者，并对治疗前后的宫颈活检组织进行病理学观察，结果发现经治疗后其细胞形态结构转为正常，宫颈局部组织免疫功能增强，癌细胞向良性转化。

参 考 文 献

[1] 蒋玉洁. 中国肿瘤秘方全书[M]. 北京：科学技术文献出版社，2001.

[2] 吴晓春. 莪术芍药汤治疗宫颈癌放疗后并发直肠炎 45 例的临床观察[J]. 浙江临床医学，2002，2(7)：486.

[3] 姚九香，王明义. 自拟四核清宫丸治疗宫颈癌 18 例临床观察[J]. 甘肃中医，1998，11(2)：35.

[4] 杨学志. “三品一条枪”治疗早期宫颈癌 243 例[J]. 中西医结合妇产科情报资料，1988，2：65.

[5] 王勤渝．宫颈Ⅰ号栓阻断宫颈癌发生的组织病理学、超微结构和免疫组织化学的研究[J]. 中国中医药科技，1999，6(5)：293-296.

[6] 刘伟胜，徐凯．肿瘤科专病中医临床诊治[M]. 北京：人民卫生出版社，2000.

[7] 李忠．临床中医肿瘤学[M]. 沈阳：辽宁科学技术出版社，2002.

[8] 周际昌．实用肿瘤内科学[M]. 2版．北京：人民卫生出版社，2003.

（林飞　侯炜）

附录一

中成药笔画索引

二画

三画

四画

五画

十画

十一画

十二画

十三画

十四画

十五画以上

附录二

中成药汉语拼音索引

附录三

表格索引

附录三　表格索引

附录四

肿瘤常用中成药治疗推荐

肺癌常用中成药治疗推荐

用药时段	治疗方法	药物名称	中医治则	治疗目的
手术后1～2个月内	口服中成药或＋中药注射剂	百令胶囊	补肺肾，益精气	中医康复（促进术后康复，改善乏力、咳喘等肺肾亏虚症状）
		十全大补丸	温补气血	中医康复（促进术后康复，改善乏力、头晕等气血亏虚症状）
		参芪扶正注射液	益气扶正	中医康复（促进术后康复，改善乏力等正气亏虚症状）

续表

用药时段	治疗方法	药物名称	中医治则	治疗目的
		健脾益肾颗粒	健脾益肾	中医康复(促进术后康复,改善乏力等脾肾亏虚症状)
		贞芪扶正胶囊/颗粒	补气养阴	中医康复(促进术后康复,改善乏力、食欲不振等脾胃气虚症状)
		金水宝胶囊	补益肺肾,秘精益气	中医康复(促进术后康复,改善乏力、咳喘等肺肾亏虚症状)
		生脉饮口服液	益气复脉,养阴生津	中医康复(促进术后康复,改善心悸、气短等气阴两亏症状)
		八珍颗粒	补气益血	中医康复(促进术后康复,改善乏力、头晕等气血亏虚症状)
		生血丸	补肾健脾,填精补髓	

续表

用药时段	治疗方法	药物名称	中医治则	治疗目的
手术1～2个月后，无需放化疗者	口服中成药或+中药注射剂	益肺清化颗粒	益气养阴，清热解毒，化痰止咳	中医巩固（维持）治疗（预防术后复发或转移，减轻症状）
		参一胶囊	培元固本，补益气血	
		威麦宁胶囊	祛邪扶正，清热解毒，活血化瘀	
		金复康口服液	益气养阴，清热解毒	
		康莱特胶囊	益气养阴，消瘀散结	
		华蟾素片	解毒，消肿，止痛	
		参莲胶囊	清热解毒，活血化瘀，软坚散结	
		平消胶囊	活血化瘀，止痛散结，清热解毒，扶正祛邪	
		复方斑蝥胶囊	破血消瘀，攻毒蚀疮	

续表

用药时段	治疗方法	药物名称	中医治则	治疗目的
放疗期间	中药注射剂＋口服中成药	养阴生血合剂	养阴清热，益气生血	中医强化治疗（减轻不良反应，增强放疗敏感性）
		养阴清肺膏/口服液	养阴润肺，清热利咽	
		安多霖胶囊	益气补血，扶正解毒	
		百合固金丸	滋肾保肺，止咳化痰	
化疗期间	中药注射剂＋口服中成药	参一胶囊	培元固本，补益气血	中医强化治疗（减轻不良反应，提高化疗疗效）
		健脾益肾颗粒	健脾益肾	
		百令胶囊	补肺肾，益精气	
		金水宝胶囊	补益肺肾，秘精益气	
		参芪片	补气养血，健脾益肾	
		参芪扶正注射液	益气扶正	

续表

用药时段	治疗方法	药物名称	中医治则	治疗目的
放化疗完成后 或 不适于、不接受手术和放化疗	口服中成药或+中药注射剂	康莱特注射液/胶囊	益气养阴，消瘀散结	中医巩固(维持)治疗或者单纯中医治疗(延缓疾病进展，减轻症状)
		榄香烯注射液	逐瘀利水	
		益肺清化颗粒	益气养阴，清热解毒，化痰止咳	
		金复康口服液	益气养阴，清热解毒	
		华蟾素注射液/片	清热解毒，消肿止痛，活血化瘀，软坚散结	
		艾迪注射液	清热解毒，消瘀散结	
		复方苦参注射液	清热利湿，凉血解毒，散结止痛	
		消癌平注射液/片	清热解毒，化痰软坚	
		康艾注射液	益气扶正	
		鸦胆子油乳注射液/口服液	清热燥湿，解毒消癥	

食管癌常用中成药治疗推荐

用药时段	治疗方法	药物名称	中医治则	治疗目的
手术后1～2个月内	口服中成药或＋中药注射剂	补中益气丸	补中益气，升阳举陷	中医康复（促进术后康复，改善乏力、食少腹胀等脾胃虚弱症状）
		十全大补丸	温补气血	中医康复（促进术后康复，改善乏力、头晕等气血亏虚症状）
		健脾益肾颗粒	健脾益肾	中医康复（促进术后康复，改善乏力等脾肾亏虚症状）
		贞芪扶正胶囊/颗粒	补气养阴	中医康复（促进术后康复，改善乏力、食欲不振等脾胃气虚症状）
		参芪扶正注射液	益气扶正	中医康复（促进术后康复，改善乏力等正气亏虚症状）

续表

用药时段	治疗方法	药物名称	中医治则	治疗目的
手术1～2个月后，无需放化疗者	口服中成药或+中药注射剂	消癌平片	清热解毒，化痰软坚	中医巩固（维持）治疗（预防术后复发或转移，减轻症状）
		华蟾素片	解毒，消肿，止痛	
		去甲斑蝥酸钠	抗癌	
		安替可胶囊	软坚散结，解毒定痛，养血活血	
		平消胶囊	活血化瘀，止痛散结，清热解毒，扶正祛邪	
		梅花点舌丹	清热解毒，消肿止痛	
放疗期间	中药注射剂+口服中成药	安替可胶囊	软坚散结，解毒定痛，养血活血	中医强化治疗（减轻不良反应，增强放疗敏感性）
		安多霖胶囊	益气补血，扶正解毒	
		康复新液	通利血脉，养阴生肌	
		蟾酥注射液	清热解毒	

续表

用药时段	治疗方法	药物名称	中医治则	治疗目的
化疗期间	中药注射剂＋口服中成药	六味地黄丸	滋阴补肾	中医强化治疗（减轻不良反应，提高化疗疗效）
		参芪片	补气养血，健脾益肾	
		健脾益肾颗粒	健脾益肾	
		贞芪扶正胶囊/颗粒	补气养阴	
		参芪扶正注射液	益气扶正	
放化疗完成后或不适于、不接受手术和放化疗	口服中成药或＋中药注射剂	消癌平注射液/片	清热解毒，化痰软坚	中医巩固（维持）治疗或者单纯中医治疗（延缓疾病进展，减轻症状）
		华蟾素注射液/片	解毒，消肿，止痛	
		平消胶囊	活血化瘀，止痛散结，清热解毒，扶正祛邪	

续表

用药时段	治疗方法	药物名称	中医治则	治疗目的
		复方苦参注射液	清热利湿，凉血解毒，散结止痛	
		鸦胆子油注射液/口服液	清热燥湿，解毒消癥	
		去甲斑蝥酸钠注射液/片	抗癌	
		安替可胶囊	软坚散结，解毒定痛，养血活血	
		梅花点舌丹	清热解毒、消肿止痛	

胃癌、肠癌常用中成药治疗推荐

用药时段	治疗方法	药物名称	中医治则	治疗目的
手术后1～2个月内	口服中成药或＋中药注射剂	补中益气丸	补中益气，升阳举陷	中医康复（促进术后康复，改善乏力、食少腹胀等脾胃虚弱症状）
		十全大补丸	温补气血	中医康复（促进术后康复，改善乏力、头晕等气血亏虚症状）
		健脾益肾颗粒	健脾益肾	中医康复（促进术后康复，改善乏力等脾肾亏虚症状）
		贞芪扶正胶囊/颗粒	补气养阴	中医康复（促进术后康复，改善乏力、食欲不振等脾胃气虚症状）
		参芪扶正注射液	益气扶正	中医康复（促进术后康复，改善乏力等正气亏虚症状）

续表

用药时段	治疗方法	药物名称	中医治则	治疗目的
手术1～2个月后，无需放化疗者	口服中成药或＋中药注射剂	消癌平片	清热解毒，化痰软坚	中医巩固（维持）治疗（预防术后复发或转移，减轻疼痛、食欲不振等症）
		华蟾素片	解毒，消肿，止痛	
		鸦胆子油乳口服液	清热燥湿，解毒消癥	
		平消胶囊	活血化瘀，止痛散结，清热解毒，扶正祛邪	
		小金胶囊	散结消肿，化瘀止痛	
		梅花点舌丹	清热解毒，消肿止痛	
放疗期间	中药注射剂＋口服中成药	养阴生血合剂	养阴清热，益气生血	中医强化治疗（减轻不良反应，增强放疗敏感性）
		安多霖胶囊	益气补血，扶正解毒	
		蟾酥注射液	清热解毒	

续表

用药时段	治疗方法	药物名称	中医治则	治疗目的
化疗期间	中药注射剂＋口服中成药	健脾益肾颗粒	健脾益肾	中医强化治疗（减轻不良反应，提高化疗疗效）
		贞芪扶正颗粒（胶囊）	补气养阴	
		参芪片	补气养血，健脾益肾	
		参芪扶正注射液	益气扶正	
放化疗完成后或不适于、不接受手术和放化疗	口服中成药或＋中药注射剂	消癌平注射液/片	清热解毒，化痰软坚	中医巩固（维持）治疗或者单纯中医治疗（延缓疾病进展，减轻症状）
		复方苦参注射液	清热利湿，凉血解毒，散结止痛	
		小金胶囊	散结消肿，化瘀止痛	
		华蟾素注射液/片	解毒，消肿，止痛	
		鸦胆子油注射液/口服液	清热燥湿，解毒消癥	
		平消胶囊	活血化瘀，止痛散结，清热解毒，扶正祛邪	

肝癌常用中成药治疗推荐

用药时段	治疗方法	药物名称	中医治则	治疗目的
手术后1～2个月内	口服中成药或＋中药注射剂	补中益气丸	补中益气，升阳举陷	中医康复（促进术后康复，改善乏力、食少腹胀等脾胃虚弱症状）
		十全大补丸	温补气血	中医康复（促进术后康复，改善乏力、头晕等气血亏虚症状）
		健脾益肾颗粒	健脾益肾	中医康复（促进术后康复，改善乏力等脾肾亏虚症状）
		贞芪扶正胶囊/颗粒	补气养阴	中医康复（促进术后康复，改善乏力、食欲不振等脾胃气虚症状）
		参芪扶正注射液	益气扶正	中医康复（促进术后康复，改善乏力等正气亏虚症状）

续表

用药时段	治疗方法	药物名称	中医治则	治疗目的
手术1～2个月后，无需放化疗	口服中成药或+中药注射剂	消癌平片	清热解毒，化痰软坚	中医巩固（维持）治疗（预防术后复发或转移，减轻疼痛、食欲不振等症）
		华蟾素片	解毒，消肿，止痛	
		鸦胆子油口服液	清热燥湿，解毒消癥	
		去甲斑蝥酸钠	抗癌	
		金龙胶囊	破瘀散结，解郁通络	
		复方斑蝥胶囊	破血消瘀，攻毒蚀疮	
		槐耳颗粒	扶正活血	
		慈丹胶囊	化瘀解毒，消肿散结，益气养血	
		平消胶囊	活血化瘀，止痛散结，清热解毒，扶正祛邪	

续表

用药时段	治疗方法	药物名称	中医治则	治疗目的
		片仔癀	清热解毒，活血通络，消肿止痛	
		加味西黄丸	解毒散结，消肿止痛	
		大黄䗪虫丸	祛瘀生新，缓中补虚，消癥通络	
		鳖甲煎丸	祛瘀化痰，软坚消癥	
化疗期间	中药注射剂＋口服中成药	参芪片	补气养血，健脾益肾	中医强化治疗（减轻不良反应，提高化疗疗效）
		槐耳颗粒	扶正活血	
		健脾益肾颗粒	健脾益肾	
		贞芪扶正胶囊/颗粒	补气养阴	
		参芪扶正注射液	益气扶正	

续表

用药时段	治疗方法	药物名称	中医治则	治疗目的
化疗完成后或不适于、不接受手术和放化疗	口服中成药或+中药注射剂	消癌平注射液/片	清热解毒，化痰软坚	中医巩固（维持）治疗或者单纯中医治疗（延缓疾病进展，减轻症状）
		华蟾素注射液/片	解毒，消肿，止痛	
		金龙胶囊	破瘀散结，解郁通络	
		复方斑蝥胶囊	破血消瘀，攻毒蚀疮	
		艾迪注射液	清热解毒，消瘀散结	
		复方苦参注射液	清热利湿，凉血解毒，散结止痛	
		鸦胆子油注射液/口服液	清热燥湿，解毒消癥	
		去甲斑蝥酸钠注射液/片	抗癌	
		得力生注射液	益气扶正，消癥散结	
		斑蝥酸那维生素 B_6 注射液	抗癌	

乳腺癌常用中成药治疗推荐

用药时段	治疗方法	药物名称	中医治则	治疗目的
手术后1～2个月内	口服中成药或＋中药注射剂	加味逍遥丸	舒肝清热，健脾养血	中医康复（促进术后康复，改善两胁胀痛、头晕目眩、倦怠食少等肝郁脾虚症状）
		贞芪扶正胶囊/颗粒	补气养阴	中医康复（促进术后康复，改善乏力、食欲不振等脾胃气虚症状）
		参芪扶正注射液	益气扶正	中医康复（促进术后康复，改善乏力等正气亏虚症状）
手术1～2个月后，无需放化疗	口服中成药或＋中药注射剂	平消胶囊	活血化瘀，止痛散结，清热解毒，扶正祛邪	中医巩固（维持）治疗（预防术后复发或转移，减轻乏力、胸痛等症）
		小金胶囊	化痰祛湿，祛瘀通络	
		康力欣胶囊	扶正祛邪，软坚散结	
		片仔癀胶囊	清热解毒，消炎止痛，活血化瘀	
		加味西黄丸	解毒散结，消肿止痛	

续表

用药时段	治疗方法	药物名称	中医治则	治疗目的
放疗期间	中药注射剂+口服中成药	养阴生血合剂	养阴清热，益气生血	中医强化治疗（减轻不良反应，增强放疗敏感性）
		安多霖胶囊	益气补血，扶正解毒	
化疗期间	中药注射剂+口服中成药	贞芪扶正胶囊/颗粒	补气养阴	中医强化治疗（减轻不良反应，提高化疗疗效）
		螺旋藻胶囊	益气养血，化痰降浊	
		参芪扶正注射液	益气扶正	
化疗完成后或不适于、不接受手术和放化疗	口服中成药或+中药注射剂	艾迪注射液	扶正益气，消瘀散结	中医巩固（维持）治疗或者单纯中医治疗（延缓疾病进展，减轻症状）
		复方苦参注射液	清热利湿，凉血解毒，散结止痛	
		平消胶囊	活血化瘀，止痛散结，清热解毒，扶正祛邪	

续表

用药时段	治疗方法	药物名称	中医治则	治疗目的
		小金胶囊	化痰祛湿，祛瘀通络	
		康力欣胶囊	扶正祛邪，软坚散结	
		片仔癀胶囊	清热解毒，消炎止痛，活血化瘀	
		加味西黄丸	解毒散结，消肿止痛	

恶性淋巴瘤、甲状腺癌常用中成药治疗推荐

用药时段	治疗方法	药物名称	中医治则	治疗目的
手术后1～2个月内	口服中成药或＋中药注射剂	加味逍遥丸	舒肝清热，健脾养血	中医康复（促进术后康复，改善两胁胀痛，头晕目眩，倦怠食少等肝郁脾虚症状）
		十全大补丸	温补气血	中医康复（促进术后康复，改善乏力、头晕等气血亏虚症状）

续表

用药时段	治疗方法	药物名称	中医治则	治疗目的
		参芪扶正注射液	益气扶正	中医康复(促进术后康复,改善乏力等正气亏虚症状)
手术1～2个月后,无需放化疗	口服中成药或＋中药注射剂	平消胶囊	活血化瘀,止痛散结,清热解毒,扶正祛邪	中医巩固(维持)治疗(预防术后复发或转移,减轻疼痛等症)
		小金胶囊	化痰祛湿,祛瘀通络	
		内消瘰疬丸	软坚散结	
		复方斑蝥胶囊	破血消瘀,攻毒蚀疮	
		犀黄丸	解毒散结,消肿止痛	
		大黄䗪虫丸	祛瘀生新,缓中补虚,消癥通络	

续表

用药时段	治疗方法	药物名称	中医治则	治疗目的
放疗期间	中药注射剂＋口服中成药	养阴生血合剂	养阴清热，益气生血	中医强化治疗(减轻不良反应，增强放疗敏感性)
		安多霖胶囊	益气补血，扶正解毒	
		梅花点舌丹	清热解毒，消肿止痛	
		蟾酥注射液	清热解毒	
化疗期间	中药注射剂＋口服中成药	参芪片	补气养血，健脾益肾	中医强化治疗(减轻不良反应，提高化疗疗效)
		槐耳颗粒	扶正活血	
		参芪扶正注射液	益气扶正	
化疗完成后或不适于、不接受手术和放化疗	口服中成药或＋中药注射剂	艾迪注射液	清热解毒，消瘀散结	中医巩固(维持)治疗或单纯中医治疗(延缓疾病进展，减轻症状)
		复方苦参注射液	清热利湿，凉血解毒，散结止痛	

续表

用药时段	治疗方法	药物名称	中医治则	治疗目的
		小金胶囊	化痰祛湿，祛瘀通络	
		复方斑蝥胶囊	破血消瘀，攻毒蚀疮	
		平消胶囊	活血化瘀，止痛散结，清热解毒，扶正祛邪	
		内消瘰疬丸	软坚散结	
		犀黄丸	解毒散结，消肿止痛	
		大黄䗪虫丸	祛瘀生新，缓中补虚、消癥通络	

鼻咽癌常用中成药治疗推荐

用药时段	治疗方法	药物名称	中医治则	治疗目的
手术后1～2个月内	口服中成药或+中药注射剂	螺旋藻胶囊	益气养血，化痰降浊	中医康复（促进术后康复，改善乏力、头昏等气血亏虚、痰浊内蕴症状）
		十全大补丸	温补气血	中医康复（促进术后康复，改善乏力、头晕等气血亏虚症状）
		参芪扶正注射液	益气扶正	中医康复（促进术后康复，改善乏力等正气亏虚症状）
手术1～2个月后，无需放化疗	口服中成药或+中药注射剂	平消片/胶囊	活血化瘀，止痛散结，清热解毒	中医巩固（维持）治疗（预防术后复发或转移，减轻症状）
		安康欣胶囊	活血化瘀，软坚散结，清热解毒，扶正固本	
		犀黄丸	清热解毒，化瘀软坚	
		六神丸	解毒，消肿，止痛	

续表

用药时段	治疗方法	药物名称	中医治则	治疗目的
放疗期间	中药注射剂＋口服中成药	鼻咽清毒颗粒	清热解毒，化痰散结	中医强化治疗（减轻不良反应，增强放疗敏感性）
		养阴清肺膏/口服液	养阴润肺，清热利咽	
		金果饮咽喉片	养阴生津，清热利咽，润肺开音	
		蟾酥注射液	清热解毒	
化疗期间	中药注射剂＋口服中成药	螺旋藻胶囊	益气养血，化痰降浊	中医强化治疗（减轻不良反应，提高化疗疗效）
		百令胶囊	补肺肾，益精气	
		参芪扶正注射液	益气扶正	

续表

用药时段	治疗方法	药物名称	中医治则	治疗目的
化疗完成后或不适于、不接受手术和放化疗	口服中成药或＋中药注射剂	复方苦参注射液	抗癌，镇痛，止血	中医巩固（维持）治疗或者单纯中医治疗（延缓疾病进展，减轻症状）
		艾迪注射液	清热解毒，消瘀散结	
		平消片/胶囊	活血化瘀，止痛散结，清热解毒	
		六神丸	解毒，消肿，止痛	
		安康欣胶囊	活血化瘀，软坚散结，清热解毒，扶正固本	
		犀黄丸	清热解毒，化瘀软坚	

颅内肿瘤常用中成药治疗推荐

用药时段	治疗方法	药物名称	中医治则	治疗目的
手术后1～2个月内	口服中成药或+中药注射剂	健脾益肾颗粒	健脾益肾	中医康复(促进术后康复,改善乏力等脾肾亏虚症状)
		贞芪扶正胶囊/颗粒	补气养阴	中医康复(促进术后康复,改善乏力、食欲不振等脾胃气虚症状)
		螺旋藻胶囊	益气养血,化痰降浊	中医康复(促进术后康复,改善乏力、头昏等气血亏虚、痰浊内蕴症状)
		十全大补丸	温补气血	中医康复(促进术后康复,改善乏力、头晕等气血亏虚症状)
		参芪扶正注射液	益气扶正	中医康复(促进术后康复,改善乏力等正气亏虚症状)

续表

用药时段	治疗方法	药物名称	中医治则	治疗目的
手术1～2个月后，无需放化疗	口服中成药或＋中药注射剂	鸦胆子油乳口服液	清热燥湿，解毒消癥	中医巩固（维持）治疗（预防术后复发或转移，减轻症状）
		平消片	活血化瘀，止痛散结，清热解毒，扶正祛邪	
		控涎丹	祛痰逐饮	
		大活络丸	祛风止痛，除湿豁痰，舒筋活络	
放疗期间	中药注射剂＋口服中成药	杞菊地黄丸	滋肾养肝	中医强化治疗（减轻不良反应，增强放疗敏感性）
		养阴生血合剂	养阴清热，益气生血	
		安多霖胶囊	益气补血，扶正解毒	
		马蔺子素	放射增敏	
		清开灵注射液	清热解毒，化痰通络，醒神开窍	

续表

用药时段	治疗方法	药物名称	中医治则	治疗目的
化疗期间	中药注射剂＋口服中成药	参一胶囊	培元固本，补益气血	中医强化治疗（减轻不良反应，提高化疗疗效）
		健脾益肾颗粒	健脾益肾	
		六味地黄丸	滋阴补肾	
		参芪片	补气养血，健脾益肾	
		参芪扶正注射液	益气扶正	
化疗完成后或不适于、不接受手术和放化疗	口服中成药或＋中药注射剂	榄香烯乳注射液	活血化瘀	中医巩固（维持）治疗或者单纯中医治疗（延缓疾病进展，减轻症状）
		鸦胆子油乳注射液/口服液	清热燥湿，解毒消癥	
		平消片	活血化瘀，止痛散结，清热解毒，扶正祛邪	
		控涎丹	祛痰逐饮	
		大活络丸	祛风止痛，除湿豁痰，舒筋活络	

前列腺癌常用中成药治疗推荐

用药时段	治疗方法	药物名称	中医治则	治疗目的
手术后1～2个月内	口服中成药或+中药注射剂	健脾益肾颗粒	健脾益肾	中医康复(促进术后康复,改善乏力等脾肾亏虚症状)
		贞芪扶正胶囊/颗粒	补气养阴	中医康复(促进术后康复,改善乏力、食欲不振等脾胃气虚症状)
		螺旋藻胶囊	益气养血,化痰降浊	中医康复(促进术后康复,改善乏力、头昏等气血亏虚、痰浊内蕴症状)
		十全大补丸	温补气血	中医康复(促进术后康复,改善乏力、头晕等气血亏虚症状)
		参芪扶正注射液	益气扶正	中医康复(促进术后康复,改善乏力等正气亏虚症状)

续表

用药时段	治疗方法	药物名称	中医治则	治疗目的
手术1～2个月后，无需放化疗	口服中成药或＋中药注射剂	平消片/胶囊	活血化瘀，止痛散结，清热解毒	中医巩固（维持）治疗（预防术后复发或转移，减轻症状）
		加味西黄丸	清热解毒，消肿止痛	
放疗期间	中药注射剂＋口服中成药	知柏地黄丸	滋阴清热	中医强化治疗（减轻不良反应，增强放疗敏感性）
		葛根芩连颗粒	解肌，清热，止泻	
		养阴生血合剂	养阴清热，益气生血	
		安多霖胶囊	益气补血，扶正解毒	
		健脾益肾颗粒	健脾益肾	
		八正颗粒	清热泻火，利水通淋	
		蟾酥注射液	清热解毒	

续表

用药时段	治疗方法	药物名称	中医治则	治疗目的
化疗期间	中药注射剂＋口服中成药	健脾益肾颗粒	健脾益肾	中医强化治疗（减轻不良反应，提高化疗疗效）
		六味地黄丸	滋阴补肾	
		参芪片	补气养血，健脾益肾	
		参芪扶正注射液	益气扶正	
化疗完成后或不适于、不接受手术和放化疗	口服中成药或＋中药注射剂	复方苦参注射液	抗癌、镇痛、止血	中医巩固（维持）治疗或者单纯中医治疗（延缓疾病进展，减轻症状）
		艾迪注射液	清热解毒，消瘀散结	
		平消片/胶囊	活血化瘀，止痛散结，清热解毒	
		加味西黄丸	清热解毒，消肿止痛	

卵巢癌常用中成药治疗推荐

用药时段	治疗方法	药物名称	中医治则	治疗目的
手术后1～2个月内	口服中成药或+中药注射剂	知柏地黄丸	滋阴降火	中医康复(促进术后康复,改善潮热、盗汗等阴虚火旺症状)
		贞芪扶正胶囊/颗粒	补气养阴	中医康复(促进术后康复,改善乏力、食欲不振等脾胃气虚症状)
		参芪扶正注射液	益气扶正	中医康复(促进术后康复,改善乏力等正气亏虚症状)
手术1～2个月后,无需放化疗	口服中成药或+中药注射剂	复方斑蝥胶囊	破血消瘀,攻毒蚀疮	中医巩固(维持)治疗(预防术后复发或转移,减轻症状)
		楼莲胶囊	清热解毒,活血化瘀,软坚散结	
		桂枝茯苓丸	活血化瘀,缓消癥块	
		鳖甲煎丸	祛瘀化痰,软坚消癥	
		大黄䗪虫丸	祛瘀生新,缓中补虚,消癥通络	

续表

用药时段	治疗方法	药物名称	中医治则	治疗目的
放疗期间	中药注射剂＋口服中成药	知柏地黄丸	滋阴清热	中医强化治疗（减轻不良反应，增强放疗敏感性）
		加味逍遥丸	舒肝清热，建脾养血	
		养阴生血合剂	养阴清热，益气生血	
		安多霖胶囊	益气补血，扶正解毒	
		蟾酥注射液	清热解毒	
化疗期间	中药注射剂＋口服中成药	贞芪扶正胶囊/颗粒	补气养阴	中医强化治疗（减轻不良反应，提高化疗疗效）
		螺旋藻胶囊	益气养血，化痰降浊	
		参芪扶正注射液	益气扶正	

续表

用药时段	治疗方法	药物名称	中医治则	治疗目的
化疗完成后或不适于、不接受手术和放化疗	口服中成药或＋中药注射剂	艾迪注射液	清热解毒，消瘀散结	中医巩固（维持）治疗或者单纯中医治疗（延缓疾病进展，减轻症状）
		复方苦参注射液	抗癌，镇痛，止血，提高免疫功能	
		榄香烯乳注射液	逐瘀利水	
		康艾注射液	益气扶正	
		复方斑蝥胶囊	破血消瘀，攻毒蚀疮	
		楼莲胶囊	清热解毒，活血化瘀，软坚散结	
		桂枝茯苓丸	活血化瘀，缓消癥块	
		鳖甲煎丸	祛瘀化痰，软坚消癥	
		大黄䗪虫丸	祛瘀生新，缓中补虚，消癥通络	

宫颈癌常用中成药治疗推荐

用药时段	治疗方法	药物名称	中医治则	治疗目的
手术后1～2个月内	口服中成药或+中药注射剂	妇月康胶囊	养血化瘀，温经止痛	中医康复（促进术后康复，改善恶露不绝、小腹冷痛等血虚寒凝，瘀阻胞宫症状）
		贞芪扶正胶囊/颗粒	补气养阴	中医康复（促进术后康复，改善乏力、食欲不振等脾胃气虚症状）
		参芪扶正注射液	益气扶正	中医康复（促进术后康复，改善乏力等正气亏虚症状）
手术1～2个月后，无需放化疗	口服中成药或+中药注射剂	宫颈癌片/栓	化痰，镇痉，软坚散结，消肿	中医巩固（维持）治疗（预防术后复发或转移，减轻症状）
		安康欣胶囊	活血化瘀，软坚散结，清热解毒，扶正固本	

续表

用药时段	治疗方法	药物名称	中医治则	治疗目的
		康力欣胶囊	扶正祛邪，软坚散结	
		楼莲胶囊	清热解毒，活血化瘀，软坚散结	
放疗期间	中药注射剂＋口服中成药	知柏地黄丸	滋阴清热	中医强化治疗（减轻不良反应，增强放疗敏感性）
		加味逍遥丸	疏肝清热，健脾养血	
		养阴生血合剂	养阴清热，益气生血	
		安多霖胶囊	益气补血，扶正解毒	
		蟾酥注射液	清热解毒	
化疗期间	中药注射剂＋口服中成药	贞芪扶正胶囊/颗粒	补气养阴	中医强化治疗（减轻不良反应，提高化疗疗效）
		螺旋藻胶囊	益气养血，化痰降浊	
		参芪扶正注射液	益气扶正	

续表

用药时段	治疗方法	药物名称	中医治则	治疗目的
化疗完成后或不适于、不接受手术和放化疗	口服中成药或+中药注射剂	康艾注射液	益气扶正	中医巩固(维持)治疗或者单纯中医治疗(延缓疾病进展,减轻症状)
		艾迪注射液	清热解毒,消瘀散结	
		复方苦参注射液	抗癌,镇痛,止血,提高免疫功能	
		宫颈癌片	化痰,镇痉,软坚散结,消肿	
		安康欣胶囊	活血化瘀,软坚散结,清热解毒,扶正固本	
		康力欣胶囊	扶正祛邪,软坚散结	
		楼莲胶囊	清热解毒,活血化瘀,软坚散结	